谨以此书献给慈父王金钰，他曾是一名赤脚医生，长期从事乡村医疗工作。

名物亦既有天矣將知止知止可以不殆譬
道之在天下猶川谷之於江海天之道其猶
張弓與高者抑之下者舉之有餘者損之不
足者補之天之道損有餘而補不足人之道則

不然損不足以奉有餘孰能有餘以奉天下
唯有道是以聖人為而不恃功成而處其不欲
見賢名與身孰親身與貨孰多得與亡孰
病甚愛必大費

辛卯秋王崇佑書於岐佰故里

導之以政齊之以刑
民免而無恥導之
以德齊之以禮有恥
且格

辛卯王崇佑書

導之以政齊之以刑
民免而無恥導之
以德齊之以禮有恥
且格　辛卯王崇佑書

是以嗜欲不能勞其目淫邪不能
惑其心愚智賢不肖不懼於物故
合於道　壬辰王崇佑書於岐伯故里

君子以義以為質禮以行之
孫以處之信以成之君子哉
壬辰王崇佑書於端廬草堂

知足常樂

癸巳 崇偉書

獨立守神

壬辰 崇偉書

伯填仲簾

癸巳 崇偉書

食飲有節

癸巳 崇偉書

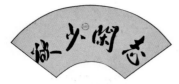
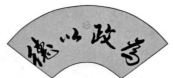
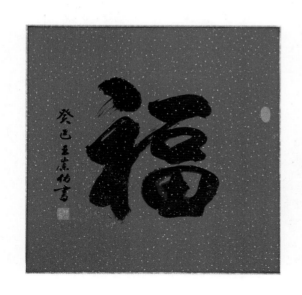
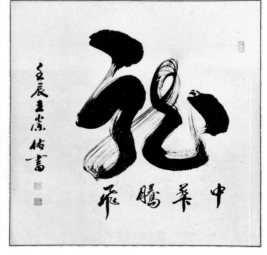

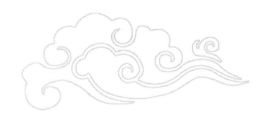

王崇佑 编著

诵鬼草堂

古方临证化裁

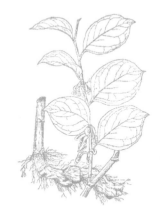

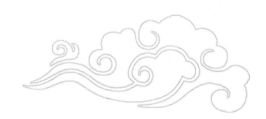

上海科学技术文献出版社

Shanghai Scientific and Technological Literature Press

图书在版编目（CIP）数据

端虚草堂：古方临证化裁 / 王崇佑编著 . —上海：上海科学技术文献出版社，2015.11

ISBN 978-7-5439-6779-3

Ⅰ . ① 端…　Ⅱ . ① 王…　Ⅲ . ① 验方—汇编　Ⅳ . ① R289.2

中国版本图书馆 CIP 数据核字 (2015) 第 179473 号

责任编辑：张　军　熊　倩

封面设计：赵　军

端虚草堂：古方临证化裁

王崇佑　编著

出版发行：上海科学技术文献出版社

地　　址：上海市长乐路 746 号

邮政编码：200040

经　　销：全国新华书店

印　　刷：常熟市文化印刷有限公司

开　　本：787×1092　1/16

印　　张：17

插　　页：4

字　　数：269 000

版　　次：2015 年 11 月第 1 版　2015 年 11 月第 1 次印刷

书　　号：ISBN 978-7-5439-6779-3

定　　价：38.00 元

http://www.sstlp.com

目录

传承经典是中医药发展的基础（代序）

中医药理论植根于中华文化的深厚土壤，是中华民族在长达数千年的医疗实践中，以天人合一、阴阳平衡等中华古代哲学思想为理论基础，不断探索和积累形成的医学体系，具有深邃的学术沉淀、丰富的经验积累，是中华优秀文化的宝贵资源和重要载体，也是中华文化中最具原创性的成就。

对于中医药的内在优势，根据我多年从事医疗工作和管理实践的体会，可以概括为十个方面：

一是整体观念。中医和西医是两种不同的认知方法。中医强调宏观和整体，西医强调微观和局部。有人形象地比喻说，中医是望远镜，看到的是模糊的整体；西医是放大镜，看到的是清晰的局部。中医理论强调整体观念，避免顾此失彼，这是中医学的突出特点，也是中医和西医最大的区别。

二是辨证论治。中医通过四诊收集患者的病史、症状等临床资料，根据中医理论进行综合分析，并拟定治疗方法，在治疗疾病时分别采取"同病异治"或"异病同治"的原则。

三是天人合一的健康观。中医认为人的生命现象是自然现象的一部分，人类必须掌握和了解四时气候变化规律和不同自然环境的特点，顺应自然，保持人体与自然环境的协调统一，达到天人合一，才能养生防病。

四是注重治未病。治未病的思想，是中医对待生命与疾病的战略观点，因为世界上一切的疾病的产生，首先是人体本气致病。而无病先防，有病早治，是中医对待疾病的战略手段。

五是医疗效果好。中医药在抗击"非典"、甲流中效果显著，在多次灾后救护和防疫中发挥了重要作用，这些都足以证明中医药具有突出的疗效。

六是价格低廉。中医在一些西医发达的国家也受到认可，一方面缘于其明显的疗效，另一方面基于廉价的医疗费用。同样情况下，中医治疗的费用，往往是西医治疗费用的十分之一，甚至百分之一。

七是副作用相对较小，标本兼治。近年来，化学合成药物普遍带来的毒副作用和不断出现的药源性疾病，使人们对化学药品毒副作用的认识不断深入和重视，而中药不是单纯通过杀灭致病的微生物来取得疗效，主要是通过调整机体的整体功能达到驱除病因和修复病灶的目的，毒副作用小，其优势和特色也越来越被人们所认可。

八是中医在预防、保健和康复方面有着很大的潜力。随着社会经济的发展和疾病谱的改变，中医在一些威胁生命或带来长期痛苦的肿瘤、心脑血管病、内分泌及代谢遗传性疾病和老年病的治疗方面，有着很大的优势和发展前景。

九是治疗方法多样。中医除了自然药物治疗以外，还有针灸、气功、推拿等多种非药物疗法。中医这些非药物疗法人人可以学会一招半式，而且可以随时应对某些疾病，受益终生。此外，独具特色的"药膳疗法"，各科辨证用膳，既是食品，又能治疗。中医护理重视环境、家庭和心理因素对疾病的影响。

十是中医药属于绿色医疗。中医药从源头上强调天人合一，从诊断手段和中药取材都体现了低碳、环保的理念，发展中医药符合现代绿色发展观的潮流和趋势。

今天，在全球化浪潮加速、"互联网 +"风起云涌、云医院实践迈步向前的环境下，面对时代和环境的变化，中医药的发展出路在于传承和创新，其具体途径和措施可以是多维度的探索。姑且对撇开制约中医药发展的体制性因素不论，不可否认，中医药的发展创新，需要保持开放的心态，需要培养与时俱进的探索精神，需要吸收现代生命科学的新成果，需要借鉴现代服务业的组织管理方式，这些理念和实践都极其重要，也不可或缺，但万变不能离其宗——传承经典才是中医药发展创新的前提和基础。

中医经典是构成中医理论的核心内涵，是中医临床思维观点的源头活水。只有坚持研读经典，才能把握中医药传承的基础，离开对经典原汁原味的学习和传承，中医药的复兴成为无源之水，乃至南辕北辙。学好中医的关键，是要把经典著作学习和临床实践结合起来，在临床中不拘泥古人成说，灵活运用，才能奏效。

对此，中医泰斗裘沛然先生曾有过一个精彩的比喻，读经典如熬中药，要"猛火煮，慢火温"，才能煎出味道。所谓"猛火煮"，即在经典学习上要下苦功夫，要熟读熟背。"慢火温"，指对书中重要内容要反复吟咏，融会贯通。熟读、背诵经典是学习中医的一项基本功。通过学习经典，不局限于掌握一些具体的治疗方法，重要的是领会和继承蕴含其中的中医药文化精髓，继承"医乃仁术"的医德理念，践行"大医精诚"的事业追求。

　　今天，中医药经典的传承和创新需要一批执着务实的人一起担当，共同耕耘和守望中医药田园。对于任何一位有志于中医药研究和实践工作的人，都要耐下心来，做好原汁原味的继承，在此基础上推动中医药的发展创新。

　　呈现在读者面前的这本《端虚草堂——古方临证化裁》，是一本继承了中医经典，有一定临床价值的中医著作。作者王崇佑，出生于甘肃庆阳。庆阳有岐伯故里之称，是中医药文化的发祥地，中医药文化传统深厚。崇佑的祖上多人悬壶济世，创办端虚草堂其父亲曾是赤脚医生，长期从事乡村医疗，20世纪70年代，以其自拟的中医方剂成功防治了地方瘟疫，获得省卫生厅的表彰。崇佑本人自幼受家庭影响，潜心研读中医经典，在逆境中勤学不辍，于困厄中不改初衷，终有所成，擅长治疗疑难杂症，在前列腺增生、肾结石、粉刺、眼底出血、鼻衄、糖尿病等领域取得了良好的疗效，医德医术在患者中很有口碑。施诊之余，他把自己多年学习中医经典和临床应用的心得体会，编纂成书，向同仁求教。我认为，书中的观点未必不能商榷，但其执着的探索精神值得鼓励。

　　付梓之际，欣然命笔，为之序。

刘维忠

甘肃省卫生计生委党组书记、主任

2015年6月于金城兰州

自 序

学如测海深难识，

理未穷源事可疑。

诗到换年浑是梦，

世犹多病愧称医。

——裘沛然

浏览中医经典，正本溯源；研习诸家学说，求其奥旨。医典之祖，首推《内经》，轩岐以下，大家辈出，扁鹊切脉诊断，著《难经》以言脉理；淳于意著《诊籍》而有医案问世；仲景采《内》、《难》精义，勤求博采，撰成《伤寒杂病论》，四诊八纲，辨证施治；六经分证，各有主方；八法奇偶，各立治则。杂病施治，亦有主方。华佗精于内外各科，并治麻沸散、创五禽戏。董奉、壶公医术精湛、医德高尚，"杏林"、"悬壶"已成医者殊荣。皇甫谧著《针灸甲乙经》体系完备，承先启后为针灸之专著。葛洪创效捷便廉之方剂，使"贫家野居皆能立办"，以救众生。陶弘景著《本草经集注》，既疏理本草混乱之状况，更创立以治疗性能分类，有利临床应用。

隋唐之际，孙思邈制定医德规范，博采群经，勤求古训，结合临床，编著《千金要方》《千金翼方》。以仲景桂枝、麻黄、青龙为三纲，变仲景之六经辨证为按方主治、症状特点相近之分类法，更倡导妇、儿各独立设科，发明葱管导尿术、食道异物剔除术、自家血脓接种以防疠病，提倡按摩、导引、散步、轻度劳作、食疗卫生相结合，有益防病益寿。王冰注疏《黄帝内经素问》，见解精辟，著称医界。王惟一研制针灸铜人，前无古人。金代成无己乃注释《伤寒论》第一人，对后世继承、发展伤寒学说之功不可没。南宋之陈自明，长于妇科及外科，广采诸家之善，结合家传验方，编成《妇人良方大全》，妇产兼备，为集大成之妇科专著，所著《外科精要》为外科专著。严用和之《济生方》，按脏腑分类方剂，独辟蹊径，方精效捷。

至于金元，刘河间、张元素、朱丹溪、李东垣，并称四大家，各有创建，亦多良方，四子中又以东垣居其首。另有危亦林之骨科、倪维德之眼科、王履之医分伤寒与温病说名重一时。明清以降，贤者不绝，内、外、妇、儿、骨伤、药物、针灸学，均有长足发展。《伤寒论》之研究空前深入，温病之见解趋于完善。吴又可之《瘟疫论》、王孟英之《温热经纬》、叶天士之《温热论》、薛生白之《温热条辨》、吴鞠通之《温病条辨》、陈实功之《外科正宗》、高梅孤之《针灸聚英》、王肯堂之《证治准绳》、李时珍之《本草纲目》、缪希雍之《本草经疏》、赵学敏之《本草纲目拾遗》皆为传世之作。张公景岳，创立医易同源之说，立论精辟，文采斐然，足以与汉之张衡、晋之郭璞、宋之邵雍相媲美，常备案头百读不厌，高山仰止。故于各证之首冠其论述，使开卷即可受益，温故以达知新。不至心胸茅塞，"坐井""摸象"矣。

体悟各类著述之精髓，感同身受者莫过于"医乃仁术"四字。《千金方》曰："夫医者，非仁爱之士不可托也；非聪明理达不可任也；非廉洁淳良不可信也。""凡大医治病，必当安神定志，无欲无求，先发大慈恻隐之心，誓愿普救含灵之苦。若有疾危来求救者，不得问其贵贱贫富，长幼妍媸，一视同仁，皆如至亲之想。亦不得瞻前顾后，自虑吉凶，护惜身命，见彼烦恼，若己有之，深心凄怆，勿避崄巇，昼夜寒暑，饥渴疲劳。一心赴救，无作功夫形迹之心，如此者可为苍生大医。反此则是含灵巨贼。""其患有疮痍下利，臭秽不可瞻视，人所恶见者，但发惭愧凄怜爱恤之意，不得起一念蒂芥之心，是吾之志也。"《原机启微》："凡为医者，需略通今古，粗守仁义，绝驰鹜名利之心，专博施救援之志。"《医镜》云："庞安时为人治病，十愈八九，轻财如粪土，而乐义耐事如慈母。"《小儿接生总微论方》云："疾小不可云大，事易不可云难，贫富用心皆一，贵贱使药无别。"费伯雄曰："欲救人而学医则可，欲谋利而学医则不可。我欲有疾，望医之相救者何如？我之父母妻子有疾，望医相救者何如？异地以观，则利心自淡矣。"

纵观先贤之风范，不惟智识超群，更兼善念慈心与菩萨无异也。老子曰："持而盈之，不如其也，揣而悦之。不可常保，金玉满堂、莫之能守，富贵而骄。自遗其咎，功成身退，天之道也。"孔子曰："饮食之间，衽席之上。"《汉书·艺文志》云"方技者，生生之具。"药王思邈云："人命至重，有贵千金，一方济之，德逾于此"，又云"杀生求生，去生更远"。每观今人有残熊取胆、杀虎谋骨、猎麝获脐以求延寿者，诸如此类，数不胜数。岂不知养生在于恬淡，延寿寄于乐善。景岳先生曰："惟乐可以养生，欲乐者莫如为善。惟福可以保生，祈福者切勿欺天。但使表里无亏，则邪疾何由而犯？而两天之权不在我乎？"反之，"食欲无节、起居无常、以酒为浆、以妄为常、以欲竭其精，以耗散其真，不时御神"之辈，重为斫丧，久历岁月、疾之一出，不知自戒而更寄之于灵丹，终不知"服食求神仙，多为药所误"。大凡难医者心病也，欲望无穷，思想不得，嫉富笑贫，妒贤害能，心境一浊，重病丛生。医者若此，理焉明乎？故《礼》云："礼由人起，人生有欲。欲而不得则不能无忿，忿而无度量则争，争则乱，故先王恶其乱，故制礼义，以养人之欲，给人之求，使欲不穷于物，物不屈于欲，两者相待而长，是礼之所起也。"

矧感医理奥妙，非洞幽察微者，未敢轻率下药，唯恐差之毫厘，谬以千里。故遣药诊病如临阵用兵，每遇疾患，不拘泥于古人陈说和经验，详查细推阴阳盛衰，虚实所在，方寸洞明，药至疴起，不至于头痛治头、足痛治足，徒求万全，药味庞杂，不惟牛鼎烹鸡，便是杯水车薪，徘徊于过之不及，茫然于诸道之歧。疾者耗资，病无以愈，医者慌乱，喃喃不已。

临症数载，检索诸家方药，每加减则一两味。或以原方因症增减剂量，观其效果，不贸然数味同入，以致其效验与否不得而知。每用经方，需加减时始入一味，其效果甚佳，继之再服。如无效验，亦无不适，可加减此味分量以观疗效，如无效验，可以他药代之。如此既知服药之效力，亦不致因一药之不力而尽弃全方，长此以往，临床用方以轻巧便捷为旨，不敢孟浪行事，详察主因所在，专力调和，主病一去，由其诱发之小疾随之亦愈，引纲张网，则万目具开。若辨之不清、审之不明，主次异位，不免舍本逐末，不易于"欲摇木而撼其叶，徒劳不遍"。曾有高龄患者，大汗淋漓，喘息至极，已下病危通知，前来就诊，诊其脉大而无根，有阳脱之险，遂以五附汤合于一处，施一剂而汗止神回，其症顿愈，药不过五味，而其音如响。曾用利湿解毒、滋阴益气、活血化瘀于一方治愈系统性红斑狼疮患者，随访一切正常。以补肾为主，兼以化湿，治愈肾脏结石患者数百例。以滋肾为主合以化瘀消肿、利湿解毒，治愈癃闭患者近千例。以逍遥散加减，清、养、柔、疏为法，治疗郁症及乳腺疾病，并治咳嗽因肝引起久治无效者，其效甚捷。以补阳还五汤加减治疗面瘫及外伤颅部引起之痴呆症，均有良效。

端虚草堂乃祖上悬壶济世之所，其寓意源于《庄子·人间世》，颜回曰："端而虚，勉而一，则可乎？"子曰："恶，恶可！"回居七十二贤之首，子每称其善，并赞之曰："不迁怒，不二过。"品行高洁。然子尚觉不周，何况我辈之平庸者乎，如能做止"端勉"，亦大成矣。何敢奢望，愈于回矣。故以端虚为名，即所谓：外貌端庄而内心谦虚，勉励行事而意志专一，取其意以自勉。

光阴荏苒，岁月蹉跎。回想家父一生于艰难坎坷中悬壶济世，处方灵活，用药巧妙，惠泽乡邻之事甚多，音容犹在，而物是人非，今已阴阳两隔。睹物思人，尤为伤感。余自幼耳濡目睹家父风范，受其影响，与医结缘，几近三十载，深知医道艰深，未敢稍有懈怠。将多年研习中医经典和临症施治所用古方之点滴体会集结成册，本着献曝之忱，就教于杏林同仁。

是为序。

端虚草堂彬蘅

乙未年古五月

于岐伯故里

一、伤　寒

　　凡病伤寒者，本由寒气所伤，而风即寒之帅也。第以风寒分气令，则风主春而东，寒主冬而北；以风寒分微甚，则风属阳而浅，寒属阴而深。然风送寒来，寒随风入，透骨侵肌，本为同气，故风寒之浅者，即为伤风；风寒之深者，即为伤寒；而不浅不深、半表半里、半正半邪之间者，即为疟疾；其有留于经络，而肢体疼痛者，则为风痹。然则伤风也、伤寒也、疟疾也、风痹也，皆由风寒之所为也。

　　凡诊伤寒者，以其寒从外入，伤于表也。寒邪自外而入，必由浅渐深，故先自皮毛，次入经络，又次入筋骨，而后及于脏腑，则为病日甚矣。故凡病伤寒者，初必发热，憎寒无汗，以邪闭皮毛，病在卫也。渐至经脉拘急，头背骨节疼痛，以邪入经络，病在营也。夫人之卫行脉外，营行脉中，今以寒邪居之，则血气混淆，经络壅滞，故外证若此，此即所谓伤寒证也。自此而渐至呕吐、不食、胀满等证，则由外入内，由经入腑，皆可因证而察其表里矣。在表者宜散，在里者宜攻，此大则也。然伤寒死生之机，则全在死生二字，夫邪之所凑，其气必虚，故伤寒为患，多系乘虚而入者。时医不察虚实，但见伤寒，则动曰伤寒无补法，任意攻邪，殊不知可攻而愈者，原非虚证，正即不虚，邪自不能害之，及其经尽气复，自然病退，故治之亦愈，不治亦愈，此实邪之无足虑也。惟是挟虚伤寒，则为可畏，使不知固本御侮之策，而肆意攻邪，但施孤注，则凡攻散之剂，未有不先入于胃而后达于经，邪气未相及而胃气先破伤矣。即不尽脱，能无更虚？元气更虚，邪将更入，不死何待？是以凡患伤寒而死者，必由元气之先败，此则举世之通弊也。故凡临证者，但见脉弱无神、耳聋手颤、神倦气怯、畏寒喜暗、言语轻微、颜色清白，诸形证不足等候，便当思顾元气。

凡伤寒之病，皆自风寒得之，邪气在表，未有温覆而不消散者，若得入里，必致延久。一人不愈，而亲属之亲近者，日就其气，气从鼻入，必将传染，此其病之微甚，亦在乎治之迟早耳。

1. 大温中饮（《景岳全书 [①]》）

歌曰： 温中熟地参术草，归柴麻黄肉桂姜。

六脉无力素禀薄，云腾雨施功独高。

凡患阳虚伤寒及一切四时劳倦、寒疫阴暑之人，身虽炽热，时犹畏寒。即在夏月，亦欲衣被覆盖，或喜热饮。或兼呕恶泻泄，但六脉无力，肩背怯寒，邪气不能外达等证。此元阳大虚、正不胜邪之候。若非峻补托散，则寒邪日深，必致不救，温中自可散寒，即此方也。服后畏寒悉除，觉有躁热乃阳回佳兆，不可疑之畏之。此外，凡以素禀薄弱之辈，或感阴邪时疫，发热困倦，虽未见如前阴证，而热邪未甚者，但于初感时，即遂用此饮，连进二三服，无不随药随愈，非虚言也。此方宜与理阴煎、麻桂饮参用。

方药： 熟地 20 克 [②]，白术 12 克，当归 12 克，人参 8 克，炙甘草 5 克，柴胡 10 克，麻黄 8 克，肉桂 5 克，干姜（炒）8 克。

用法： 麻黄先下水煎，去浮沫，继下余药，温服，或略盖取微汗。

主治：

加减： 气虚者，加黄芪 10～20 克。寒盛阳虚者，加制附子 6～10 克。头痛者，加川芎或白芷、细辛。阳虚气陷者，加炙升麻。肚腹泄泻者，宜少减柴胡，加防风、细辛亦可。

方解： 尝见伤寒之治，惟仲景能知温散，如麻黄、桂枝等汤是也，亦知补气而散，如小柴胡之属是也。至若阳根于阴，汗化于液，从补血而散，而云腾致雨之妙，则仲景犹所未及，故制此方，乃邪从营解第一义也，其功难以尽述，所当深察。（张景岳）

---

① 《景岳全书》，张景岳（1563—1640）：名介宾，字会卿，号景岳，别号通一子。明代医家，浙江山阴人。

② 原方以"钱"为单位，为方便应用，本书中统一按照"1 钱 =3.125 克"换算为克，特此说明，下同。

2. **升阳益胃汤**（《兰室秘藏》[①]）

歌曰： 升阳益胃参术芪，黄连半夏草陈皮。

　　　　苓泽防风羌独活，柴胡白芍姜枣随。

方药： 黄芪 30 克，人参 8～10 克，白术 10 克，黄连 3 克，半夏 12 克，炙甘草 6 克，陈皮 10 克，云苓 12 克，泽泻 10 克，防风 15 克，羌活 10 克，独活 6 克，柴胡 10 克，白芍 12 克。

用法： 姜、枣引，水煎服。

主治： 此方有升发阳气、增强脾胃消化的功能，所以叫做升阳益胃汤。适用于平时脾胃虚弱，又见身体酸重、肢节疼痛、口苦舌干、饮食无味、大便不调、小便频数，并且还有恶寒等症状的病人。

加减： 小便通利者去泽泻；口不渴者去茯苓。

方解： 脾胃衰弱的人，大多消化不良，饮食物中的营养成分也就不能被完全吸收，所以用六君子（参、术、苓、草、夏、陈）助阳气、强脾胃，消除因为消化不良而产生的痰湿。同时还重用黄芪补肺气以固卫阳，和敛脾阴、调营血的白芍配合，使阴阳气血都受到补益，营卫也得到调和。

脾胃虚弱的人还容易停湿，阴阳气血不足的人抵抗力就差，容易被外邪侵入，所以又用柴胡、防风、羌活、独活等升阳散风和利湿的泽泻来配合治疗。同时还加入小量黄连清热泻火，并且能防止升散太过。所以本方是一首发中有收、补中有散、扶正祛邪的良方。

吴崑[②]曰：脾土虚弱不能制湿，故体重节疼；不能运化精微，故口干无味；中气即弱，传化失宜，故大便不调、小便频数也。洒淅恶寒，肺弱表虚也。面色不乐，阳气不伸也。是方半夏、白术能燥湿，茯苓、泽泻渗之，二活、防风、柴胡能升举清阳之气，黄连疗湿热，陈皮平胃气，人参、黄芪、炙甘草以益胃，白芍酸收以和营，而协羌活、柴胡辛散之性，盖古人用辛散必用酸收，所以防其峻利，犹兵家之节制也。

按： 人参属补，不知君于枳、朴中，即为补中泻也。羌、防辈为散，不

---

① 《兰室秘藏》，（金）李东垣（1180—1251）：即李杲，字明之，晚号东垣老人，真定（今河北正定）人。金元四大家之一，脾胃学派的创始人。

② 吴崑（1551—1620）：字山甫，号鹤皋，又号参黄子。明代中医学家，安徽歙县澄塘人。

知佐于参、芪中，即为补中升也。近世之医，一见羌、防辈，即曰：发散不可轻用，亦不审佐于何药之中，皆因读书未明，不知造化别有妙理耳。

3. 参苏饮（《医垒元戎》①）

歌曰： 参苏饮里用陈皮，枳壳前胡半夏宜。

干葛木香甘桔茯，内伤外感此方推。

参前若去芎柴入，饮号芎苏治不差。

香苏饮仅陈皮草，感伤内外亦堪施。

方药： 人参6～8克，苏叶10克，干葛12克，前胡8克，陈皮8克，枳壳8克，茯苓12克，半夏12克，桔梗10克，木香6克，炙甘草6克，生姜5克，大枣1枚。

用法： 水煎，热服取汗。

主治： 感冒风寒，头痛发热，憎寒咳嗽，涕唾稍黏，胸膈满闷，脉弱无汗。

加减： 咽痛者加射干10克；恶寒清涕者加羌活10克。

方解： 风寒感太阳则传经，以太阳主表，故用麻、桂二方，发营卫之汗也。若感太阴则不传经，以太阴主肺，故用此汤外散皮毛、内宣肺气也。盖邪之所凑，其气必虚，故君人参以补之。皮毛者，肺之合也，肺受风寒，皮毛先病，故有头痛无汗，发热憎寒之表，以苏叶、葛根、前胡为臣以散之。肺脏受邪，胸中化浊，故用枳壳、桔梗、二陈以清之，则咳嗽、涕唾黏稠、胸膈满闷之证除矣。加木香以宣诸里气，加姜、枣调诸表气，斯则表里之气和，和则解也。以本方去人参加川芎，以前胡易柴胡，名芎苏饮。治气实有火者，头痛甚亦加之。咳嗽者，加杏仁以降气，桑皮以泻肺。合四物名茯苓补心汤，治气血两虚及新产之后虚损吐血、感冒伤风咳嗽，最相宜也。

4. 人参败毒汤（《伤寒百问》②）

歌曰： 人参败毒茯苓草，枳桔柴前羌独芎。

薄荷少许姜三片，时行感冒有奇功。

---

① 《医垒元戎》，（元）王好古（1200—1264）：字进之，号海藏，元代赵州（今河北省赵县）人。

② 《伤寒百问》，（宋）朱肱（1050—1125）：字翼中，号无求子，晚号太隐翁。吴兴（今浙江湖州）人。

方药：羌活 10 克，独活 6 克，柴胡 10 克，前胡 8 克，人参 8 克，川芎 12 克，枳壳 10 克，桔梗 10 克，茯苓 12 克，炙甘草 6 克，薄荷（后下）5 克，生姜 3 片。

用法：水煎服。

主治：体虚感冒，憎寒发热无汗，头痛项强，肢体酸痛，咳嗽有痰，胸膈痞满，舌苔白腻，脉浮濡或浮紧而重取无力。

加减：呕吐头痛者，加木香、葛根。咽痛者，加玄参、射干。咳嗽者，加杏仁、贝母等。

方解：赵羽皇[①]曰：东南地土卑湿，凡患感冒，辄以伤寒二字混称。不知伤者正气伤于中，寒者寒气客于外，未有外感而内不伤者也。仲景言：冬时严寒，万类深藏，君子固密不伤于寒。触冒之者，乃名伤寒，以失于固密而然。可见人之伤寒，悉由元气不固、肤腠不密也。昔人常言伤寒为汗病，则汗法其首重矣。然汗之发也，其出自阳，其源自阴，故阳气虚，则营卫不和而汗不能作；阴气弱，则津液枯涸而汗不能溢。但攻其外，不顾其内可乎？表散无如败毒散、羌活汤。其药如二活、二胡、川芎、苍术、细辛、白芷，群队辛温，非不发散，若无人参、生地之大力者居乎其中，则形气素虚者，必至亡阳；血虚挟热者，必至亡阴，而成痼疾矣。是败毒散之人参与中和汤之生地，补中兼发，邪气不致于留恋；发中带补，真元不致于耗散，施之于东南地卑气暖之乡，最为相宜，此古人制方之义。

胡天锡[②]曰：败毒散主风邪伤卫，故于发表中加参、苓、枳、桔，引而达卫，固托以宣通。用生姜为使，使留连肺部，则上焦气分之邪不能干矣。是方亦可用黄芩者，以诸药气味辛温，恐其皆亢，一以润之，一以清之。

5. 银翘解毒汤 (《温病条辨》[③])

歌曰：银翘散主上焦医，竹叶荆牛薄荷豉。

甘桔芦根凉解法，风温初起急服之。

---

① 赵羽皇：生平不详。
② 胡天锡：生平不详。
③ 《温病条辨》，（清）吴鞠通（1758—1836）：即吴瑭。江苏淮阴人，清代温病学家，温病学派奠基人之一。

方药：金银花 10 克，连翘 10 克，桔梗 10 克，薄荷 7 克，豆豉 6 克，生甘草 5 克，荆芥 6 克，牛蒡子 10 克，芦根 15 克，竹叶 10 克。

用法：水煎温服，香气大出，即取，勿过煮。

主治：温病初起，发热无汗或有汗不多，微恶风寒，头痛口渴，咳嗽，咽喉痛，舌尖红，苔薄白或薄黄，脉浮数。

加减：胸膈闷者，加藿香、郁金以芳香化湿，辟秽祛浊。渴甚者，加天花粉。项肿咽痛者，加马勃、玄参以清热利咽解毒。衄血者，去荆芥、豆豉辛温发散之药，加白茅根、侧柏炭、栀子等以凉血止血。咳者，加杏仁贝母以化痰利肺止咳。身热重、不恶寒者，加生地、麦冬、知母、黄芩、栀子，甘寒与苦寒并用以治淫热。如因外感迁延时日，服诸药不效，身体重，体温持续不降，烦热不静，关节疼痛，此乃湿热交炽，久之不能循化，小便色黄，即用此方加生薏仁。若在惊蛰之后，更需小心，不可大意，在加薏仁的同时可继加玄参、藿香、通草以祛湿解表排毒。如咽喉疼痛者，守原方加射干、青蒿其效尤捷。

方解：本方是辛凉解表法的方剂，金银花、连翘清热解毒；薄荷、荆芥、豆豉发汗解表，清泄外邪；桔梗、牛蒡子开利肺气，祛风除痰；甘草、竹叶、芦根清上焦风热，兼养胃阴。故本方对风温初起，病在上焦的，有辛凉透表、清热解毒的功效。咳嗽是由痰多气逆所致，故加杏仁宣肺气、贝母化痰。口渴甚则津液已伤，故加天花粉清热生津。发热甚是邪郁较重，故加栀子、黄芩清气泻热。这些药物的加减全在临证时灵活运用。

6. 桑菊饮 （《温病条辨》）

歌曰：桑菊饮中桔梗翘，杏仁甘草薄荷饶。

芦根为饮轻宣剂，风温咳嗽服之消。

方药：桑叶 10 克，菊花 12 克，连翘 10 克，桔梗 9 克，杏仁 9 克，薄荷 3 克，芦根 15 克，甘草 3 克。

用法：开水煎，热服。

主治：风热初起，咳嗽，身微热，口微渴，苔薄白，脉浮数。

加减：肺热甚者，加黄芩。口渴甚者，加花粉。肺热气粗似喘者，加石膏、知母。

方解：此辛甘化风、辛凉微苦之方也。盖肺为清虚之脏，微苦则降，辛凉则平，立此方所以避辛温也。今世合用杏苏散通治四时咳嗽，不知杏苏散辛温，只宜风寒，不宜风温，且有不分表里之弊。此方独取桑叶、菊花者，桑得箕星之精，箕好风，风气通于肝，故桑叶善平肝风；肝令主风，木旺金衰之候，故抑其有余；桑叶芳香有细毛，横纹最多，故亦走肺络而宣肺气。菊花晚成，芳香味甘，能补金水二脏，故用之以补其不足。风温咳嗽，虽系小病，常见误用辛温重剂销烁肺液，致久嗽成痨者不一而足。圣人不忽于细，秘谨于微，医者于此等处，尤当加意也。

7. 麻杏石甘汤（《伤寒论》[①]）

歌曰：麻杏石甘本四味，辛凉宣泄清肺卫。

外感风邪热不解，气急鼻痛并咳逆。

方药：麻黄6克，杏仁10克，炙甘草6克，生石膏20～30克。

用法：以水先煮麻黄去浮沫，内诸药，去滓温服。

主治：外感风邪，身热不解，咳逆气急鼻痛，口渴，有汗或无汗，舌苔薄白或黄，脉滑而数者。

加减：若咳嗽较盛者，加炙桑皮、芦根、知母、鱼腥草、贝母。如无汗而见恶寒者，是虽邪已入里化热，但在表之风寒未尽，或是风温中挟风寒所致，当酌加解表之品，如荆芥、薄荷、淡豆豉、牛蒡子。咽痛者加射干、山豆根之类。

方解：柯琴[②]曰：石膏为清火之重剂，青龙、白虎赖以达功，然用之不当，实足以招祸。故青龙以无汗烦躁，得姜、桂以宣卫外之阳，白虎以有汗烦渴，须粳米存胃中之液。今但内热而无外寒，故不用姜、桂。喘不在胃而在肺，故不需粳米。其意重在存阴，不虑其亡阳也。故于麻黄去桂枝之监制，取麻黄之开，杏仁之降，甘草之和，倍石膏之大寒，除内蕴之热，斯溱[③]溱之汗出，而内外之烦与喘悉除矣。

---

① 《伤寒杂病论》，张仲景（150—219）：名机，字仲景，南阳郡涅阳县（今河南邓州市和镇平县一带）人，东汉末年著名医学家，被称为医圣。
② 《伤寒来苏集》，柯琴（1662—1735）：字韵伯，号似峰，浙江慈溪（今余姚县文亭乡）人，清代医学家。
③ 溱（zhēn）：汗出貌。《灵枢·决气》："腠理发泄，汗出溱溱"。

8. 柴葛解肌汤 （《伤寒六书》①）

歌曰： 柴葛解肌用石膏，羌芷芩芍桔甘草。

三阳合病身烦热，恶寒无汗嗌干聋。

方药： 柴胡 10 克，葛根 12 克，石膏 20 克，羌活 10 克，白芷 10 克，黄芩 8 克，白芍 10 克，桔梗 10 克，炙甘草 5 克。

用法： 姜、枣引，水煎服。

主治： 三阳合病，头痛发热，心烦不眠，嗌干耳聋，恶寒无汗，三阳证同见者。

加减： 如巅顶及偏头痛者，加川芎 12 克、藁本 10 克、蔓荆子 8 克；咳嗽者加鱼腥草 20 克、杏仁 10 克。

方解： 吴谦②曰：陶华治此以代葛根汤。不知葛根汤，只是太阳阳明药，而此方君柴胡，则又是治少阳也。用之于太阳、阳明合病，不合也。若治三阳合病，表里邪轻者，无不效也。仲景于三阳合病，用白虎汤主之者，因热甚也。曰汗之则谵语遗尿，下之则额汗厥逆，正示人惟宜以和解立法，不可轻于汗下也。此方得之葛根、白芷解阳明正病之邪，羌活解太阳不尽之邪，柴胡解少阳初入之邪。佐石膏、黄芩治诸经热，而专意在清阳明，佐白芍敛诸散药而不令过汗，桔梗载诸药上行三阳，甘草和诸药通调表里。施于病在三阳，以意增减，未有不愈者也。若渴引饮者，倍石膏，加瓜蒌根，以清热而生津也。若恶寒甚无汗者，减石膏、黄芩，加麻黄，春夏重加之，以发太阳之寒。若有汗者，加桂枝以解太阳之风，无不可也。

参考文献：

1.《景岳全书》，（明）张景岳。

2.《兰室秘藏》，（金）李东垣。

3.《医垒元戎》，（元）王好古。

---

① 《伤寒六书》，陶华（1369—1463）：字尚文，号节庵，节庵道人，余杭（今属浙江）人。明代医家。

② 吴谦（1689—1748）：字文吉，安徽歙县人。清代医学家，为宫廷御医，《医宗金鉴》的主编。

4.《伤寒百问》,（宋）朱肱。

5.《温病条辨》,（清）吴瑭。

6.《伤寒论》,（汉）张仲景。

7.《伤寒六书》,（明）陶华。

二、咳　嗽

　　咳嗽之要，正惟二证。一曰外感，一曰内伤，而尽之矣。夫外感之咳，必由皮毛而入，盖皮毛为肺之合，外邪袭之，必先入于肺，久而不愈，必自肺而传于五脏也；内伤之嗽，必起于阴分，盖肺属燥金，为水之母，阴损于下，则阳孤于上，水涸金枯，肺苦于燥，肺燥则痒，痒则咳不能已也。总之，咳证虽多，无非肺病，而肺之为病，亦无非此两者而已，但于两者之中，当辨阴阳、分虚实耳。盖外邪之咳，阳邪也，阳邪自外而入，故治宜辛温，邪得温自散也；内伤之咳，阴病也，阴气受伤于内，故治宜甘平养阴，阴气复而嗽自愈也。然外感之邪多有余，若实中有虚，则宜兼补以散之；内伤之病多不足，若虚中挟实，亦当兼补以散之、清以润之。

　　1. 二陈汤（《太平惠民和剂局方》①）

　　歌曰：二陈汤里半夏苓，陈皮甘草四味存。

　　　　　痰家妙剂医咸知，实者之宜虚不恃。

　　方药：陈皮（去白）6克，茯苓9克，半夏（制）9克，甘草3克。

　　用法：加生姜3片，乌梅1个，水煎服。

　　主治：肥盛之人，湿痰为患，咳喘胀满，及脾运不健，胸膈胀满，呕吐恶心，头眩心悸等。

　　加减：若有湿痰挟热、口苦、掌心泛黄、眸子浊而不清亮者，加茵陈、金钱草以清热利湿退黄。

　　方解：李中梓②曰：肥人多湿，湿挟热而生痰，火载气而逆上。半夏之辛，利二便而去湿；陈皮之辛，通三焦而理气；茯苓佐半夏，共成燥湿之

---

① 《太平惠民和剂局方》：一名《和剂局方》，或《局方》，宋代官修方剂书籍。

② 李中梓（1588—1655）：字士材，号念莪，又号尽凡居士，南汇（今属上海市）人。明末清初医家。

功；甘草佐陈皮，同致调和之力。成无己曰：半夏行水气而润肾燥，经曰：辛以润之是也。行水则土自燥，非半夏之性燥也。或曰：有痰而渴，宜去半夏代以贝母。吴崑曰：渴而喜饮，小便利者易之。不能饮水，小便不利，虽渴宜半夏也，此湿为本，热为标，所谓湿极而兼胜已之化，非真象也。又东南之人，湿热生痰，故朱震亨主之加枳实、砂仁，名枳实二陈汤，其性较急也。先哲云：二陈为治痰之妙剂。其于上下左右，无所不宜，然只能治实痰之标，不能治虚痰之本。虚痰之本在脾胃，治者详之。

2. 止嗽汤（《医学心悟》[①]）

歌曰： 止嗽散里用白前，陈皮桔梗草荆添。

紫菀百部同蒸用，感冒咳嗽此方先。

方药： 荆芥 10 克，桔梗 10 克，甘草 5 克，白前 10 克，陈皮 8 克，百部 10 克，紫菀 10 克。

用法： 水煎，热服。

主治： 咳嗽声重，气急，咽痒，咳痰稀薄色白，常伴鼻塞、流清涕、头痛、肢体酸楚、恶寒发热无汗等表证，舌苔薄白，脉浮或紧。

加减： 若有痰湿，咳而痰黏，胸闷，苔腻者，加半夏、厚朴、云苓以燥湿化痰。若热为寒遏，咳嗽声嘎，气急似喘，痰黏稠，口渴，心烦，或有身热者，加石膏、桑皮、黄芩以解表清里。若咳嗽剧烈，咳痰不利，两胁疼痛者，加贝母、杏仁、白芥子、牛蒡子、蝉衣效果甚佳。

方解： 外感咳嗽，咳痰不爽，是肺气不宣，所以用辛温芳香的荆芥祛风解表，同苦辛开肺的桔梗祛痰止咳。紫菀苦温下气，止咳化痰；百部甘苦微温，润肺止咳；白前辛苦微温，下气除痰；陈皮苦辛性温，化痰止咳；甘草炙用，性温补气，与桔梗同用可以开上宣肺。诸药互相配合，润肺和平，不寒不热，既能宣肺祛痰，又不发散过当，所以是治疗外感咳嗽、咳痰不爽的平剂，对因外感引起的咳嗽，不论新久都可加减使用。如外感风寒初起，有头痛鼻塞、发热恶寒的，可加防风、苏叶，增强疏散外邪的作用；如暑热伤

---

① 《医学心悟》，程钟龄（1680—1733）：即程国彭，字钟龄，原字山龄，号恒阳子，清代名医，约生活于康熙、雍正年间，天都（今安徽歙县）人。晚年至天都普陀寺修行，法号普名子。

肺，或兼有里热口渴、心烦尿赤的，可加栀子、黄芩、天花粉以清里热。但阴虚劳嗽的不宜服。

3. 六安煎（《景岳全书》）

歌曰： 六安陈皮苓半夏，甘草杏仁白芥子。

　　　　痰滞气逆咳因寒，随症加减其功显。

方药： 陈皮 10 克，云苓 12 克，半夏 12 克，甘草 5 克，杏仁 10 克，白芥子 10 克。

用法： 生姜为引，水煎，温服。

主治： 风寒咳嗽，痰滞气逆等证。

加减： 外感风邪，寒气较盛而咳嗽加剧者，加北细辛。若逢冬月，严寒邪甚者，加麻黄，或桂枝亦可。若风胜而邪不胜者，加防风，或苏叶亦可。若头痛鼻塞者，加川芎、白芷、蔓荆子皆可。若兼寒热者，加柴胡、苏叶。若风邪咳嗽不止而兼肺胃之火者，加黄芩，甚者加知母、石膏，姜引只宜一片。凡寒邪咳嗽痰不利者，加当归，老年者尤宜。凡非风初感，痰盛而气不顺者，加藿香，兼胀者加厚朴，暂开痰气。

按： 若气虚猝倒及气平无痰者，皆不可用。（加减中之细辛用量宜在三五克，不可过量，以免斫伐肾脏。）

方解： 此方由二陈汤加杏仁、白芥子而成，为肌体湿重而受寒邪，以致咳嗽不止、胸膈不利、痰滞气逆者而设。盖半夏乃燥湿化痰之品，合以陈皮、茯苓，既利气降痰兼以渗湿化痰；甘草补脾和中；生姜祛寒和胃；白芥子搜皮里膜外之痰，有温肺祛痰、辛散利气之功。对痰饮停滞胸胁所致之胸满胁痛，用之其效尤佳。杏仁味苦，性微温，乃止咳平喘之要药，无论各种咳喘均可随配伍不同而用之。

4. 金水六君煎（《景岳全书》）

歌曰： 金水六君熟地归，陈皮半夏炙甘草。

　　　　肺肾虚实水为痰，感伤外邪咳并喘。

方药： 熟地 20 克，当归 12 克，陈皮 8 克，半夏 12 克，炙甘草 6 克。

用法： 姜、枣引，水煎，温服。

主治：肺肾虚弱，水泛为痰，或年迈阴虚，血气不足，外受风寒，咳嗽呕恶，多痰喘急等证。

加减：如大便不实而多泻者，去当归，加山药。如痰盛气滞、胸胁不快者，加白芥子。如阴寒盛而嗽不愈者，加细辛。如表邪寒热者，加柴胡。

方解：二陈乃治痰之专剂，当归、熟地乃补阴之专药，且肺者主气，五行主金；肾者藏精，五行为水；取名金水者，即此意也。肺为水之上源，未有源竭而流长者。亦未有久咳而不伤及肾者，故以利气化痰之品合入滋阴补精之味，使得金水相生，母子俱安。不致源竭而流涸，根枯而枝脆。陈修园①在《景岳新方砭》中，对此方大肆抨击。曰："若用当归、熟地之寒湿助其水饮，则阴霾四布，水势上凌，而气道咳嗽之病日甚矣。燥湿二气，如冰炭之反，景岳以骑墙之见杂凑成方，方下大张其说以欺人"。本人不敢苟同陈氏。由多年临床证明张氏此方实富玄妙之理，可谓精炼之方。

5. 人参荆芥汤（《妇人良方大全》②）

歌曰：人参荆芥细辛麻，桔梗陈皮杏半夏。

       通草炙草各半两，寒热咳嗽悉能康。

方药：人参8克，荆芥10克，细辛3克，麻黄8克，桔梗12克，陈皮8克，杏仁10克，半夏12克，通草5克，炙甘草5克。

用法：生姜引，水煎，食后温服。

主治：肺感寒邪，或感风热，痰多咳嗽，头目不清，言语不出，咽干痰实，或项强硬，皮肤不仁。

加减：痰不利者，加当归10克；咳剧者，加炙冬花10克、鱼腥草20克；有汗而咳者，用炙麻黄6克。

方解：此方以祛痰之剂二陈汤为主，扩充入散寒止痛、温肺化饮之细辛；发汗平喘利水之麻黄；荆芥祛风解表，疏散风热，利咽喉，清头目；通草甘淡微寒，入太阴肺经，引热下降自小便出；桔梗开宣肺气，利胸膈咽

---

① 《景岳新方砭》，陈修园（1753—1823）：即陈念祖，字修园，又字良有，号慎修，福建长乐人。清代医学家。

② 《妇人良方大全》，陈自明（1190—1270）：字良甫，一作良父，晚年自号药隐老人，抚州临川（今属江西）人。南宋医学家，著有《管见大全良方》《妇人大全良方》《外科精要》等。

喉，并有较好的祛痰作用，治咳嗽痰多，不论肺寒、肺热，均可应用；久咳无不伤气，而气虚者易感邪而咳，故用人参以扶咳伤之气，以顾气虚之体。众药合用，味虽少而配伍精，故对于咳嗽者不拘寒热均宜服用。

6. 泻白汤（《小儿药证直诀》①）

歌曰： 泻白桑皮地骨皮，甘草粳米四般宜。

参苓知芩皆可入，肺炎喘嗽此方施。

方药： 桑皮 10 克，地骨皮 10 克，甘草 6 克，粳米一撮。

用法： 水煎，食前服。

主治： 肺热咳嗽，甚则气喘蒸热，或发热，午后尤甚，面曛身热，舌红苔黄，脉数。

加减： 肺热咳嗽者，加石韦以清肺化痰止咳。

方解： 季楚重②曰：经云：肺苦气上逆，上逆则上焦郁热，气郁生涎，火郁生热，因而制节不行，壅甚为喘满肿嗽。白者肺之色，泻白泻肺气之有余也。君以桑白皮，质液而味辛，液以润燥，辛以泻肺。臣以地骨皮，质轻而性寒，轻以去实，寒以胜热。甘草生用泻火，佐桑皮、地骨皮泻诸肺实，使金清气肃，而咳嗽可平，较之黄芩、知母，苦寒伤胃者远矣。夫火热伤气，救肺之制有三：实热伤肺，用白虎汤以治其标；虚火刑金，用生脉散以治其本；若夫正气不伤，郁火又甚，则用泻白散以清肺调中，标本兼治，又补二方之不及也。

7. 善散汤（《辨证录》）

歌曰： 善散汤里草二冬，苏叶茯苓与玄参。

冬花贝母兼黄芩，偶感风寒嗽不宁。

方药： 天冬 12 克，麦冬 12 克，冬花 10 克，苏叶 10 克，云苓 12 克，玄参 12 克，甘草 6 克，贝母 12 克，黄芩 6 克。

用法： 水煎，温服。

---

① 《小儿药证直诀》，钱乙（1032—1113）：字仲阳，祖籍浙江钱塘，后祖父北迁，遂为东平郓州（今山东郓城）人。北宋著名儿科学家。

② 季楚重：生卒及著作不详。

主治： 肺肾阴虚。感冒风寒，一时咳嗽，鼻塞不通，嗽重不减，痰先清而后浊，身畏风而恶寒。

加减： 咳剧者加前胡 10 克、鱼腥草 20 克、荆芥 8 克。

方解：

8. 平喘仙丹（《辨证录》①）

歌曰： 平喘仙丹麦冬桔，草夏芩射白薇偕，

　　　　台乌苓苏山豆根，风寒喘急服之雪。

方药： 麦冬 15 克，桔梗 10 克，生甘草 6 克，半夏 10 克，黄芩 6 克，山豆根 10 克，射干 10 克，白薇 10 克，台乌 6 克，苏叶 10 克，云苓 12 克。

用法： 水煎，温服。

主治： 偶感风寒，一时动喘气急，抬肩吐痰如涌，喉中作水鸡声。

加减： 可加鱼腥草、蛇舌草以止咳平喘；寒邪较重者加辽细辛以温肺化饮、祛风散寒。效果更佳。

方解： 陈氏曰："人有偶感风寒，一时动喘，气急抬肩，吐痰如涌，喉中作水鸡声，此外感非内伤也，倘误认内伤，少用补气之味，则气塞而不能言，痰结而不可息矣。治法宜用解表之味。然而，纯补之药不可用，而清补之药未尝不可施也。"

9. 都气丸（《小儿药证直诀》）

歌曰： 都气丸里地怀萸，丹皮云苓泽泻齐。

　　　　简为六味加麦味，咳喘盗汗皆能挽。

方药： 熟地 24 克，山药 12 克，山萸 10 克，丹皮 10 克，云苓 12 克，泽泻 10 克，麦冬 15 克，五味子 10 克。

用法： 水煎服。

主治： 肺肾阴虚。咳嗽喘逆，潮热盗汗，甚至喘不得卧。

加减： 久咳者，加人参 8 克；痰不利者，加当归 10 克。

---

① 《辨证录》，陈士铎：字敬之，号远公，自号大雅堂主人，浙江绍兴人，清代医学家。

方解： 方中熟地、山萸，补益肾阴而摄精气；山药、茯苓健脾渗湿；泽泻泄肾中水邪；丹皮清肝胆相火；入麦冬取其润肺养阴、益胃生津、清心除烦。七味药共于一处，肺得清润而肾得填滋之功，金水相生，潮热喘嗽无不愈矣。

10. 贝母汤（明·张三锡（？）①《医学六要》）

歌曰： 贝母散里杏桑皮，五味知母甘草齐。

款冬花兮生姜引，煎服暴咳力能祛。

方药： 贝母、杏仁、桑皮各6克，五味子、知母、甘草、款冬花各10克。

用法： 水煎，食后服。

主治： 暴发咳嗽，多日不愈。

加减： 如有外感者，加苏叶10克、鱼腥草20克；遇寒咳剧者，加细辛5克，鱼腥草20克。

方解： 贝母、杏仁润肺化痰、止咳降气；桑皮泻肺清肺兼清木火；五味子收敛因咳而散之肺气；知母增液润燥；甘草清热解毒兼以益气；冬花重在止咳润肺。如外感咳嗽，则参入解表药。

11. 华盖散（宋·严用和②《严氏济生方》）

歌曰： 华盖麻黄杏橘红，桑皮苓草紫苏供。

三拗只用麻甘杏，表散风寒力最雄。

方药： 麻黄、杏仁、橘红、桑皮（炙）、茯苓、紫苏子（微炒）各30克，炙甘草15克。

用法： 姜、枣引，煎、散俱可，本方为散剂份量。

主治： 风寒伤肺，发为哮喘，上气喘促，喘咳痰多，不得睡卧。

加减： 加鱼腥草20克，不限于风寒咳嗽之症，凡咳嗽症均可随症应用。

方解： 方用麻黄宣肺解表，平喘逆，驱肺经风寒；杏仁、橘红、紫苏子

---

① 张三锡（？）

② 《严氏济生方》，严用和（1206—1268）：字子礼，庐陵（今江西吉安）人，南宋名医。

宣肺化痰，降气平喘；桑白皮泻肺止哮；茯苓渗湿化痰；甘草和中，兼缓麻黄、桑皮峻烈之性，是治疗风寒哮喘的效方。因为肺为诸脏之华盖，所以叫"华盖散"。

12. 五拗^① 汤（《证治准绳》^②）

歌曰： 五拗汤里用麻黄，杏仁生草荆芥良。

桔梗和入共五味，专治感寒咳嗽痰。

方药： 麻黄 6 克，杏仁 10 克，生甘草 6 克，荆芥穗 10 克，桔梗 10 克。

用法： 生姜 2 片，煎汤，食远服。

主治： 感寒咳嗽，肺气喘急。

加减： 咽喉痛者，煎熟后加朴硝少许。一方去荆芥、桔梗，用枳实、半夏。

方解： 此方在三拗汤内增加荆芥、桔梗两味药物而成。麻黄宣肺散寒解表；荆芥祛风解表，并随辛凉辛温之解表药而治风寒、风热之外感，性较平和；杏仁润肺降气，止咳平喘，随配伍而治多种咳喘证；桔梗开宣肺气以祛痰，并利胸膈咽喉；甘草既有益气之功，并俱止咳平喘之效。本方药虽五味而配伍精当，临床实用价值较大。

13. 人参紫菀汤（《奇效良方》^③）

歌曰： 人参紫菀汤桂枝，五味杏仁甘草施。

砂仁粟壳姜乌梅，食远温服咳嗽止。

方药： 人参 6 克，紫菀 10 克，桂枝 8 克，五味子 6 克，杏仁 10 克，甘草 3 克，砂仁 6 克，罂粟壳（去瓤、姜制炒）6 克，生姜 5 片，乌梅 2 个。

用法： 水煎，食远服。

主治： 肺气不调，咳嗽喘急，久不愈者。

加减： 主治症状相同，临床中加款冬花 10 克、白前 10 克，则效果更加

---

① 拗（ǎo）：用手折断。此处指药至而咳宁，如手折物。

② 《证治准绳》，王肯堂（1552—1639），字宇泰，一字损仲，号损庵，又号念西居士，江苏金坛人。明代医学家。

③ 《奇效良方》，明代太医院使董宿辑录，太医院判方贤续补而成。

明显。腹泻者，可减轻紫菀用量。

方解：肺为主气之脏，肺气亏虚则呼吸短促，动辄气喘，咳喘久又可伤及肺气。故时人久咳喘不愈者，必加人参以顾元气。五味子收敛耗散之气并可生津；杏仁平咳定喘、润肺降气；紫菀化痰止咳；桂枝温散肺经寒气以蠲痰饮；砂仁散滞行气、化湿温中；罂粟壳酸涩收敛，对于久咳气虚，与乌梅合用以敛浮散之气；生姜温肺除痰止咳，与上诸药同用共奏益气定喘、止咳敛气之功。

参考文献：

1.《景岳全书》，（明）张景岳。

2.《局方》全名为《太平惠民和剂局方》，又名《和剂局方》，宋代官修方剂书籍。

3.《医宗金鉴》，（清）吴谦。

4.《医学心悟》，（清）程国彭。

5.《汤头歌诀白话解》，北京中医学院方剂教研组，人民卫生出版社，1972。

6.《景岳新方砭》，（清）陈修园（1753—1823），又名《新方八阵砭》。

7.《妇人良方大全》，（宋）陈自明。

8.《小儿药证直诀》，（宋）钱乙。

9.《辩证录》，（清）陈士铎。

10.《严氏济生方》，（宋）严用和。

11.《证治准绳》，（明）王肯堂。

12.《奇效良方》，（明）董宿，方贤。

三、自汗盗汗

　　汗出一证，有自汗者，有盗汗者。自汗者濈濈然无时，而动则益盛；盗汗者寐中通身汗出，醒来渐收。诸古法云：自汗者，属阳虚，腠理不固，卫气之所司也。人以卫气固其表，卫气不固，则表虚自汗而津液为之发泄也，治宜实表固阳；盗汗者属阴虚，阴虚者阳必凑之，故阳蒸阴分则血热，血热则液泄而盗汗也，治宜清火补阴。此其大法，固亦不可不知也。然则自汗亦有阴虚，盗汗亦多阳虚也。如遇烦劳大热之类，最多自汗，故或以饮食之火起于胃，劳倦之火起于脾，酒色之火起于肾，皆能令人自汗，若此者，谓非阳盛阴衰者而何？又若人之寐寐，总由卫气之出入，卫气者，阳气也，人于寐时则阳气入于阴分，此其时非阳虚于表者而何？所以自汗、盗汗亦各有阴阳之证，不得谓"自汗必属阳虚，盗汗必属阴虚"也。然则阴阳有异，何以辨之？曰：但察其有火无火，则或阴或阳，自可见矣。盖火盛而汗出者，以火烁阴，阴虚可知也；无火而汗出者，以表气不固，阳虚可知也。知斯两者，则汗出之要无余义，而治之之法亦可得其纲领矣。

1. 五附汤

　　歌曰： 五附汤里参术芪，肉桂炙草六味备。

　　　　　六脉欲脱汗大泄，二剂阳固汗自回。

　　方药： 附子（开水先下）15 克，白术 12 克，黄芪 30 克，人参 10 克，肉桂 5 克，炙甘草 8 克。

　　用法： 水煎服。

　　主治： 大汗淋漓，六脉伏微。

　　加减： 加麻黄根 10 克以增强止汗功效。

　　方解： 方中附子回阳救逆，助心阳以通脉，补肾阳以益火；人参大补元气，挽救虚脱；黄芪可补脾肺之气，为补气之要药，且有升举阳气之功；白术补气健脾；甘草补脾益气，缓和药性；肉桂补火助阳，温通经脉。诸药合用，共具回阳救逆、益气敛汗之功。对大汗淋漓、六脉伏微，命在顷刻之危证，用之其效甚捷。

2. 止汗汤（《世医得效方》①）

歌曰： 止汗汤里参术芪，炙草龙牡浮小麦。

　　　　麻黄根与枣五味，气虚自汗服之奇。

方药： 人参 10 克，白术 12 克，黄芪 30 克，炙甘草 6 克，龙骨（先下）20 克，牡蛎（先下）15 克，麻黄根 10 克，浮小麦 30 克，大枣 2 个，五味子 6 克。

用法： 水煎，温服。

主治： 气虚不固，动辄汗出。

加减： 肝虚者加入山萸 6 克，效果更佳，对小儿盗汗、自汗疗效显著。

方解： 方用人参、白术、黄芪、炙草、大枣补气固表以止汗；龙骨、牡蛎、麻黄根、浮小麦、五味子收敛固涩以止汗，使气虚之体得到补益，而自出之汗得固涩。所以此方对于自汗短气、烦热的症状用之甚效。

3. 当归六黄汤（《兰室秘藏》）

歌曰： 当归六黄治汗出，芪柏芩连生熟地。

　　　　泻火固表复滋阴，麻黄根加效更奇。

方药： 当归 15 克，生地 20 克，熟地 20 克，黄芩 10 克，黄柏 10 克，黄连 6 克，黄芪 30 克。

用法： 水煎，温服。

主治： 阴虚有热，盗汗自汗，发热面赤，心烦唇燥，大便干燥，小便黄赤，舌红脉数。

加减： 盗汗、阴汗服诸药不效者，以此汤加远志、浮小麦、麻黄根之类，则其效甚捷。如潮热甚者，加秦艽、银柴胡、白薇。

---

① 《世医得效方》，（元）危亦林（1277—1347）。

方解： 东垣此方为治阴虚有火的盗汗而设，是方有滋阴清热、固表止汗之功。裘沛然认为此方实气血，阴阳并调，方中甘柔与苦寒相伍，泻火和育阴补气共投，尤其是芩、连、柏三味，即可泻火又能坚阴，全方虚火、实火兼清，决非图于治盗汗一证。裘沛然以此方治疗慢性活动性肝炎、肝硬化、慢性肾炎、肾病综合征、慢性肾功能不全、白塞综合征等，常根据阴虚火旺或正虚邪毒弥散、阳热内盛等不同情况随机化裁，因证加减。发现此方不仅可改善临床症状，而且对改善肝肾功能、纠正某些异常理化指标，均有较好的疗效。

寤而汗出曰自汗，寐而汗出曰盗汗。阴盛则阳虚不能外固，故自汗；阳盛则阴虚不能中守，故盗汗。若阴阳平和之人，卫气昼则行阳而寤，夜则行阴而寐，阴阳既济，病安从来？惟阴虚有火之人，寐则卫气行阴，阴虚不能济阳，阳火因盛而争于阴，故阴液失守外走而汗出，寤则卫气复行出于表，阴得以静，故汗止矣。用当归以养阴，二地以滋阴，令阴液得其养也。用黄芩泻上焦火，黄连泻中焦火，黄柏泻下焦火，令三火得其平也。又于诸寒药中加黄芪，庸者不知，以为赘品，且谓阳盛者不宜，抑知其妙义正在于斯耶！盖阳争于阴，汗出营虚，则卫亦随之而虚。故倍加黄芪者，一以完已虚之表，一以固未定之阴。经曰：阴平阳秘，精神乃治。此之谓欤！

吴崑曰：杂证盗汗，与伤寒盗汗不同。伤寒是半表半里之邪未尽，杂证则阴虚有火而已，彼以和表为主，此以救阴为急。故以补阴之品，佐泻火之药，明者辨之。

4. 黄芪汤（《严氏济生方》）

歌曰： 黄芪汤里茯苓草，熟地天冬肉桂和。

　　　　龙麻五味浮小麦，防风当归自盗汗。

方药： 炙芪 20 克，茯苓 12 克，熟地 20 克，肉桂 3 克，天冬 12 克，麻黄根 10 克，龙骨 15 克，五味子 6 克，浮小麦（炒）30 克，防风 10 克，当归（酒炒）10 克，炙甘草 6 克。

用法： 生姜引，食远煎服。

主治： 喜怒惊恐，房室虚劳，致阴阳偏虚，或发厥自汗，或盗汗不止，并宜服之。

加减： 发厥自汗者，加附子。发热自汗者，加石斛。

方解： 方用炙芪、炙草益气固表，配以防风则固表之功尤大；茯苓除湿，此处取其安神定志之功；龙骨、麻黄根、浮小麦合用，安神同时又具收敛浮散之气的功效；熟地、天冬、当归滋阴补精，肉桂引火归元，使上越之游火归于命门。全方寓益气固表、收敛止汗、填精补髓、安神定志于一炉，严氏化载组方之严谨及巧妙于此可见一斑。

5. 大建中汤（《奇效良方》）

歌曰： 大建中汤炙黄芪，远志当归泽泻齐

　　　　白芍龙骨人参草，生姜饮煎食前服。

方药： 炙黄芪 15 克，远志（灯心煮去心）6 克，当归（酒炒）12 克，泽泻 6 克，白芍 10 克，煅龙骨 15 克，人参 6 克，炙甘草 3 克。

用法： 生姜引，水煎，食前服。

主治： 虚热盗汗，百节酸痛，腰痛，肢体倦怠，日渐羸弱，口苦舌涩，心怔短气。

加减： 气弱者，加炮附子 6 克。腰痛筋急者，加官桂（去皮）3 克。

方解： 当归、白芍、人参、黄芪、炙草旨在养阴和营，益气补血；远志宁心安神、祛痰开窍，与龙骨相合平肝潜阳、镇静安神、收敛固涩；泽泻去浊阴邪湿，共奏敛营、益气、安神、止汗、泄热于一体。

6. 止汗煎（出处不详）

歌曰： 止汗煎里麻黄根，龙牡黄芪地骨同。

　　　　人参大枣水煎服，盗汗衣被并湿灵。

方药： 麻黄根 9 克，煅牡蛎 9 克，黄芪 6 克，人参 6 克，龙骨（打碎）12 克，地骨皮 12 克，大枣（擘破）7 枚。

用法： 散步八九里服之，忌蒜、热面等物。

主治： 盗汗，夜卧床席衣被并湿。

加减： 可加山茱萸 10 克，补肝阴以敛汗。

方解： 用人参、黄芪以益气；龙骨、牡蛎、麻黄根收敛止汗；大枣与人参、黄芪同用益气合营；地骨皮退虚热，是方容益气固表、清虚热于一炉，

对于由气虚营热而盗汗者，用之甚佳。

参考文献：

1.《景岳全书》，（明）张景岳。

2.《医宗金鉴》，（清）吴谦。

3.《严氏济生方》，（宋）严用和。

4.《奇效良方》，（明）董宿，方贤。

5.《世医得效方》，（元）危亦林（1277—1347）。

四、血　证

凡治血证，须知其要，而血动之由，惟火惟气耳。故察火者，但察其有火无火，察气者，但察其气虚气实，知此四者而得其所以，则治血之法无余义矣。凡诸口鼻见血，多由阳盛阴虚，二火逼血而妄行诸窍也，盖血随气上则有升无降，故惟补阴抑阳则火清气降而血自静矣。火盛逼血妄行者，或上或下，必有火脉火证可据，乃可以清火为先，火清而血自安矣。气逆于脏，则血随气乱而错经妄行，然必有气逆喘满或胸胁胀痛，或尺寸弦强等证，此当以顺气为先，盖气顺则血自宁矣。凡火不盛，气不逆，而血动不止者，乃其元阴受损，营气失守，病在根本。凡治损伤无火无气而血不止者，最不宜妄用寒凉以伐生气，又不宜妄用辛燥以动阳气。盖此两者，大非真阴亏损者所宜，而治此之法，但宜纯甘至静之品培之养之，以完固损伤，则营气自将宁谧，不待治血而自安矣。吐血、失血等证，凡见咳嗽喘满及左右腔膈间有隐隐胀痛者，此病在肺也。若胸膈膻中之间觉有牵痛，如缕如丝，或懊侬嘈杂有不可名状者，此病在心也。若胸腹膨胀，不知饥饱，食饮无味，多涎沫者，此病在脾也。若胁肋牵痛，或躁扰喘急不宁，往来寒热者，此病在肝也。若气短似喘，声哑不出，骨蒸盗汗，咽干喉痛，动气忡忡者，此病在肾也。若大呕大吐，烦渴头痛，大热不得卧者，此病在胃也。于此而察其兼证，则病有不止一脏者，皆可参合以辨之也。其于治法，凡肺病者，宜清降不宜升浮；心病者，宜养营不宜耗散；脾病者，宜温中不宜酸寒；肝病者，或宜疏利，或宜甘缓，不宜秘滞；肾病者，宜壮水，宜滋阴，不宜香燥克伐；胃病者，或宜大泄，或宜大补，当察兼证虚实，勿谓阳明证尽可攻也。治血之药，生血凉血无如生地，敛血清血无如芍药，然二物皆凉，凡阳虚者非宜也，脉弱身凉、多呕便溏者皆非宜也。忧思过度，损伤心脾，以致吐血咯血，其病多非火证。或常见气短气怯，形色憔悴，或胸怀郁然，食饮无味，或腹虽觉饥而不欲食，或神魂惊而卧不安，是皆中气亏损不能收摄所致，速宜救本，不得治标。若禀多劳倦思虑，或善呕吐泄泻而致吐血下血者，此脾虚不能摄血，非火证也，切不可用清寒等药。

1. 加味犀角地黄汤（《千金备急要方》[①]）

歌曰： 犀角地黄芍药丹，血升胃热火邪干。

地榆茅根麦门冬，牛膝玄参藕节同。

衄咯阳毒皆堪治，或以柴芩总伐肝。

方药： 犀角 3 克，生地 30 克，白芍 12 克，丹皮 10 克，黄芩 10 克，地榆（炒）15 克，白茅根 30 克，麦冬 15 克，怀牛膝 12 克，玄参 15 克，藕节 30 克。

用法： 水煎服。

主治： 心经热盛、胃经炽热引起的吐血、衄血。

加减： 若肺胃热盛者，酌加石膏 20 克。如肝火旺盛者，加菊花 6 克、羚羊角 6 克、桑叶 10 克。

方解： 吐血之因有三：曰劳伤，曰怒伤，曰热伤。劳伤以理损为主，怒伤以祛瘀为主，热伤以清热为主。热伤阳络则吐衄，热伤阴络则下血。是汤治热伤也，故用犀角清心祛火之本；生地凉血以生新血；白芍敛血止血妄行；丹皮破血以逐其瘀。此方虽曰清火，而实滋阴；虽曰止血，而实去瘀。瘀去新生，阴滋火熄，可为探本穷源之法也。若心火独盛，则加黄芩、黄连以泻热；血瘀胸前，则加大黄、桃仁以逐瘀也。

2. 炙甘草汤（《伤寒论》）

歌曰： 炙甘草汤参姜桂，麦冬生地大麻仁。

大枣阿胶急煎服，衄血过度心脉结。

方药： 炙甘草 15 克，生地 30 克，麦冬 15 克，桂枝 10 克，人参 10 克，麻仁 15 克，阿胶（烊化）10 克，生姜 5 片，大枣 4 个。

---

① 《千金要方》，孙思邈（581—682），朝京兆华原（现陕西铜川市耀州区）人，医药学家，被后人誉为"药王"。

用法：水煎服，药煎好之前加酒一小杯。

主治：出血过多，迁延不愈，正气已虚，疲倦乏困，脉弱无力，出现结代之象。

加减：便溏者，去麻仁、阿胶，加菖蒲 10 克。

方解：柯琴曰，仲景于脉弱阴弱者，用芍药以益阴，阳虚者，用桂枝以通阳，甚则加桂枝以生脉，未有用地黄、麦冬者，岂以伤寒之法义重扶阳乎？抑阴无骤补之法欤？此以心虚脉结代，用生地黄为君，麦冬为臣，峻补真阴，开后学滋阴之路也。地黄、麦冬味虽甘而气则寒，非发陈蕃莠之品，必得人参、桂枝以通阳脉，生姜、大枣以和营卫，阿胶补血，大枣安神，甘草之缓不使速下，清酒之猛捷于上行，内外调和，悸可宁而脉可复矣。

3. 镇阴煎 （《景岳全书》）

歌曰：镇阴煎里用牛膝，熟地炙草泽泻齐。

更加附子与肉桂，气脱脉弱人参益。

方药：熟地 30 克，牛膝 10 克，炙甘草 5 克，泽泻 6 克，肉桂 6 克，附子（开水先下）10 克。

用法：水煎服。

主治：阴虚于下，格阳于上，则真阳失守，血随而溢，以致大吐大衄，六脉细脱，手足厥冷，危在顷刻而血不能止者，速宜用此，使孤阳有归，则血自安也。若治格阳喉痹上热者，当以此汤冷服。

加减：如兼呕恶者，加干姜（炒黄）6 克。如气脱倦言而脉弱极者，宜速加人参 10 克，随宜用之。

方解：用熟地以之益真阴；牛膝补肾而引血下行；泽泻泄热；附子、肉桂补元阳于顷刻，并使被格之阳速归命门、不致外越；炙草既可益气，又缓桂附之燥烈。

4. 寿脾煎 （《景岳全书》）

歌曰：寿脾白术怀山药，当归炙草炮姜合。

远志枣仁莲肉参，出血由于脾气耗。

方药：白术 10 克，当归 10 克，山药 12 克，炙甘草 6 克，枣仁（炒）

10克，远志（炙）6克，炮姜10克，莲肉（炒）10粒，人参6～10克。

用法：水煎服。若加附子，宜开水先煎。

主治：脾虚不能摄血等证。凡忧思郁怒积劳，及误用攻伐等药，犯损脾阴，以致中气亏陷，神魂不宁，大便脱血不止，或妇人无火崩淋等证，凡兼呕恶，尤为危候，速宜用此，单救脾气，则统摄固而血自归源。

加减：如血未止，加乌梅2个，畏酸者不可用，或加地榆10克亦可。滑脱不禁者，加醋炒文蛤3克。下焦虚滑不禁者，加炙黄芪20克。气陷而坠者，加炒升麻6克，或白芷亦可。兼溏泻者，加补骨脂10克炒用。阳虚畏寒者，加制附子10克。血去过多、阴虚气馁、心跳不宁者，加熟地20克。

方解：白术补气健脾，山药甘平，归脾、肺、肾三经，既补脾气，又益脾阴，并且兼有涩性。甘草甘平，归心、肺、脾、胃经，其功效可以补脾益气，润肺缓急止咳，缓和药性。当归甘辛温，归肺、心、脾经，有补血、活血之功，适用于血虚引起的各种症候。炮姜苦微温，归脾、肝经，长于温经止血。酸枣仁甘平，归心、肝经，养心安神。远志辛苦微温，归肺、心经，此处取其宁心安神之功，以除因失血而致神魂不宁。莲子甘温平，归脾、肾、心经，取其补脾益肾固经之功效。人参补元气，并可益气生血、统血，诸药得人参犹如兵家得其帅也。兵得帅则行阵有秩，药得帅则主次昭然。

注意：若犯此证而再加寒凉，则胃气必脱，无不即毙者。

5. 惜红丸（《景岳全书》）

歌曰：惜红白术淮炙草，地榆续断与芍药。

  五味芥穗乌梅合，火家芩连虚者参。

方药：白术15克，淮山药15克，炙甘草6克，地榆（炒黑）10克，续断10克，芍药12克，五味子8克，荆芥穗（炒）10克，乌梅2个。

用法：水煎温服。

主治：二阴下血不止，时日长久，服药不效者。

加减：火盛者，加黄芩、黄连。气虚者，加人参。

方解：白术、山药、炙草补脾益气；五味子、乌梅酸涩收敛，合荆芥穗以止崩漏、便血；地榆凉血止血，尤宜下焦之便血、崩漏；续断补肝肾，炒用止崩漏下血；芍药养血敛阴，以止崩漏。诸药合用共奏补气益营、收敛止崩之效。是方对于二阴下血，日久治之不效者有良效。

6. 四生丸（《妇人良方大全》）

歌曰：四生丸里有生地，柏叶荷叶艾叶齐。

阳盛阴虚血妄行，或吐或衄服之宜。

方药：生地、生柏叶、生荷叶、生艾叶各等分。

用法：四味捣烂为丸，如鸡黄子大，每服1丸，滚汤化服。

主治：阳盛阴虚，血热妄行，或吐或衄者。

加减：在原方基础上可加茜草10克、炒地榆10克以凉血止血；棕炭10克以收敛止血。

方解：柯琴曰：阴虚而阳无所附，则火炎上焦，阳盛则阴络伤，故血上溢于口鼻也。四味皆清寒之品，尽取其生者，而捣烂为丸，所以全其水气，不经火者，更远于火令矣。生地多膏，清心肾而通血脉之源；柏叶西指，清肺金而调营卫之气；艾叶芳香，入脾胃而擅祛瘀生新之权；荷叶法震，入肝家而和藏血摄血之用。五志之火既清，五脏之阴安堵，则阴平阳秘，而血归经矣。（《医宗金鉴》）

又，吴崑曰：统而论之，生之则寒，则四生皆能去火。折而论之，则荷、艾轻香，去火于气；地、柏质实，泻火于阴。火去则归经，而吐衄愈矣。（《医方考·血证门》）

7. 麦门冬饮子（《兰室秘藏》）

歌曰：麦门冬饮当归身，人参黄芪五味寻。

生地黄兮水煎服，衄吐不止服之愈。

方药：麦门冬（去心）15克，五味子6克，当归身10克，人参8克，黄芪15克，生地15克。

用法：水煎服。

主治：衄血、吐血久不愈。

加减：加沙参30克以清肺养阴，益胃生津；茜草10克、仙鹤草10克以凉血止血，收敛固涩。

方解：方用生地、当归以滋阴，麦门冬、五味子润燥生津，人参、黄芪补气。意在气阴两顾，上下同补，兼以收敛护津清热，使已失之血得到填滋，散失之气得到峻补，气有所行，血有所载，枉行之血，焉不归经。

8. 是斋白术散（《是斋百一选方》[①]）

歌曰：白术散里有四君，黄芪百合柴前淮。

因酒因热致吐衄，姜枣为引煎服之。

方药：白术10克，茯苓10克，炙黄芪10克，人参10克，百合（去心）10克，柴胡6克，淮山药10克，前胡6克，炙甘草6克。

用法：姜、枣引，水煎，食远服。

主治：肺脾气虚之吐衄。

加减：加沙参20克以生津养胃，润肺清燥。

方解：以四君子加山药健脾益气化湿；黄芪、百合固卫气而润燥金，柴胡解肌表之热，与前胡合用治风湿之痰；炙草补气而和诸药。此方可用之于久虚体弱、卫外不固、易感时邪者，又可用于因酒积造成湿热熏蒸，脾虚气弱而致吐衄者。

9. 升阳去热和血汤（《兰室秘藏》）

歌曰：升阳去热和血汤，二地芍归丹皮苍。

陈草芃芪桂升麻，肠癖下血服之良。

方药：白芍6克，生地3克，丹皮3克，生甘草3克，陈皮3克，黄芪15克，当归10克，熟地15克，苍术8克，秦芃10克，肉桂3克，升麻6克。

用法：水煎，空腹服。

主治：肠癖下血，其血喷出有力，而射四散，腹大作痛。

加减：加茜草10克、仙鹤草10克以增强止血去瘀的效果。

方解：方中生地、丹皮、白芍清血凉血；熟地、当归补血；秦芃、升麻清热解毒，兼去肠风；陈皮利气；苍术燥湿；甘草解毒清热；黄芪益气补虚。

---

① 《是斋百一选方》，王璆（生卒年不详），南宋医家。字孟玉，号是斋，山阴（今属浙江）人。

诸药相伍共奏清血、凉血、补血、燥湿之功，以肠癖下血、腹痛者用之甚佳。

10. **生干地黄散**（《奇效良方》）

歌曰： 地黄散里炒阿胶，甘草黄芩犀角屑。

　　　　侧柏叶兮与大蓟，心经暴热吐血疗。

方药： 生地60克，阿胶（炒令黄）、甘草各60克，黄芩30克，犀角3克，柏叶30克，大蓟30克。

用法： 研末，每服5克，竹茹引，水煎服。

主治： 卒吐血。

加减： 无犀角则水牛角锉而代之。

方解： 生地黄、犀角、侧柏叶、大蓟清热凉血；阿胶补血止血；黄芩止血又清热，常与其他止血药同用；甘草补脾益气。此方融凉血、止血补血、清热益气为一炉，味少而力专，故对于心经暴热之吐血疗效甚佳。

参考文献：

1.《景岳全书》，（明）张景岳。

2.《千金要方》，（唐）孙思邈。

3.《医宗金鉴》，（清）吴谦。

4.《妇人良方大全》，（宋）陈自明。

5.《兰室秘藏》，（金）李东垣。

6.《是斋百一选方》，（宋）王璆。

7.《奇效良方》，（明）董宿，方贤。

五、惊悸怔忡

　　惊悸怔忡之病，心胸筑筑振动，惶惶惕惕，无时得宁者是也。然古无是名，其在《内经》则曰：胃之大络，名曰虚里，出于左乳下，其动应衣，宗气泄也；在越人、仲景则有动气在上下左右之辨，云：诸动气皆不可汗下也。凡此者，即皆怔忡之类。此证惟阴虚劳损之人乃有之，损阴于下，则宗气无根，而气不归源，所以在上则浮撼于胸臆，在下则振动于脐旁。虚微者动亦微，虚甚者动亦甚。凡患此者，速宜节欲节劳，切戒酒色；凡治此者，速宜养气养精，滋培根本，若或误认为痰火而妄施清利，则速其危矣。惊有二证，有因病而惊者，有因惊而病者。因惊而病者，如惊则气乱而心无所倚，神无所归，虑无所定，此必于闻见夺气而得之。是宜赡养心神，滋培肝胆，当以专扶元气为主治。恐之伤人，尤甚于惊。何也？盖惊出于暂，而暂者即可复；恐积于渐，而渐者不可解，甚至心怯而神伤，精却则阴痿，日消月缩，不亡不已。凡治怔忡惊恐者，虽有心脾肝肾之分，然阳统乎阴，心本乎肾，所以上不宁者，未有不由乎下，心气虚者，未有不因乎精。此心肝脾肾之气，名虽有异，而治有不可离者，亦有精气互根之宜然，而君相相资之全力也。然或宜先气而后精，或宜先精而后气，或暂热者之宜清，或兼寒者之宜暖，此又当因其病情而酌用之，故用方者宜圆不宜凿也。

1. 天王补心丹（《道藏》[①]）

　　歌曰：补心丹用柏枣仁，二冬生地与归身。

　　　　　　三参桔梗朱砂味，远志茯苓共养神。

　　　　　　或以菖蒲更五味，劳心思虑过耗真。

---

① 《道藏》，道教经书之总集，是一部汇集收藏大量道教经典及相关书籍的大丛书。

方药：柏子仁 10 克，枣仁（炒）15 克，天冬 12 克，麦冬 12 克，生地 20 克，当归 12 克，丹参 12 克，玄参 12 克，人参 8 克，桔梗 8 克，朱砂（冲服）1 克，五味子 5 克，远志 10 克，云苓 12 克。

用法：上研为末，蜜丸，早、晚各 1 丸，白汤下。汤剂亦可。

主治：心血不足，神志不宁，津液枯竭，健忘怔忡，大便不利，口舌生疮等证。

加减：守原方，不作加减。

方解：柯琴曰：心者主火，而所以主之者神也，火盛则神困。心藏神，补神者必补其心，补心者必清其火，而神始安。补心丹故用生地黄为君，取其下足少阴以滋水，主水盛可以伏火，此非补心之阳，乃补心之神耳。凡果核之有仁，犹心之有神也，清气无以柏子仁，补血无以酸枣仁，以其神存耳。参、苓之甘以补心气；五味之酸以收心气；二冬之寒以清气分之火，心气和而神自归矣。当归之甘以补心血；丹参之寒以生心血；玄参之咸以清血中之火，血足而神自藏矣。更加桔梗为舟楫，远志为向导，和诸药，入心而安神明。以此养生，则百体从令，何有健忘怔忡、津液干涸、舌上生疮、大便不利之虞哉？

2. 加减温胆汤（出处不详）

歌曰：温胆汤内陈半夏，茯苓甘草四样详。

　　　　竹茹枳实黄连枣，更入远志效方妙。

方药：陈皮 8 克，半夏 12 克，云苓 12 克，甘草 6 克，竹茹 10 克，枳实 12 克，黄连 8 克，枣仁（炒）15 克，远志（炙）10 克。

用法：水煎温服。

主治：心悸而烦，善惊痰多，食少泛恶，舌苔黄腻，脉滑数。

加减：胁肋胀痛者，加元胡 12 克、川楝子 12 克；手掌泛黄者，加茵陈 20 克、金钱草 20 克、车前子 10 克。

方解：罗谦甫[①]曰：胆为中正之官，清静之府，喜宁谧，恶烦扰，喜柔

---

① 罗谦甫（生卒年不详）：元代医学家，学术成就以脾胃理论、重视三焦辨治为著。著有《罗谦甫验案》、《仿寓意草》等。

和，恶壅郁。盖东方木德，少阳温和之气也。若病后、或久病而宿有痰饮未消，胸膈之余热未尽，必致伤少阳之和气，以故虚烦惊悸者，中正之官，以熇蒸而不宁也。热呕吐苦者，清静之府，以郁滞而不谧也。痰气上逆者，木家挟热而上升也。方以二陈治一切痰饮，加竹茹以清热，加生姜以止呕，加枳实以破逆，相济相须，虽不治胆而胆自和，盖所谓胆之痰热去故也。命名温者，乃谓温和之温，非谓温凉之温也。若谓胆家真畏寒而怯而温之，不但方中无温胆之品，且更有凉胃之药也。

3. **归脾汤**（《严氏济生方》）

歌曰： 归脾汤里参术芪，归草茯神远志随。

酸枣木香龙眼肉，姜枣煎服益脾神。

方药： 人参10克，白术12克，黄芪30克，当归12克，炙甘草6克，茯神15克，远志（炙）10克，枣仁（炒）12克，木香8克，元肉10克。

用法： 姜、枣引，水煎服。

主治： 思虑伤脾，或健忘怔忡，悸惊盗汗，寤而不寐，或心脾作痛，嗜卧少食，及妇女月经不调。

加减： 与血证门寿脾煎参用。

方解： 罗谦甫曰：方中元肉、枣仁、当归，所以补心也；人参、黄芪、白术、茯苓、甘草，所以补脾也。薛己加入远志，又以肾药之通乎心者补之，是两经兼肾合治矣。而特名归脾何也？夫心藏神，其用为思；脾藏智，其出为意，见神智思意火土合德者也。心以经营之久而伤，脾以意虑之郁而伤，则母病必变传之子，子又能令母虚，所必然也。其病则健忘怔忡、怵惕不安之证见于心也；饮食倦怠不能运输，手足无力，耳目皆眊之证见于脾也。故脾阳苟不运，心肾必不交，彼黄婆者，若不为之媒合，则已不能摄肾气归心，而心阴何所赖以养？此取坎填离者，所以必归之脾也。其药一滋心阴，一养脾阳，取乎健者，以壮子益母。然恐脾郁之久，思意不通，故少取木香之辛且散者，以畅气醒脾，使能速通脾气，以上行心阴。脾之所归，正在斯耳。

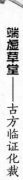

参考文献：

1.《景岳全书》,（明）张景岳。

2.《道藏》。

3.《医宗金鉴》,（清）吴谦。

4.《严氏济生方》,（宋）严用和。

六、不寐、多寐

不寐证虽病有不一，然惟知邪正二字则尽之矣。盖寐本乎阴，神其主也，神安则寐，神不安则不寐。其所以不安者，一由邪气之扰，一由营气不足耳。有邪者多实证，无邪者多虚证。凡如伤寒、伤风、疟疾之不寐者，此皆外邪深入之扰也；如痰，如火，如寒气、水气，如饮食忿怒之不寐者，此皆内邪滞逆之扰也。舍此之外，则凡思虑劳倦、惊恐忧疑及别无所累而常多不寐者，总属其阴精血之不足，阴阳不交而神有不安其室耳。知此两者，则知所以治此矣。多寐者，亦有邪正之别，邪者邪气之扰也，正者正气不足耳。有脏气先虚而受邪，清气不升，以致混沌不醒；有邪气之盛，久扰脏气，而致正气渐虚，沉沉多寐。有饮食前后困乏不能支持，必稍眠片刻者，其因多在脾经；有稍作劳役，便困倦不支而需眠者，多在心、肝、肾三经，因于心、肝、肾者，宜乎补精血也；病在脾者，宜乎祛湿，补中焦之正气耳。

1. 酸枣仁汤 （《严氏济生方》）

歌曰： 酸枣仁汤用茯神，远志柏子与防风。

生地枳壳青竹茹，煎丸俱可神安宁。

方药： 枣仁（炒）15 克，茯神 15 克，远志（炙）15 克，柏子仁 15 克，防风 10 克，生地 30 克，枳壳 10 克，竹茹 10 克。

用法： 水煎，晚间临睡时服，头向南枕效更佳。

主治： 胆气实热不得睡，神思不安。

加减： 加合欢皮 15 克、夜交藤 20 克、龙骨 20 克以解郁安神养心。

方解： 方中枣仁补养心血；柏子仁养肝血；茯神、远志安定心神，交通心肾；生地滋肾水而涵肝木；竹茹清胆经之热而止呕。是方药味轻巧、配伍精当，对于胆气炎热之烦燥不寐，效果良好。

2. **加味温胆汤**（《三因极一病证方论①》）

歌曰： 温胆汤本陈夏草，苓枳竹茹乌梅和。

更入远志炒枣仁，痰热内扰眠不好。

方药： 陈皮10克，半夏12克，云苓12克，炙甘草6克，竹茹10克，枳实10克，乌梅2个，枣仁（炒）15克，远志9克，龙骨（先下）30克。

用法： 生姜引水煎温服，日1剂。

主治： 胆虚痰热，虚烦不得眠，惊悸不安，口苦，呕吐涎沫。

加减： 湿热重者，加秦艽10克。

方解： 方中陈皮、半夏、云苓、甘草燥湿化痰；竹茹、枳实清热去滞；乌梅生津止渴；枣仁、龙骨、远志补养心血，交通心肾，安定心神，且远志兼有祛痰之效。诸药合用，共俱化痰开窍、安神定志之功。

3. **入寐汤**（《辨证录》）

歌曰： 年老虚烦不入寐，大便不通脐气冲。

六味加入芍麦味，柴菊更续炒枣仁。

方药： 生地30克，山药12克，山萸10克，丹皮10克，云苓12克，泽泻10克，白芍12克，麦冬15克，五味子10克，柴胡10克，菊花10克，枣仁（炒）15克。

用法： 水煎温服，日1剂。

主治： 年迈精血不足，虚烦不能入寐。

加减： 此方加入夜交藤30克、合欢皮15克、龙齿15克，对于虚烦不寐者效果更佳。

方解： 方以六味汤为基，以滋不足之真水，增入生津润燥之麦冬、五味子；白芍、柴胡、菊花入肝经以清热柔肝养肝；枣仁补心血，使心有所养。全方共俱滋水、清肝、安神、增液于一方，虚烦不寐者服之即能入寐。

---

① 《三因极一病症方论》，陈言（1121—1190），青田（今属浙江景宁县鹤溪）人，字无择，号鹤西道人。创立"三因极一"学说。南宋名医，（一作《三因极一证方论》或《三因极一病源方粹》），编有《依源指治》，集注《脉精》。

4. 百合夏枯草汤

歌曰：夏枯草分与百合，养阴平肝安神良。

方中仅有药两味，失眠心悸服之安。

方药：百合 30 克，夏枯草 15 克。

用法：水煎服，日 1 剂

主治：长期失眠，神情不安，心悸，烦躁，脉弦，舌质红而舌苔薄。

加减：肝肾不足者，加枸杞子 12 克、制首乌 20 克。虚烦、心悸不安者，加柏子仁 10 克、枣仁 15 克。食欲不馨者，加广木香 8 克、红枣 2 个。若肝阳炽盛，湿火内蕴，烦躁，头痛失眠，舌质深红，苔黄，大便闭，宜泻肝降火，非此方所能治。

方解：百合甘微寒，归肺、心经，润肺止咳，清心安神，对于虚烦惊悸，失眠多梦，有良好的疗效。夏枯草苦辛寒，归肝、胆经，清肝火散郁结，二物相合，润上而清下，使心火得清而肝阳得潜。对失眠证之神情不安、心悸、烦躁、舌苔薄而舌质红的病证，用之有效。

5. 加减六君子汤

歌曰：加减六君调脾气，参术草苓香砂比。

陈夏藿佩生枣仁，嗜卧不醒服之奇。

方药：人参 10 克，白术 12 克，云苓 12 克，炙甘草 6 克，陈皮 10 克，半夏 12 克，生枣仁 12 克，藿香 10 克，佩兰 8 克，木香 10 克，砂仁 10 克。

用法：姜、枣引，水煎温服。

主治：脾气虚弱，或为湿困，倦怠无力，嗜卧不醒。

加减：若湿气过重者，加苍术 10 克、薏仁 30 克燥湿利湿以健脾；便溏者加炒车前子 12 克以分利水谷。

方解：柯琴曰：经曰：壮者气行则愈，怯者著而为病。盖人在气交之中，因气而生，而生气总以胃气为本。若脾胃一有不和，则气便著滞，或痞闷哕呕，或生痰留饮，因而不思饮食，肌肉消瘦，诸证蜂起，而形消气息矣。四君子气分之总方也，人参致冲和之气，白术培中宫，茯苓清治节，甘草调五脏，胃气既治，病安从来？然拨乱反正，又不能无为而治，必举大行气之品以辅之，则补者不至泥而不行，故加陈皮以利肺金之逆气，半夏以疏脾土之湿气，而痰饮可除也；加木香以行三焦之滞气，砂仁以通脾肾之元气，而膹郁可开也，君得四辅，则功力倍宣，四辅奉君，则元气大振，相得而益彰矣。

张璐[①]曰：气虚者补之以甘，参、术、苓、草甘温益胃，有健运之功，具冲和之德，故为君子。盖人之一生，以胃气为本，胃气旺则五脏受荫，胃气伤则百病丛生。故凡病久虚不愈、诸药不效者，惟有益胃、补肾两途，故作四君子随症加减，无论寒热补泻，先培中土，使药气四达，则周身之机运流通，水谷之精微敷布，何患其药之不效哉！是知四君子为司命之本也。

吴崑曰：是方也，四药皆甘温，甘得中之味，温得中之气，犹之不偏不倚之人，故名君子。

此方在补气健脾的六君子汤中加以藿香、佩兰，旨在补脾益气、芳香化浊、除陈去腐，再加生枣仁以醒困顿之脾，使脾气健旺，运化复常，秽浊得清，则嗜卧不醒之证自然解除。

参考文献：

1.《景岳全书》，（明）张景岳。

2.《严氏济生方》，（宋）严用和。

3.《三因极一病证方论》，（宋）陈言。

4.《医宗金鉴》，（清）吴谦。

5.《辨证录》，（清）陈士铎（？）。

---

① 张璐（1617—1699）：字路玉，号石顽老人，江南长洲（今江苏苏州）人，清朝初期著名医家，他能"博采众长，贯以己意"，注释《伤寒论》原文，理论联系实际，广搜博览，由博返约，成就卓著。主要著作有《张氏医通》、《本经逢原》、《伤寒缵论》、《伤寒绪论》、《伤寒舌鉴》、《伤寒兼证析义》、《诊宗三昧》等。

七、郁　证

　　凡五气之郁，则诸病皆有，此因病而郁也，至若情志之郁，则总由乎心，此因郁而病也。临证之际则情志之郁多，而五气之郁少。情志之郁无非怒、思、忧三邪。怒郁者，方其大怒气逆之时，则实邪在肝，多见气满腹胀，所当平也。及其怒后而逆气已去，惟中气受伤矣，既无胀满疼痛等证，而或为倦怠，或为少食，此以木邪克土，损在脾矣，是可不知培养而仍在消伐，则所伐者其谁乎？此怒郁之有先后，亦有虚实，所当辨治者如此。又若思欲者，则惟旷女婺妇，及灯窗困厄，积疑任怨者有之。思则气结，结于心而伤于脾也。及其既甚，则上连肺胃而为咳喘、为失血、为噎膈、为呕吐；下连肝肾，则为带浊、为崩淋、为不月、为劳损。

　　若初病而气结为滞者，宜顺宜开；久病而损及中气者，宜修宜补。然以情病者，非情不解，其在女子，必得愿遂而后可释，或以怒胜思，亦可暂解；其在男子，使非有能屈能伸，达观上智者，终不宜却也。又若病已既成，损伤必甚而再行消伐，其不明也亦盛矣。又若忧郁病者，则全属大虚，本无邪实，此多以衣食之累、利害之牵及悲忧惊恐而致郁者，总皆受郁之类。盖悲则气消，忧则气沉，必伤脾肺；惊则气乱，恐则气下，必伤肝肾。此其戚戚悠悠，精气但有消索，神志不振，心脾日以耗伤。凡此之辈，皆阳消证也，尚何实邪？使不知培养真元而再加解散，其与落井下石者何异？郁之治法，有以解郁顺气者，有以培补元气者，临证在乎详辨，不可全执解散消伐也。

1. **逍遥汤**（《太平惠民和剂局方》）
　　歌曰： 逍遥散里当归芍，柴苓术草加姜薄。
　　　　　　解郁除蒸功最奇，调经八味丹栀着。

方药：柴胡 10 克，当归 10 克，白芍 15 克，白术 12 克，茯苓 12 克，甘草 6 克，薄荷（后下）5 克。

用法：煨姜引，水煎服，日 1 剂。

主治：肝脏血虚火旺，头痛目眩烦热，口苦倦急烦渴，夜间口干为甚，抑郁不乐，两胁作痛，寒热，小腹重坠，妇人经水不调，脉弦大而虚。

加减：肝郁脾虚化热，或日晡潮热，或自汗盗汗，或头痛目涩，或口干烦赤，小腹作痛，小便涩痛者，加丹皮、山栀。易生闲气，纳食不香者，加藿香、香附。若胃有浊热者，加石斛、白蔻。妇人乳房胀痛者，加郁金、白芥子、贝母、香附、路路通。

方解：赵羽皇曰：五脏苦欲补泻，肝云苦急，急食甘以缓之。盖肝性急善怒，其气上行则顺，下行则郁，郁则火动而诸病生矣。故发于上，则头眩耳鸣，或为目赤；发于中，则胸满胁痛，而或作吞酸；发于下，则少腹疼疝，或溲尿不利；发于外，则寒热往来，似疟非疟。凡此诸证，莫非肝郁之象乎？而肝木之所以郁，其说有二：一为土虚不能升木也，一为血少不能养肝也。盖肝为木气，全赖土以滋培，水以灌溉。若中土虚，则木不升而郁；阴血少，则肝不滋而枯。方用白术、茯苓者，则土德以升木也，当归、芍药者，益荣血以养肝也。薄荷解热，甘草和中。独柴胡一味，一以为厥阴之报使，一以升发诸阳。经云：木郁则达之。遂其曲直之性，故名逍遥。若内热外热盛者，加丹皮解肌热、炒栀清内热，此加味逍遥散之义也。

2. 解肝煎（《景岳全书》）

歌曰：解肝陈皮半夏朴，茯苓苏叶砂芍药。

生姜为引水煎服，暴怒伤肝服之消。

方药：陈皮 10 克，半夏 12 克，厚朴 10 克，茯苓 12 克，苏叶 10 克，砂仁 10 克，白芍 15 克。

用法：生姜引，开水煎，4 小时一服。连服 2 剂，后可随证调之。

主治：因事而怒伤肝经，两胁胀疼，长出短气，口干目涩，如痴如呆。

加减：胁肋胀疼者，加白芥子。胸膈气逆者，加枳壳、木香、香附。长出短气、口干目涩者，加郁金、白蒺藜。

方解：陈皮乃脾、肺二经气分药也。方用陈皮理气调中、运脾化痰，与半夏、茯苓合用可燥湿化痰。苏叶行气宽中，与半夏、厚朴同用，可消除痰滞气结，又与陈皮、砂仁配伍，以消胸腹满闷。芍药归肝、脾经，养血柔肝而缓急。砂仁善于化湿行气，生姜和胃温中并有止呕功效。全方以理气为主，药味大都入肝、脾二经，本意在于疏肝理脾，畅顺中焦，转运正常则气平郁解，诸证悉除。

3. 开郁煎（《辨证录》）

歌曰： 开郁煎里芍归尾，术草陈皮丹神曲。

薄玄白芥枣茯神，病因郁结用之耶。

方药： 白芍 12 克，当归 12 克，白芥子 10 克，白术 12 克，生枣仁 15 克，生甘草 6 克，神曲 10 克，陈皮 8 克，薄荷（后下）5 克，丹皮 10 克，玄参 12 克，茯神 15 克。

用法： 水煎温服。

主治： 思虑结于心中，气郁不舒，困卧终日，痴而不语，如呆之状，厌食恶躁。

加减： 加合欢皮 15 克以除烦解郁、安神助眠；郁金 15 克以行气疏肝解郁。两药相须为用，行气开郁功效更显。

方解： 方用补血、活血之当归配以养血敛阴、柔肝平肝之白芍以养肝木。肝有郁滞，首传脾胃，妨碍脾土，故以陈皮、白术、甘草以补脾理气，使得脾胃不受饥害。神曲有解散疏肝之功；丹皮、玄参清热生津养阴，以养以清肝经之郁火；枣仁、茯神养心安神并有醒脾之效；白芥子去痰而理气，对郁证之痰相宜。全方配伍精当，性味平和，对于气郁不舒、眠差、痰阻、食欲不振者有良好效果。

4. 柴胡疏肝散（《景岳全书》）

歌曰： 柴胡疏肝陈皮芍，香附枳壳川芎草。

事不遂心致气郁，煎散俱可服之好。

方药： 柴胡 10 克，陈皮 10 克，白芍 12 克，香附 12 克，枳壳 10 克，川芎 10 克，甘草 6 克。

用法： 水煎温服。

主治：肝气郁结，胁肋疼痛，寒热往来。

加减：可加郁金15克以行气解郁，活血止痛；青皮6克以疏肝破气，散结消滞。对于肝气郁结引起的症状更为适宜。

方解：方用四逆散去枳实，加理气疏肝、和血止痛的陈皮、枳壳、川芎、香附而成。服后使肝气条达，血脉通畅，营卫自和，疼痛止而寒热亦除。

5. **逍遥饮**（《景岳全书》）

歌曰：逍遥四物去川芎，茯神远志枣草陈。

思郁久之伤心脾，血枯经闭服之灵。

方药：熟地12克，当归10克，白芍6克，茯神15克，远志6克，枣仁6克，甘草5克，陈皮5克。

用法：热水煎服。

主治：妇人思郁过度，伤心脾冲任之源，血气日枯，渐至经脉不调者。

加减：可加合欢皮15克以解除虚烦不安；佛手6克以疏肝理气，和中化痰。此二味药物药性温和不峻，加入方中疗效更好。

方解：方用四物汤去行血性燥之川芎，配伍补营血、安定心神之枣仁、茯神，交通心肾、宁心益智之远志，理气补气之陈皮、炙草而成。对于思郁过度，伤冲任之源，血气日枯，渐至经脉不调并且失眠者用之效果甚佳。

参考文献：

1.《景岳全书》，（明）张景岳。

2.《局方》，全名为《太平惠明和剂局方》，又名《和剂局方》，宋代官修方剂书籍。

3.《辩证录》，（清）陈士铎。

八、胃痛、呕吐、反胃、呃逆、噎膈

胃痛者即古之心腹痛，其多有因食、因寒、因气不顺者。然因食、因寒，亦无不皆关于气。盖食停则气滞，寒留则气凝。所以治疼之要，但察其果属实邪，皆当以理气为主，食滞者宜乎消导，寒滞者兼乎温中。若止因气逆，则但理其气，病自愈矣。第因寒滞之痛，有因内寒者，如食寒饮冷之类是也，必兼寒兼食，随其宜而治之。因外寒者，或触冒不时之寒邪，或犯客令之寒气，或受暴雨沙气之阴毒，以致心腹绞痛，或吐或泻，或上不能吐、下不能泻而为干霍乱危剧等证，总由寒气犯脏。

1. 附子理中汤（《小儿方论》[①]）

歌曰： 理中汤主理中乡，人参甘草术黑姜。

呕利腹痛阴寒盛，或加附子总回阳。

方药： 人参 8 克，炮干姜 5 克，炙甘草 6 克，白术 10 克，附子 10 克。

用法： 开水先下附子煎 15 分钟，再下诸药。

主治： 脾胃肾虚寒，不能运化水谷，口不渴，喜热饮，畏冷物，胃脘间疼痛。

加减： 夏季腹部亦着厚衣者，加丁香 3 克、良姜 10 克、元胡 10 克，茴香 10 克既增强温中散寒之功，又有理气止疼之效。

方解： 程应旄曰：阳之动，始于温，温气得而谷精运，谷气升而中气赡，故名曰理中，实以燮理之功，予中焦之阳也。若胃阳虚，则中气失宰，膻中无发宣之用，六腑无洒陈之功，犹如釜薪失焰，故下致清谷，上失滋

---

① 《小儿方论》，阎孝忠（生卒年不详），又名季忠，字资钦，许昌（今河南许昌）人，一说大梁（今河南开封）人。北宋儿科医家，精儿科。先后多方收集钱乙医方及著作，集成《小儿药证直诀》三卷。另撰《重广保生信效方》一卷，已佚。

味，五脏凌夺，诸证所由来也。参、术、炙草，所以守中州，干姜辛以温中，必假之以焰釜薪而腾阳气，是以谷入于阴，长气于阳，上输华盖，下摄州都，五脏六腑，皆以受气，此理中之旨也，若水寒互胜，即当脾肾双温，加以附子，则命门益、土母温矣。

2. 进食散（《严氏济生方》）

歌曰：进食散里半夏朴，肉蔻草果良姜调。

附子丁香青陈草，麦芽姜引诸味和。

方药：半夏 10 克，肉蔻 10 克，草果 8 克，良姜 10 克，麦芽 10 克，附子（开水先下）10 克，丁香 5 克，陈皮 8 克，青皮 6 克，厚朴 10 克，炙甘草 6 克。

用法：姜为引，水煎服。忌生冷、难于消化之物。

主治：脾胃虚寒，或食生冷，或饮食不节，或因思虑伤动冲和之气，胸膈痞塞，腹胀怠堕，全不进食，痰逆恶心，便溏泄，脘腹疼痛。

加减：加谷芽 20 克以消食和中，健脾开胃；佛手 10 克以疏肝理气，和中化痰；大腹皮 10 克以下气宽中，利水祛湿。

方解：方用半夏降逆和胃，以治寒饮呕吐；肉蔻温中行气，与人参、良姜、丁香、陈皮、厚朴、炙草同用，以补气温中、燥湿去寒；青皮消积散滞，与麦芽配伍，以治食积气滞、胃脘痞闷胀痛。诸药配伍，治疗脾胃虚寒或食生冷，思虑伤脾，胸膈虚寒，腹胀怠堕，痰逆恶心，脘腹疼痛，全不进食之证。

3. 保和丸（《丹溪心法》①）

歌曰：保和神曲与山楂，苓夏陈翘菔子加。

曲糊为丸姜汤下，亦可方中用麦芽。

方药：山楂 10 克，神曲 10 克，半夏 12 克，茯苓 12 克，陈皮 10 克，连翘 6 克，莱菔子（炒）8 克。

用法：生姜引，水煎温服。

---

① 《丹溪心法》，朱震亨（1281—1358），字彦修，人称丹溪翁，又称为朱丹溪，元代金华人。金元四大医家之一，著有《局方发挥》、《证因脉治》、《格致余论》等。

主治： 一切食积，脘痞胀满而痛，嗳腐吞酸，恶食恶逆，或大便泄泻，舌苔厚腻，脉滑。

加减： 加炒薏仁 20 克，炒谷芽 20 克。炒薏仁健脾利湿，炒谷芽消食和中，健脾开胃。

方解： 张秉成 [1]：此为食积痰滞，内瘀脾胃，正气未虚者而设也。山楂酸温性紧，善消腥膻油腻之积，行瘀破滞，为克化之药，故以为君。神曲系蒸窨而成，其辛温之性，能消酒食陈腐之积。莱菔子辛甘下气，而化面积；麦芽咸温消谷，而行窨固瘀积，二味以之为辅。然痛坚之处，必有伏阳，故以连翘之苦寒散结而清热。积郁之凝，必多痰滞，故以二陈化痰而行气。此方虽纯用消导，毕竟是平和之剂，故特谓之保和耳。（《成方便读》）

按： 小儿脾胃虚弱，挑食厌食，毛发干枯，肌肉消瘦，手起倒纤者不可服。夫小儿好动无食气之积，其厌食挑食者，在于脾气虚弱，不能运化，难以吸收，当以健脾为主。虽有大安之名，亦非其所宜。如有盗汗，则更当禁服。医者每见小儿此证，既以保和丸与服，偶见疗效，随之复发，虽见小效，实损元气。

4. 柴胡疏肝散加减

歌曰： 加减柴胡疏肝散，陈皮芍药枳壳草。

香附青皮芎木香，川楝元胡佛手同。

方药： 柴胡 10 克，陈皮 8 克，白芍 12 克，枳壳 10 克，香附子 12 克，川芎 10 克，炙甘草 6 克，木香 10 克，青皮 6 克，川楝子 12 克，元胡 12 克，佛手 10 克。

用法： 生姜引，开水煎服。

主治： 胃脘胀闷，攻撑作疼，脘痛连胁，嗳气频繁，大便不畅，每因情志波动而痛作。

加减： 原方是柴胡疏肝散，本方是柴胡疏肝散加减，因此再不作单独加减。

方解： 见郁证。

---

① 张秉成：清代医家，字兆嘉，江苏武进县人，生卒未详。尝辑《成方便读》等。

八、胃痛、呕吐、反胃、呃逆、噎膈

5. 泻黄散（《严氏济生方》）

歌曰： 泻黄散里藿砂仁，石膏栀子草防风。

　　　脾胃壅实口生疮，煎汤服之效力精。

方药： 藿香10克，石膏30克，砂仁8克，栀子（炒）10克，炙甘草6克，防风6克。

用法： 先煮生石膏15分钟，再下余药，日1剂，分2次服。

主治： 脾胃壅实，口舌生疮，烦心多渴，头痛心烦，唇口干燥，胃脘灼痛。或饮食量小，气困无力，诸药不效。

加减： 在此基础上加怀牛膝15克、玄参12克、麦冬12克。加石斛10克以养胃生津，滋阴除热；怀牛膝15克以引血下行，降上炎之火；玄参12克以清热解毒养阴。

方解： 方中藿香芳香化浊；石膏、栀子清热；砂仁开胃而缓和石膏、栀子的寒性；防风胜湿，炙甘草益气。诸药相合，共奏化浊开窍、清热益气之效。

6. 大和中饮（《景岳全书》）

歌曰： 和中饮用楂麦芽，陈朴枳泽与缩砂。

　　　饮食留滞积聚证，胀甚白芥呕炮姜。

　　　痛用木香香附乌，多痰继用法半夏。

方药： 山楂6克，麦芽6克，陈皮6克，厚朴5克，枳实5克，砂仁5克，泽泻6克。

用法： 水煎服，日1剂。

主治： 饮食留滞，积聚等证。

加减： 胀甚者，加白芥子10克。胃寒无火或恶心者，加炮姜6克。疼痛者，加木香10克、香附12克、台乌6克之类。多痰者，加半夏12克。

方解： 此方主在理气温中、消食导滞，近似保和丸而较保和丸更为平和。然保和丸与此方均限于实证之暂用，不可久服，以免耗伤正气。

7. 和胃饮（《景岳全书》）

歌曰： 和胃饮里炮姜草，厚朴陈皮四味和。

　　　　寒湿伤脾霍吐泻，痰饮水气腹疼疗。

方药： 炮姜6克，炙甘草5克，陈皮6克，厚朴6克。

用法： 水煎温服。

主治： 寒湿伤脾，霍乱吐泻，及痰饮水气，胃脘不清，呕恶胀满，腹痛等证。

加减： 此方凡藿香、木香、云苓、半夏、扁豆、砂仁、泽泻之类，皆可随宜增用，若胸腹有滞而兼时气寒热者，加柴胡8克。

方解： 此即平胃散之变方也。凡呕吐等证，多有胃气虚者，一闻苍术之气，亦能动呕，故以干姜代之。方用炮姜止呕祛寒；炙草补气；陈皮理气化痰；厚朴温中燥湿、除满。药虽四味而配伍精当，临床加减应用，效果甚捷。

8. 神香散（《景岳全书》）

歌曰： 丁香白蔻神香散，胸胁胃脘逆气疗。

　　　　或以砂仁易白蔻，姜汤送下所治同。

方药： 丁香、白蔻（或砂仁亦可）。

用法： 上药等分为末，清汤调下1.5～2克，甚者3克，日数服不拘。若寒气作痛者，姜汤送下。

主治： 胸胁胃脘逆气难解，疼痛呕哕胀满，痰饮噎膈，诸药不效，惟此最妙。

加减： 加良姜10克以温中止痛；佛手10克以疏肝理气；元胡12克以活血行气止痛。

方解： 丁香辛温，归脾、胃、肾三经，温中降逆，温肾助阳，为治疗胃寒呕吐、呃逆之要药。白蔻辛、温，归肺、脾、胃经，化湿行气，温中止呕，以胃寒呕吐最相适宜。二药相合，共奏温中祛寒、降逆止呕、除胀逐饮之功。

八、胃痛、呕吐、反胃、呃逆、噎膈

9. 温胃散（《景岳全书》）

歌曰： 温胃散里参术草，陈皮扁豆归姜调。

中寒呕吐吞酸泻，妇人脏寒胎不安。

方药： 人参9克，白术（炒）12克，扁豆6克（炒），陈皮3克，焦姜9克，炙甘草3克，当归6克，滑泄者勿用。

用法： 水煎，食远温服。

主治： 脾胃虚寒或因食生冷而引起的胃疼、胃胀、呕吐。

加减： 如下寒带浊者，加补骨脂。如气滞或兼腹痛者，加藿香、丁香、木香、白蔻、砂仁、白芥子之属。如兼外邪及肝肾病者，加桂枝、肉桂，甚者加柴胡。如脾气陷而身热者，加升麻6克。如水泛为痰而胸腹痞满者，加茯苓12克。如脾胃虚极，大呕大吐不能止者，倍用人参、白术，仍加胡椒6克，煎熟徐徐服之。

方解： 方中人参、白术、炙草补气健脾；扁豆燥湿健脾；陈皮利气化湿；焦姜温中祛寒；当归暖肝。诸药合用共奏益气补脾、燥湿温中于一炉，药味少而精，用于临床，确有良效。

10. 东垣温胃汤（《兰室秘藏》）

歌曰： 东垣温胃参草芪，陈朴砂蔻泽泻齐。

干姜姜黄益智子，胃痛因于服寒剂。

方药： 白蔻、人参、泽泻各9克，益智子、砂仁、厚朴、甘草、干姜、姜黄、黄芪、陈皮各10克。

用法： 上为细末，每服9克，水一盏，煎至半，食前温服。

主治： 治服寒药多，致脾胃虚弱，胃脘痛。

加减： 与上方温胃散参照，此方加泽泻9克在于利中焦湿邪，并加入益智仁10克、砂仁10克、厚朴10克、姜黄10克、黄芪10克以增强燥湿除满与温中止疼的功效。

方解： 方用人参、黄芪、甘草补益脾气；姜黄辛、苦、温，入肝、脾二经，外散风寒，内行气血，其与人参、黄芪相伍则理气散寒止痛尤强；干姜为温中止呕圣药；陈皮理气；砂仁、白蔻、厚朴温中散寒，燥湿除满；益智子辛、温，归脾、肾经，温脾开胃，暖肾固精，常配伍党参、白术、干姜以增强温脾散寒、温中进食功效。

11. 加味香苏饮（《医学心悟》）

歌曰： 苏梗香附陈皮枳，荜澄佛手橼腹皮。

胃胀胃痛煎服之，名为加味香苏饮。

方药： 苏梗 6 克，香附子 10 克，陈皮 6 克，荜澄茄 6 克，枳壳 10 克，香橼皮 10 克，佛手 6 克，大腹皮 10 克。

用法： 水煎服，日 1 剂。

主治： 胃痛，胃胀。

加减： 肝郁胁胀者，加柴胡 6 克、青皮 6 克、郁金 10 克。食滞者，加内金、焦三仙各 10 克。兼痛甚者，加金铃子 12 克、元胡 12 克。吞酸者，加左金丸、海螵蛸 10 克、瓦楞子 15 克。

方解： 苏梗、香附、陈皮为主药。苏梗入胃，顺气开郁和胃；香附入肝，解郁理气止痛；陈皮行气和胃化湿，为脾胃宣通疏利要药，具有能散、能燥、能泻、能补、能和之功，其与苏梗、香附为伍，既能和胃利气，又可疏肝止痛。荜澄茄味辛，性微温，具有温中散寒、理气通降之用，专治胃痛，兼以降逆而止嗳气。配枳壳可消胀除满，佐腹皮下气行水、调和脾胃，香橼、佛手二药具有宽胸、除胀、止痛之功。

12. 沙参养胃汤（《首批国家级名老中医效验秘方精选》）

歌曰： 沙参养胃麦斛芍，内金陈草楂知母。

花粉丹皮与乌梅，养阴和胃胃疼宁。

方药： 辽沙参 20 克，麦冬 15 克，石斛 15 克，白芍 20 克，山楂 15 克，知母 12 克，内金 10 克，花粉 12 克，丹皮 10 克，乌梅 10 克，陈皮 10 克，生甘草 3 克。

用法： 水煎温服。

主治： 证见胃脘隐痛，脘腹胀满或牵及两胁，嗳气，纳呆食少，少食即饱，胃中灼热嘈杂，口干咽燥，便干，身倦乏力，面色萎黄，形体消瘦，舌体瘦小，舌质红而缺津，少苔或花剥，脉细弱或细数，属脾胃阴虚者。

加减： 兼气滞者，加枳壳 10 克、川楝子 12 克、郁金 10 克。兼血瘀者，加丹参 15 克、桃仁 10 克、元胡 10 克。阴虚内热、胃逆嗳气者，加竹茹 10 克，柿蒂 15 克。心烦易怒、失眠多梦者，加焦栀子 10 克、夜交藤 30 克。大便干者，加火麻仁 30 克。兼脾胃气虚者，加党参 12 克。大便出血者，加白及 10 克、黑地榆 15 克。

方解： 方用沙参、麦冬、知母、花粉、石斛以养胃生津；丹皮、白芍清热凉血化瘀；陈皮理气；甘草、陈皮益气利气；乌梅生津；山楂消食化瘀；内金运脾消食。诸药合用，共起养阴和胃、理气清热之功，对于胃阴不足引起的胃脘隐痛等症状有良效。

按： 本方为阴虚胃病而设。

13. 附子建中汤（《严氏济生方》）

歌曰： 附子建中肉白蔻，术草姜朴曲红豆。

　　　　丁香木香与胡椒，煎加姜枣寒胀吐。

方药： 肉蔻、白蔻、附子、厚朴、白术、干姜、红豆、神曲（炒）各 30 克，丁香、胡椒、木香、炙甘草各 15 克。

用法： 上药同为末，每用 12 克，姜、枣引，水煎温服，不拘时。

主治： 脾气虚寒，腹胁胀满，身体沉重，面色萎黄，呕吐不食，水谷不化，大腑不利。

加减： 加佛手 10 克以行气解郁；香橼 10 克以疏肝理气，和中止痛。

方解： 肉蔻、白蔻、丁香、胡椒、干姜、厚朴温中燥湿，与健脾燥湿、温中止呕之干姜同用；用木香以顺气；神曲以消食积；附子温补脾阳、散寒止痛；炙草调和诸味燥烈之药性并益脾气；惟红豆寓诸药之中，具利寒湿之功。此方对于脾气虚寒、腹胀、身重、呕吐、水谷不化之中寒证用之效果甚佳。

14. 安脾散（《百一选方》）

歌曰： 安脾散里四君子，橘丁草果南木香。

　　　　高良姜分与胡椒，逆伤尤癖煎汤尝。

方药： 人参、白术、云苓、炙甘草、南木香、橘红、草果、胡椒各 45 克，良姜 30 克。

用法： 上药同为末，每用 15 克，入盐少许，煎服。或用 15 克，用盐米汤调下。南木香磨汁，草果面煨，高良姜用陈壁土三合，以水两碗同煮，干，切片。

主治： 治胃气先逆，饮食过伤，忧思蓄怨，宿食癖积，冷饮寒痰，动扰脾胃。

加减： 肝郁气滞、胁痛胸闷、脘腹胀满、胃疼纳呆、嗳气呕恶者，加佛手 10 克、香橼 10 克；食积不化、胃脘痞闷胀痛者，加青皮 6 克、山楂 10 克、麦芽 10 克、神曲 10 克以消食呆滞，如气虚者慎用，且量不宜大，高血压患者不宜。

方解： 本方以补气健脾之四君子和温中散寒之丁香、草果、良姜、胡椒而成；再伍以南木香以理三焦之气，调中宣滞，行气止疼。

15. 藿香正气散 (《太平惠民和剂局方》)

歌曰： 藿香正气大腹苏，甘桔陈苓术朴俱。

夏曲白芷加姜枣，感伤瘴岚并能祛。

方药： 藿香 10 克，苏叶 10 克，白芷 10 克，桔梗 6 克，陈皮 10 克，厚朴 12 克，大腹皮 15 克，白术 10 克，云苓 15 克，甘草 3 克，半夏曲 12 克。

用法： 姜、枣引，开水煎服。

主治： 外受四时不正之气，内停饮食，头痛寒热，或霍乱吐泻，或作疟疾。

加减： 加炒薏仁 20 克以利湿健脾。

方解： 吴崑曰：四时不正之气由鼻而入，不在表而在里，故不用大汗以解表，但用芳香利气之品以正里。苏叶、大腹皮、白芷、陈皮、厚朴、桔梗皆气胜者也，故能正不正之气；云苓、半夏、甘草则甘平之品，所以培养中气者也。凡受山岚瘴气，及出远方不服水土，吐泻下利者主之，名曰正气，谓能正不正之气也。

16. 霍乱煎（出处不详）

歌曰： 霍乱转筋与吐泻，苍术藿香二苓陈。

　　　　人参木瓜泽砂竹，煎汤服之莫稍停。

方药： 藿香10克，苍术12克，猪苓10克，茯苓12克，陈皮10克，人参8克，木瓜15克，泽泻10克，砂仁10克，竹茹6克。

用法： 水煎服。

主治： 因受不正时邪，而致呕吐泻泄，小腿转筋。

加减： 加蚕沙15克以和胃化浊；香附子12克以理气止痛。

方解： 方用苍术、藿香。燥湿化浊；二苓泽泻淡渗利湿；陈皮、木瓜利气开胃；砂仁化湿、行气、温中；用竹茹取其止呕之功，若无诸温中燥湿之药为助，则竹茹于此证中不可用，其有清热功用，用治受寒之呕吐，乃有冰霜之患耳。人参大补元气，率诸气以达病所，临床收效甚捷。

17. 十味锉散（《景岳全书》）

歌曰： 十味锉散治臂痛，四物苓术与防风。

　　　　附子肉桂炙黄芪，引用姜枣血弱宜。

方药： 熟地21克，当归60克，白芍60克，川芎45克，白术45克，云苓21克，肉桂30克，炙芪60克，附子90克，防风45克。

用法： 上药研为末，每服15～21克，水盅半，姜8片，枣3枚，煎八分，食后临卧服。

主治： 中风血弱，臂痛连攻筋骨，举动艰难。

加减： 见痹证。

方解： 本方原用于治疗气血虚弱之人，受寒邪侵袭造成臂痛举动艰难之证。然以其所用药味乃具温补气血、散寒止疼之效，临床用于霍乱呕吐、精神不支之证，确有良效。

18. 大顺散（《太平惠民和剂局方》）

歌曰： 肉桂干姜杏仁草，冒暑伏热饮过多。

　　　　霍乱吐泻寒湿重，阴阳气逆脏不调。

方药： 干姜、肉桂、杏仁各 120 克，甘草 90 克。

用法： 上药先将甘草微炒黄，次入干姜同炒，待姜裂，又入杏仁同炒，令杏仁不作声为度，却同肉桂研罗一处。每用 9 克，以水一盏，煎数滚，温服。如烦躁者，以井花水调服，不拘时。此方加附子即名附子大顺散。

主治： 冒暑伏热，引饮过度，以致寒湿伤脾，阴阳气逆，霍乱吐泻，脏腑不调等证。

加减： 加丁香 3 克以温中散寒、降逆。荜澄茄温中止痛，止逆止呕。

方解： 肉桂、干姜温中散寒，甘草益气健脾，杏仁除上焦燥热，利胸膈气逆。四物相伍既温中焦之寒湿，又除上焦之燥热，对于暑季寒湿伤脾而引起的霍乱吐泻，气逆不顺者服之良好。

19. 四顺附子汤 （《景岳全书》）

歌曰： 四顺附子汤炮姜，人参炙草四味良。

　　　　身冷汗出霍吐泻，煎汤服之诸证匡。

方药： 炮附子、炮姜、人参、炙甘草各 30 克。

用法： 上药同为末，每以 15 克，水盏半，煎七分，食远服。

主治： 霍乱转筋吐泻，手足逆冷，六脉沉绝，气少不语，身冷汗出。

加减： 加良姜 10 克以温散脾胃寒邪，止痛止呕；丁香 3 克以温中散寒降逆；檀香 6 克以利膈宽胸，行气止痛，调中和胃。

方解： 本方虽仅四味药物，看似平淡，实则不然，乃三附汤也。以人参、附子为帅，和以姜附、草附，皆回阳救逆之奇药。对于阴寒固冷造成的转筋吐泻、手足逆冷、六脉沉绝、气少不语、身冷汗出之厥冷，用之可挽危于顷刻。

20. 仲景厚朴生姜甘草半夏人参汤 （《金匮要略》）

歌曰： 朴姜草夏人参汤，发汗之后腹胀疗。

　　　　药仅四味配伍精，堪称医圣美名扬。

方药： 厚朴、生姜、半夏、人参各 30 克，炙甘草 60 克。

用法： 上五味，水煎温服，1 日 3 次。

主治： 发汗后腹胀满。

八、胃痛、呕吐、反胃、呃逆、噎膈

加减：守原方不作加减。

方解：腹满时减时满，虚满也；腹满常常而满，实满也。腹满不减，减不足言，谓腹满不减，虽减不过稍减，不足言减也。虚满当温，实满当下。腹满有时而减，有时复如不满，乃虚寒也，当予温药主之。以此方消满散寒，缓中降逆补虚，乃治虚满之法也。

21. 和胃理脾汤

歌曰：和胃理脾用异功，山楂佛手海蛸升。

　　　　芡实姜枣并金樱，先天后天并充盈。

方药：人参 12 克，白术 15 克，炙甘草 6 克，云苓 12 克，陈皮 8 克，佛手 10 克，山楂 10 克，海螵蛸 15 克，炙升麻 8 克，芡实 15 克，金樱子 15 克。

用法：姜、枣引，水煎服。

主治：脾胃虚弱，不思饮食，饭前饭后困倦无力，大便溏泻，吞酸脘胀，早泄精稀。

加减：小便后有浊者，再入桑螵蛸，收散同用。脾湿不渴者，加薏米、木瓜。大便久溏而滑者，加赤石脂、禹余粮、补骨脂固下焦之脱。不思饮食、舌苔厚浊者，加白蔻、砂仁之属。脾、肾阳虚者，可加肉桂、炮姜。

方解：方用异功散为基础，补脾益气，和入理气固精之佛手、芡实、金樱子；炙升麻升举清阳之气；海螵蛸制酸助阳；山楂化瘀消积。诸药配伍，对于脾虚微弱、精神困顿及胃溃疡者用之效果良好。

参考文献：

1.《景岳全书》，（明）张景岳。

2.《小儿方论》，（宋）阎孝忠。

3.《严氏济生方》，（宋）严用和。

4.《丹溪心法》，（元）朱震亨。

5.《成方便读》，（清）张秉成。

6.《兰室秘藏》，（金）李东垣。

7.《医学心悟》，（清）程国彭。

8.《是斋百一选方》,（宋）王璆。

9.《局方》,全名为《太平惠明和剂局方》,又名《和剂局方》,宋代官修方剂书籍。

10.《医宗金鉴》,（清）吴谦。

11.《金匮要略》,（汉）张仲景。

12.《首批国家级名老中医效验秘方精选》,张丰强。

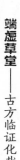

九、泄　泻

　　凡《内经》有言飧泄者，有言濡泄者，皆泄泻也；泄泻之本，无不由于脾胃。盖胃为水谷之海，而脾主运化，使脾健胃和，则水谷腐熟，而化气化血以行营卫，若饮食失节，起居不时，以致脾胃受伤，则水反为湿，谷反为滞，精华之气不能输化，乃致合污下降，而泻痢作矣。脾强者，滞去即愈，此强者之宜清宜利，可逐可攻也；脾弱者，因虚所以易泻，因泻所以愈虚，盖关门不固则气随泻去，气去则阳衰，阳衰则寒从中生，固不必外受风寒而始谓之寒也。且阴寒性降，下必及肾，故泻多必亡阴，谓亡其阴中之阳耳。所以泄泻不愈，必自太阴，传于少阴而为肠澼，肠澼者，岂非降泄之甚，而阳气不升、脏气不固之病乎？凡脾胃气虚而有不升不固者，若复以寒之，复以逐之，则无有不致败者也。此强弱之治，大有不同，故凡治此者，不可概言清利也。

　　泄泻之因，惟水、火、土三气为最。夫水者寒气也，火者热气也，土者湿气也，此泄泻之本也。虽曰木亦能泻，实以土之受伤也；金亦能泻，实以金水同气，因其清而失其燥也。知斯三者，若乎尽矣，然而三者之中，则又惟水火二气足以尽之。盖五行之性，不病于寒则病于热，大都热者多实，虚者多寒。凡湿热之证，必脉盛形强，声音壮亮，食饮裕如，举动轻捷者，此多阳也；虚寒之证，必其脉息无力，形气少神，言语轻微，举动疲倦者，此多阴也。故必察其因，而于初泻之时，即当辨其有余不足，则治无不愈，而亦不致有误也。

　　凡泄泻之病多由水谷不分，故以利水为上策。然利水之法，法有不同，如湿胜无寒而泻者，宜四苓散、小分清饮之类主之，但欲分其清浊也。如湿邪微寒而泻者，宜五苓散、胃苓汤主之，以微温而利之也。如湿热在脾、热渴喜冷而泻者，宜大分清饮、茵陈饮、益元散之类主之，去其湿热而利之也。

　　泄泻之病，多见小水不利，水谷分则泻自止，故曰治泻不利小水，非其治也。然小水不利，其因非一，而有可利者，有不可利者，宜详辨之。如湿胜作泻而小水不利者，以一时水土相混、并归大肠而然也；有热胜作泻而小水不利者，以火乘阴分、水道闭涩而然也；有寒泻而小水不利者，以小肠之火受伤、气化无权而然也；有脾虚作泻而小水不利者，以土不制水、清浊不分而然也；有命门火衰作泻而小水不利者，以真阴亏损、元精枯涸而然也。凡此皆小水不利之候，然惟暴注新泻者可利，形气强壮者可利，酒湿过度、口腹不慎者可利。有若病久者不可利，阴不足者不可利，脉证多寒者不可利，形虚气弱者不可利，口干非渴而不喜冷者不可利。盖虚寒之泄，本非水有余，实因火不足，本非水不利，实由气不行。夫病不因水，而利则亡阴，泻以火虚，而利复伤气，倘不察其所病之本，则未有不愈利愈虚而速其危者矣。

　　泄泻之暴病者，或为饮食所伤，或为时气所犯，无不由于口腹，必各有所因，宜察其因而治之。凡初感者，病气未深，脏气未败，其略去其所病之滞，则胃气自安，不难愈也。凡脾气稍弱、阳气素不强者，一有所伤，未免既致泄泻，此虽为初病，便当调理元气，自非强盛偶伤者之比。凡兼真阴不足而为泄泻者，则或多脐下之痛，或于寅卯时为甚，或食入已久，反多不化，而为呕恶溏泻，或泻不甚嗅而多见完谷等证。盖因丹田不暖，所以尾闾不固，阴中少火，所以中焦易寒，此其咎在下焦，故曰真阴不足也，本与中焦无涉，故非分利所及也。但智者见其先，昧者见其后，见其后，恐见之迟矣，所以贵见先也。肾泄证，即前所谓真阴不足证也，每与五更之初，或天将明时，即洞泄数次，有经月连年弗止者，或暂愈而复作者，或有痛者，或有不痛者，其故何也？盖肾为胃关，开窍于二阴，所以二便之开闭皆肾脏之所主，今肾中阳气不足，则命门大衰，而阴寒独胜，故于子丑五更之后，当阳气未复、阴气盛极之时，即令人洞泄不止也。古方有椒附丸、五味子散，皆治此之良方，若必欲阳生于阴而肾气充固，则又惟八味地黄丸为宜。凡脾泄久泄证，大都与前治脾弱之法不相远，但新泄者可治标，久泄者不可治标，且久泻无火，多因脾肾之虚寒也。大泻如倾、元气渐脱者，凡暴注如此者，宜用四味回阳饮或六味回阳饮主之，无不即效；若久泻止此，犹恐无及，盖五夺之中，惟泻最急，是不可见之不早也。倘药未及效，仍宜灸气海，以挽回下焦之元气。

酒泻证，饮酒之人多有之，但酒有阴阳二性，人有阴阳二脏，而人多不能辨也。夫酒性本热，酒质则寒，人但知酒有湿热，而不知酒有寒湿也。故凡因酒而生湿热者，因其性也，以蘖汁不滋阴，而悍气生热也；因酒而生寒湿者，因其质也，以性去质不去，而水留为寒也。何以辨之？常见人有阳强气充而善饮者，亦每多泄泻，若一日不泄，反云热闷，盖其随饮随泄，则虽泄不致伤气，而得泄反以去湿，此其先天禀厚，胃气过人者也，最不易得，亦不多见。此而病者，是为阳证，不过宜清宜利，去其湿热而病可愈也。若阳虚之人，则与此大异。盖脾虚不能胜湿，而湿胜即能生寒，阳气因寒，所以日败，胃气因湿，所以日虚，其证则形容渐羸，饮食渐减，或脉息见弦细，或口体常怯寒，或脐腹常有隐疼。或眩晕常多困倦，或不安于五鼓，或加甚于秋冬，但无热证可据，而常多飧泄者，则总属虚寒也。凡若此者，若不速培阳气，必致渐衰，而日以危矣。凡治此有葛花解醒汤、六君子汤、补中益气汤、理中汤及八味丸，俱不效者，乃以胃关煎、右归丸、一气丹等以治其病，仍绝口不饮，以杜其源。

矧今人之病此者最多，而是阴是阳，不可不辨。凡阳盛者，脾强胃健，而气不易夺者也，故治本无难，而泻亦无虑；阳衰者，脾肾即伤，则脱气最易，故宜防其无及，不可不为深虑也。若必以酒为热，则其为古法所误者，诚不少矣。

气泄证，凡遇怒气便作泄泻者，必先以怒时挟食，致伤脾胃，故但有所犯，既随触而发，此肝脾二脏之病也。盖以肝木克土，脾气受伤而然。使脾气本强，即见肝邪，未必能入，今既易伤，则脾气非强可知矣。故治此者，当理脾之虚而顺肝之气，此固大法也，但虚实有微甚，则治疗宜分轻重耳。既畏此证为患，则必须切忌气怒。

风泄证，亦当辨其风寒风热而治之。热者，如伤寒外感热利之属是也，宜以《景岳全书》伤寒门自利条诸法治之；寒者，以风寒在胃而脾土受伤，如《内经》所云"春伤于风，夏生飧泄"之属是也，宜以前温胃理中之法治之。

1. **芍药汤**（《素问病机气宜保命集》）①

歌曰：芍药芩连与锦纹，桂甘槟木及归身。

别名导气除甘桂，枳壳加之效差神。

方药：芍药 15 克，当归 10 克，黄连 6 克，槟榔 6 克，木香 6 克，甘草 5 克，大黄 3 克，黄芩 10 克，官桂 5 克。

用法：水煎温服，日 1 剂。

主治：便脓血，后重窘痛，滞下赤白。

加减：若湿热较重、泻下急迫、次数无度、精神委靡、头目疼痛者，加二花 15 克、连翘 10 克、败酱草 20 克、红藤 20 克，变白芍为赤芍 10 克。若小便量少、色黄者，加车前 12 克、薏仁 20 克。

方解：滞下起于夏秋，非外因湿暑，即内因生冷，湿蒸热郁酿成。初起腑病，久则传脏，腑病易治，脏病难治。腑者何？病在大肠则从金化，故其色白；病在小肠则从火化，故其色赤。所以赤痢多噤口，以小肠近胃，秽气易于上攻，而为呕逆不食也。脏者何？传心则热不休，下利血水；传肾则利不止，如屋漏水；传脾则水浆不入，哕逆不食。此汤治初病在腑之方也，用当归、白芍以调血，木香、槟榔以调气，血和则脓血可除，气调则后重自止；黄芩、黄连燥湿而清热；甘草调中而和药。若窘迫痛甚，或服后利不减者加大黄，通因通用也。（《医宗金鉴》）

2. **止泻汤**

歌曰：止泻益智与异功，山楂香附海蛸升。

芡实姜枣并金樱，先天后天并充盈。

方药：人参 10 克，白术 15 克，云苓 12 克，炙甘草 8 克，陈皮 8 克，山楂 10 克，海螵蛸 15 克，炙升麻 8 克，金樱子 15 克，芡实 15 克，益智子 10 克，香附子 12 克。

用法：姜、枣引，水煎温服。

---

① 《素问病机气宜保命集》，刘完素（1118—1200），字守真，号通玄处士。金代河间（今河北河间）人，后人称其刘河间，是著名的金元四大家之一。因治病用药喜用寒凉，被后世称为"寒凉派"。此为作者于晚年总结其毕生医药理论和临床心得之作，是一部综合性医书。

主治：脾胃虚弱，脘闷隐痛，纳食不均，面色垢浊，大便时而溏泄，泛酸，遗精，早泄。

加减：若小便后有浊者，加桑螵蛸。若脾湿不渴者，加薏仁 20 克、木香 10 克。若苔浊腻者，加白蔻 6 克、砂仁 10 克。

方解：与胃疼门和胃理脾汤互参。

3. 治中汤（《景岳全书》）

歌曰：治中参术草青陈，炮姜加之药力雄。

若有呕恶加半夏，霍乱泄泻用之精。

方药：人参 10 克，白术 12 克，炮姜 10 克，炙甘草 6 克，青皮 6 克，陈皮 10 克。

用法：水煎服，日 1 剂。

主治：脾胃不和，呕逆霍乱，中满虚痞或泄泻。

加减：如呕逆者，加半夏 12 克。

方解：此方由理中汤加青皮、陈皮而成。理中汤主治中焦虚寒，自利不渴，呕吐腹痛，不饮食，以及霍乱等，舌苔淡白，或黑苔湿嫩，脉象沉迟。加陈皮取其利气燥湿，加青皮破甚逆气，可谓加减精当也。

4. 平胃散（《太平惠民和剂局方》）

歌曰：平胃散里苍术朴，陈皮炙草四般药。

心腹胁肋胀满痛，霍乱吐利肢节痛。

方药：苍术 240 克，厚朴 150 克，陈皮 150 克，炙甘草 90 克。

用法：姜、枣引，水煎温服。或去姜、枣，以盐一小捻，单以沸汤点服亦可。

主治：脾胃不和不思饮食，心腹胁肋胀满刺痛，呕哕恶心，吞酸噫气，体重节痛，自利霍乱，噎膈反胃等证。

加减：加人参、茯苓各 60 克，即名参苓平胃散。如小便不利者，加茯苓 60 克、泽泻 50 克。如饮食不化者，加神曲 30 克、麦芽 30 克、枳实 20 克。如胃中气痛者，加木香 30 克、枳实或枳壳 30 克。如脾胃困倦者，加人参 20 克、黄芪 60 克。如需消痰者，加半夏 12 克。如便硬腹胀者，加大黄

15 克、芒硝 15 克。如脉大内热者，加黄连 15 克、黄芩 15 克。

方解：方用苍术解表燥湿而健脾，厚朴燥湿除满下气，陈皮理气除痰调胃，甘草益气和中补脾，姜、枣调和营卫。全方共具除湿散满，并能驱除因感受山岚瘴气以及不服水土而致的脾胃不和、不思饮食、胸腹胀满、呕吐泄泻等症状。以此为基础而加减出的方剂很多，是一张确有临床价值的处方。

5. 二术煎（《景岳全书》）

歌曰：二术煎里苍白术，芍药陈草厚朴施。

茯苓泽泻与木香，肝强脾弱气湿泄。

方药：白术 9 克，苍术（米泔水浸炒）6 克，芍药（炒黄）6 克，陈皮（炒）6 克。炙甘草 3 克，茯苓 6 克，厚朴（姜汤炒）3 克，木香 6 克，干姜（炒黄）6 克，泽泻（炒）5 克。

用法：水煎温服。

主治：肝强脾弱，气泄湿泄等证。

加减：加佛手 6 克、香橼 6 克，刘寄奴 6 克以疏肝理脾，增进饮食。

方解：方中白术补气健脾，燥湿利水；苍术燥湿健脾；茯苓、泽泻淡渗利湿；厚朴燥湿除胀；陈皮、木香利气；芍药敛阴柔脾；炒姜温中去寒；泽泻利湿。全方旨在将疏肝补脾健胃、利湿、温中融于一体，故对肝强脾弱、气泄湿泄的病证，有良好的治疗效果。

6. 苍术丸（《景岳全书》）

歌曰：苍术丸里苓草芍，川椒茴朴骨脂酌。

寒湿在脾泄不愈，糯米糊丸食远服。

方药：云苓 120 克，白芍（炒黄）120 克，炙甘草 30 克，川椒（去闭口者，炒去汗）、小茴香（炒）各 30 克，厚朴（姜汁炒）90 克，苍术（米泔浸炒）240 克，补骨脂（酒浸炒香）120 克。

用法：上药研为末，糯米糊为丸，梧桐子大。每食远清汤送下七八十丸。

主治：寒湿在脾，泄泻久不能愈者。

加减：加肉桂 15 克，车前子（炒）30 克以增强利湿功效。

方解： 方用云苓健脾渗湿；炙草益气补脾；炒白芍柔肝和营；苍术、厚朴燥湿健脾；川椒、茴香、补骨脂均入肝肾命门，温暖肾经，以祛寒邪，使脾经之寒邪得以温散，由此引起的泄泻随之得愈。

7. 加减六君汤

歌曰： 加减六君治腹泻，参苓术草陈夏列。

薏芎益智粟故纸，脾虚时泻以此差。

方药： 党参 15 克，云苓 12 克，白术 15 克，炙甘草 6 克，陈皮 6 克，半夏 12 克，薏仁（炒）15 克，益智仁 10 克，川芎 12 克，罂粟壳 10 克，破故纸 15 克。

用法： 姜、枣引，开水煎服，忌生冷。亦可治成散剂。

主治： 脾虚泄泻，大便溏薄，肌体消瘦，手指干细，鱼际肉脱者。

加减： 寒重者，可加吴萸 3 克、肉桂 5 克。食滞者，加麦芽 10 克、山楂 10 克、神曲 10 克、刘寄奴 10 克。气滞者，加木香 10 克、砂仁 10 克。

方解： 泄泻一证，虽诸脏腑均可导致，然以常例而言，大多由脾虚而然。因此治泄首在健脾，此则据其所泻之脏腑于兼顾。本方用六君子补脾利湿；薏仁渗湿；川芎和血；益智仁、破故纸温命门；罂粟壳敛肺、涩肠、固肾以止泻；姜枣者调和脾胃。临床用之，效果甚佳。

参考文献：

1.《景岳全书》，（明）张景岳。

2.《素问病机气宜保命集》，（金）刘完素（1118—1200）。

3.《局方》，全名为《太平惠明和剂局方》，又名《和剂局方》，宋代官修方剂书籍。

十、腹　　痛

腹痛者，或寒，或热，或食，或虫，或血，或气逆，皆有之。凡闭结者，利之下之，当各求其类而治之。寒滞之痛，有因内寒者，如食寒饮冷之类是也，必兼寒兼食，随其宜而治之。有因外寒者，或触冒不时之寒邪，或犯客令之寒气，或受暴雨沙气之阴毒，以致心腹搅疼，或吐或泻，或上不能吐、下不能泻，而为干霍乱危剧等证，总由寒气犯脏，或在上焦，或在中下二焦。凡痛急在上者，用吐最妙；在中在下者，俱宜解寒行滞。血积之有腹痛者，是即蓄血证也，而血证之属有四，伤寒有蓄血证。成无己曰：邪气聚于下焦，则津液不得通，血气不得行，或尿或血，留滞于下，是生胀满而硬痛也。若从心下至少腹硬满而痛，小便利者，则是蓄血证，此当分而治之。妇人有血痛证，治以妇科为主。跌打损伤有瘀血腹痛证，但去其瘀而痛自愈。食饮既久而胃脘有瘀血作痛者，治以强健脾胃，辅之以和血化瘀。气血虚寒，不能营养心脾者，最多心腹痛证，然必以积劳积损及忧思不遂者，乃有此病；或心脾肝肾气血本虚而偶犯劳伤，或偶犯寒气及饮食不调者，亦有此证。凡虚痛之候，每多连绵不止，而亦无急暴之势，或按之、揉之、温之、熨之，痛必稍缓，其在心脾胸胁之间者，则或为戚戚，或为慌慌，或似嘈非嘈，或饥劳更甚，或得食稍可，或懊恼无迹，莫可名状，或形色青黄，或脉微气弱，是皆虚寒之证，此非甘温养血、补胃和中不可也。

下虚腹痛，必因虚挟寒，或阳虚中寒者乃有之，察无形迹而喜按喜暖者是也，治宜补阳逐寒。然男子则间或有之，惟女人则因虚而痛者更多。盖女人有月经带浊之病，所以为异。凡治心腹痛证，已经攻击涤荡，愈而复作，或再三用之而愈作愈甚，或脉反浮弦虚大者，皆为中虚之候，此当酌其虚实而或兼治邪气，或专补正气。若用补无碍，则当渐进，切不可杂乱投妄，以自掣其肘，但当纯用补药，使脾胃气强，得以运行，则寒气自不能犯，又何疼痛之有？

　　凡病心腹痛者，有三焦之分，有虚实之别，上焦者，痛在膈上，此即胃脘痛也，《内经》曰胃脘当心而痛者是也。若中焦痛者，在中脘脾胃间病也；下焦者，在脐下，肝肾大小肠膀胱病也。凡此三者，皆有虚实寒热之不同，宜详察而治之。痛有虚实，凡三焦痛证，惟食滞、寒滞、气滞者最多，其有因虫、因火、因痰、因血者，皆能作痛。大多暴痛者，多有前三证，渐痛者多由后四证。辨之之法，但当察其可按者为虚，拒按者为实；久病者多虚，暴痛者多实；得食稍可者为虚，胀满畏食者为实；痛徐而缓、莫得其处者多虚，痛剧而坚、一定不移者为实；痛在肠脏中、有物有滞者多实，痛在胸胁经络、不干中脏而牵连腰背、无胀无滞者多虚，脉与证参，虚实自辨。微实者，宜调不宜攻；大实者，或上或下，非攻不可；纯虚者，或气或血，非大补不可。

1. 加减调胃承气汤

歌曰： 调胃承气硝黄草，桃红冬葵山甲合。

　　　　方内再加刘寄奴，胀满腹痛一并消。

方药： 大黄（后下）10克，芒硝（化服）10克，炙甘草6克，桃仁10克，红花8克，穿山甲8克，冬葵子15克，刘寄奴10克。

用法： 水煎服。一服便通者，停后服。

主治： 由于外伤跌仆致数日不便，腑内胀满疼痛，症似梗阻而有矢气者，用之其效甚捷。

加减：

方解： 调胃者，则有调和承顺胃气之义，非若大小专攻下也。君大黄之苦寒，臣芒硝之咸寒，二味并举，攻热泻火之功备矣。更佐甘草之缓，调停于大黄、芒硝之间，使其力不峻，则不能速下而和也。加以桃仁、红花活血通便；穿山甲、刘寄奴化瘀而更兼有消食之功；冬葵子通便，故对外伤引起之大便不通者，效果甚好。

注意： 用此药大便通畅后，时有腹胀症状，继服张景岳排气饮一、二剂，若还有余胀，继以枳实消痞汤加莱菔子，胀气可全消，饮食自可如常。

2. **暖肝煎**（《景岳全书》）

歌曰： 暖肝桂茴苓乌药，枸杞沉香当归姜。

　　　　肝寒腹痛以此疗，药味虽少功效高。

方药： 肉桂 6 克，茴香 10 克，云苓 12 克，台乌 10 克，枸杞 10 克，沉香 10 克，当归 12 克，炮姜 8 克。

用法： 生姜三五片，水煎温服。日 1 剂，分两次服。

主治： 少腹胀痛，睾丸坠胀，或阴囊收缩，舌润滑，苔白，脉沉弦或迟。或见形态虚怯蜷缩。

加减： 如寒甚者，加吴萸 3 克、干姜 8 克。再甚者，加附子 10 克，无沉香用木香 10 克。

方解： 方中肉桂辛甘热，归肾、脾、心、肝经，补火助阳，散寒止痛，温通经脉；茴香辛温，归肝、肾、脾、胃经，祛寒止痛，理气和胃；沉香辛苦温，归脾、胃、肾经，行气止痛，降逆调中，温肾纳气；炮姜苦涩温，归脾、肝经，温经止痛；当归甘辛温，归肝、心、脾经，补血活血、止痛；枸杞子甘平，归肝、肾、肺经，滋补肝肾；乌药辛温，归肺、脾、肾、膀胱经，行气止痛，温肾散寒；茯苓甘淡平，归心、脾、肾经，利水渗湿，健脾。本方以暖肝、温脾肾之药为主，重在针对足三阴经之寒而设，伍以茯苓旨在利湿，寒湿得温即散，得利即排，所以对于寒邪之腹痛用之甚效。

3. **温经散寒汤**（《妇人良方大全》[①]）

歌曰： 温经散寒归芎芍，元胡川楝葫芦巴。

　　　　灵脂香附茴香艾，寒重吴萸桂枝加。

　　　　血瘀桃仁红花良，月经前后腹胀痛。

方药： 当归 12 克，川芎 12 克，赤芍 10 克，元胡 12 克，川楝子 15 克，葫芦巴 12 克，五灵脂（炒）10 克，香附子 12 克，茴香（炒）10 克，艾叶 10 克。

用法： 水煎服。日 1 剂，分两次服。

---

① 《妇人良方大全》，（宋）陈自明（1190—1270）。

主治：经寒腹痛，每于月经来临之前后，腹痛发生，血色晦暗，并兼血块，喜热怕冷，热熨痛减。

加减：寒重者，加吴萸 6 克、肉桂 6 克；血瘀者，加桃仁 10 克、红花 10 克。

方解：本方由桃红四物汤去熟地加理气止痛、温经散寒药味而成，对于经寒腹痛、夹有血块、恶寒喜热的痛经证，用之甚效。

参考文献：

1.《景岳全书》，（明）张景岳。

2.《妇人良方大全》，（宋）陈自明（1190—1270）。

十一、便　秘

　　便秘一证，至分为二，曰阴结、阳结也。古之秘结立名太繁，有虚秘、风秘、气秘、热秘、寒秘、湿秘之说，东垣更有热秘、风燥、阳结、阴结之名，使后学者不能一时洞明，今一并归为阴阳二结，执简驳繁，实为秘结之纲领矣。秘结之由，除阳明热结之外，则悉由乎肾。盖肾主二阴而司开阖，故大便不禁者，其责在肾，然则不通者，独非肾乎？故肾热者宜凉而滋之，肾寒者宜温而滋之，肾虚者宜补而滋之，肾干燥者宜温而滋之，经曰：肾苦燥，急食辛以润之，开腠理，致津液通气也，正此之谓。

　　阳结者，必因邪火有余，以致津液干燥，此或以饮食之火起于脾，或以酒色之火炽于肾，或以时令之火蓄于脏，凡因暴病，或以年壮气实之人，方有此证。然必有火证火脉，内外相符者，方是阳结。治此者又当察其微甚，邪结甚者，非攻不可。

　　阴结者，但察其既无火证，又无火脉，或其人喜热恶冷，则非阳证可知，然既无邪，何以便结不通？盖此证有二，则一以阴虚，一以阳虚也。凡下焦阳虚则阳气不行，阳气不行则不能传送而阴凝于下，此阳虚而阴结也。下焦阴虚则精血枯燥，精血枯燥则津液不至而肠腑干槁，此阴虚而阴结也。故治阳虚而阴结者，但益其火，则阴凝自化。治阴虚而阴结者，但壮其水，则泾渭自通。此等证候，其来有渐，但初觉时，便当加意调理，自无不愈。若待气血俱败，则最难为力。

　　秘结证，凡属老人、虚人、阴脏人及产后、病后、多汗后，或小便过多，或亡血失血、大吐大泻之后，多有病为燥结者，盖此非气血之亏，即津液之耗。凡此之类，皆需详察虚实，不可轻用芒硝、大黄、巴豆、牵牛、芫花、大戟等药及承气、神芎等剂，虽今日暂得通快，而重虚其虚，以致根本日竭，则明日之结必将更甚。虚弱之辈，虽有涩滞，亦须缓治，但以养阴等剂渐加调理，则无有不润，故病家医家凡遇此证，切不可性急欲速，以自取其败而致悔无及也。

1. 益血润肠丸（《景岳全书》）

歌曰： 熟地杏仁麻仁枳，橘红大云阿胶苏。

荆芥当归汤酒服，益血润肠便秘治。

方药： 熟地20克，杏仁10克，麻仁（炒）30克，枳壳10克，橘红8克，大云10克，阿胶（烊化）10克，苏子10克，荆芥10克，当归20克。

用法： 水煎温服，日1剂，分两次服。

主治： 老人大便秘结。

加减： 加麦门冬15克以润肺养阴，益胃生津，清心除烦。

方解： 方中熟地养血滋阴、补精益髓，与当归配伍则补血、活血以润肠；阿胶滋阴润肺、补血止血；杏仁、麻仁共具润肠通便作用；大云补肾而润肠通便，常用于肠燥津枯之大便秘结；苏子可润肠通便，常与麻仁、杏仁配伍应用；荆芥入诸药中，可以疏风和血；陈皮利气。全方共具补血润肠之功。

2. 通幽煎（《景岳全书》）

歌曰： 通幽煎里二地归，升麻大黄桃红寻。

大便燥结艰难通，本因脏腑津液亏。

方药： 熟地20克，生地20克，升麻8克，当归梢20克，桃仁12克，红花8克，大黄（后下）6克。

用法： 水煎，日1剂，分两次服。

主治： 大便秘结坚硬，腹痛。

加减： 可加麻仁30克以润燥滑肠通便，甘草6克以清热解毒，益气生津。

方解： 方中生熟地黄同用，生地黄清热凉血、养阴生津，熟地黄养血滋阴、补精益髓；当归补血、活血、润肠；用升麻者取其清热之功；桃仁、红花活血祛瘀、润肠通便；大黄泻下攻积、清热泻火、解毒、活血祛瘀。诸药合用，首先滋补阴津以润干涸之肠道，再佐以通便药味，使阴亏精枯之便结很快得以治愈。

3. 加减调胃承气汤

歌曰： 大黄芒硝与炙草，桃仁红花山甲着。

　　　　冬葵寄奴水煎服，外伤腑气不通疗。

方药： 大黄 10 克，芒硝（化服）10 克，炙甘草 6 克，桃仁 10 克，红花 8 克，穿山甲 8 克，冬葵子 15 克，刘寄奴 15 克。

用法： 水煎服。

主治： 跌坠受伤，腑气不通，致大便日久不通。

加减： 本方为调胃承气汤加减化裁而来，桃仁、红花可活血祛瘀；穿山甲活血通经；刘寄奴破血散瘀，通经止痛；冬葵子润肠通便。

方解： 曰调胃者，则有调和承顺胃气之义。经曰，热淫于内，治以咸寒，火淫于内，治以苦寒。君大黄之苦寒，臣芒硝之咸寒，二味并举，攻热泻火之力备矣，更佐甘草之缓，调停于大黄、芒硝之间，又少少温服之，使其力不峻，则不能速下而和也。

注意： 若服一顿，大便即通者，停后服。继之调理他伤。

4. 疏风散 （《奇效良方》）

歌曰： 疏风散里炒枳壳，羌独防风槟榔合。

　　　　白芷灵仙与蒺藜，麻仁杏仁炙甘草。

方药： 枳壳（麸炒）30 克，防风 30 克，羌活 30 克，独活 30 克，槟榔 30 克，白芷 30 克，威灵仙 30 克，蒺藜（炒赤，去刺）30 克，麻仁 30 克，杏仁 30 克，炙甘草 30 克。

用法： 煎散俱可。汤剂药量酌减，各味可用 9 克，生姜引蜜一匙，同煎。

主治： 风毒秘结。

加减： 可加当归 20 克以补血活血、止痛润肠，对于血虚肠燥、便秘者效果良好。

方解： 方中枳壳行气宽中除胀；羌活、防风、独活、威灵仙、白芷共有祛风之功；蒺藜平肝疏肝祛风；槟榔主治食积气滞、腹胀便秘；麻仁、杏仁同用具有润肠通便之功；炙草用之以调和药性，兼补脾气，对于风秘之证具有良好的治疗效果。

注意：槟榔用量不宜过大。

5. 润燥汤（《奇效良方》）

歌曰：润燥汤里用二地，升麻归尾桃麻仁。

　　　　大黄甘草与红花，大便燥结服之宜。

方药：生地 15 克，熟地 20 克，升麻 6 克，归尾 12 克，麻仁（炒）30 克，大黄（煨）3 克，桃仁 10 克，生甘草 3 克，红花 6 克。

用法：水煎，食前服。一方有黄柏，无红花。

主治：大便燥结不通。

加减：对于肠燥便秘者，可加瓜蒌仁 10 克以润肺化痰、滑肠通便。

方解：参见通幽煎。

参考文献：

1.《景岳全书》，（明）张景岳。

2.《奇效良方》，（明）董宿，方贤。

十二、胁　痛

胁痛之病，本属肝胆二经，以二经之脉皆循胁肋故也。然而心肺脾胃肾与膀胱皆有胁痛之病。此非诸经皆有此证，但以邪在诸经，气逆不解，必以次相传，延及少阳厥阴，乃至胁肋疼痛，故凡以焦劳忧虑，而致胁痛者，此心肺之所传也；以饮食劳倦而致胁痛者，此脾胃之所传也；以色欲内伤，水道壅闭而致胁痛者，此肾与膀胱之所传也。传之本经，则无非肝胆之病矣。至于忿怒疲劳、伤血、伤气、伤筋，或寒邪在半表半里之间，此自本经之病。病在本经者，直取本经，传自他经者，必拔其所病之本，辨得其真，自无不愈矣。胁痛有内伤外感之辨，凡寒邪在少阳经，乃病为胁痛耳聋而呕，然必有寒热表证者，方是外感，如无表证，悉属内伤。但内伤胁痛者十居八九，外感邪痛则间有之耳。盖有邪痛在气在血之因，何以辨之？但察其有形无形可知之矣。盖血积有形而不移，或坚硬而拒按，气痛流行而无迹，而时聚而时散。若食积痰饮，皆属有形之证，第详察所因，自有辨识。且凡属有形之证，亦无非由气之滞，但得气行，则何聚不散？是以凡治此者，无论是血是痰，必皆兼气为主，而后随宜佐使以治之，庶得肯綮[①]之法，无不善矣。

1. **遣怒丹**（《辨证录》）

歌曰：遣怒丹里芍草柴，乳香木香与白芥。

桃仁生地加枳壳，胁痛经年服之祛。

方药：白芍15克，柴胡10克，甘草5克，乳香6克，木香10克，白芥子10克，桃仁10克，生地20克，枳壳10克。

---

① 綮（qìng）：筋骨结合处，喻得其关键所在。

用法： 水煎服。

主治： 两胁疼痛，经年累月而不愈，或时而少愈，时而作痛，痛来之时，浑身发热发寒，不思饮食。

加减： 加合欢皮 15 克以安神解郁；佛手 10 克、香橼 10 克以疏肝理气；郁金 15 克以活血止痛，行气解郁。

方解： 白芍平肝，柴胡疏肝，桃仁祛瘀，白芥子祛痰，乳香、广木香理气止疼，甘草调和药性，枳壳宽中下气，生地、白芍同用可滋水养木。是方对于浑身发寒发热，不思饮食，经年累月两胁疼痛的病证有显著的疗效。

2. **平怒汤**（《辨证录》）

歌曰： 平怒芍草与丹皮，当归焦栀花粉随。

香附荆芥须炒黑，大怒之后胁肋急。

方药： 白芍 15 克，甘草 6 克，丹皮 10 克，当归 12 克，焦栀 10 克，荆芥（炒黑）15 克，花粉 15 克，香附子 12 克。

用法： 水煎服。日 1 剂，分两服。

主治： 因遇大怒，叫号骂詈，致两胁大痛，而声哑，语无伦次，眼珠发红，大渴呼水，舌干燥开裂。

加减： 加郁金 15 克、合欢皮 15 克以行气解郁；青皮 6 克以辛散温通，苦泄下行。

方解： 白芍平肝木，丹皮、山栀清肝火，当归、白芍同用既补血以养肝，又滋阴柔肝，花粉生津以润燥止渴，香附、荆芥炒用，取其入血分有利气之功。对于大怒，叫号骂詈，致两胁大痛、口干烦躁之证有良效。

3. **柴胡疏肝散**（《景岳全书》）

歌曰： 柴胡疏肝陈皮芍，香附枳壳川芎草。

两胁疼痛久不愈，加减随证用之可。

方药： 陈皮 10 克，白芍 15 克，柴胡 10 克，香附子 12 克，枳壳 10 克，川芎 10 克，甘草 6 克。

用法： 水煎服。

主治： 胁肋疼痛，寒热往来。

加减：两胁痛者，加元胡 12 克、川楝子 12 克、青皮 6 克、白芥子 8 克。若饮食欠佳者，加藿香 8 克、神曲 10 克、谷芽 20 克、白蔻 6 克。若两胁痛而热重者，加丹皮 10 克、菊花 6 克、白蒺藜 10 克。若胁痛肠鸣腹泻者，加白术 12 克、泽泻 8 克、云苓 12 克、薏仁 20 克。

　　方解：柴胡疏肝，白芍平脾柔肝，陈皮、枳壳理气，香附子理血分之气，川芎散肝气，炙草益气补脾。本方用于胁肋疼痛、寒热往来之证，确有良效。

　　4. 柴胡散（《严氏济生方》）

　　歌曰：柴胡散里地骨皮，玄参羚羊与甘菊。

　　　　　　赤芍黄芩加炙草，入姜煎服效力奇。

　　方药：柴胡 10 克，地骨皮 10 克，玄参 15 克，羚羊角（先煎）10 克，菊花 15 克，赤芍 15 克，黄芩 10 克，炙甘草 6 克。

　　用法：水煎服，生姜引。

　　主治：治肝气实热，头痛目眩，眼目赤痛，胸中烦闷，梦寐惊恐，两胁疼痛，肢节不利。

　　加减：胁痛、脉洪大、舌绛苔黄者，加丹皮 10 克、怀牛膝 15 克、白蒺藜 10 克、石斛 10 克。郁气不伸者，加郁金 15 克。并有痰热、心烦无聊者，加连翘 10 克、竹茹 6 克。

　　方解：方中柴胡疏肝，羚羊角、菊花、黄芩清肝肺之热，玄参养肝清热，地骨皮清虚热，赤芍去瘀柔肝，炙草调和药性，并生姜防诸凉药之伤脾胃。

　　参考文献：

　　1.《景岳全书》，（明）张景岳。

　　2.《辩证录》，（清）陈士铎。

　　3.《严氏济生方》，（宋）严用和。

十三、头 痛

　　凡诊头痛者，当先审久暂，次辨表里。盖暂痛者，必因邪气；久病者，必兼元气。以暂病之言，则有表邪者，此风寒外袭于经也，治宜疏散，最忌清降；有里邪者，此三阳之火炽于内也，治宜清降，最忌升散，此治邪之法也。其有久病者，则或发或愈，或以表虚者，微感则发，或以阳盛者，微热则发，或以水亏于下而虚火乘之则发，或以阳虚于上而阴寒胜之则发。所以暂病者当重邪气，久病者当重元气，此固其大纲也。然有暂病而虚者，久病而实者，又当因脉因证而详辨之，不可执也。头痛有各经之辨。凡外感头痛，当察三阳、厥阴。盖三阳之脉俱上头，厥阴之脉亦会于巅，故仲景《伤寒论》则惟三阳有头痛，厥阴亦有头痛，而太阳、少阴则无之。其于辨之之法，则头脑、额颅虽三阳俱有所会，无不可痛，然太阳在后，阳明在前，少阳在侧，此又各有所主，亦外感之所当辨也。至若内伤头痛，则不得以三阳为拘矣。如本经所言，下虚上实，过在于足少阴巨阳；若《厥病篇》所论，则足六经及手少阴、少阳皆有之矣。《景岳全书》曰：脑者阴也，髓者骨之充也。凡痛在脑者，岂非少阴之病乎？此内证、外证之异，所不可不察也。

　　1. 川芎定痛引（《千家妙方》）

　　歌曰：川芎定痛引钩藤，菊花白蒺生薏仁。

　　　　　白蔻半夏赤芍膝，偏头痛分力能祛。

　　方药：川芎 15 克，钩藤 15 克，菊花 10 克，白蒺藜 10 克，薏仁 20 克，白蔻 6 克，半夏 12 克，赤芍 12 克，川牛膝 12 克。

　　用法：水煎服，日 1 剂，分两服。

　　主治：肝阳上亢之偏头痛，目痛，目涩。

　　加减：巅顶胀疼较重者，加夏枯草 15 克、天麻 15 克。

方解： 方用川芎、赤芍去瘀、散肝、平肝；钩藤、菊花清热去风镇痉以止头疼；白蔻、半夏、薏仁化浊、利湿祛痰；牛膝补肝肾。此方配伍精当，用药轻巧；临床实用价值高。

2. **加减八味汤**（《本草述钩元》）

歌曰： 人有头痛势如破，八味去附川芎和。

五剂服完益归芍，继用数剂此疾疗。

方药： 熟地 30 克，山药 15 克，山萸 15 克，云苓 10 克，丹皮 10 克，泽泻 10 克，川芎 15 克，肉桂 3～5 克。

用法： 开水浸泡半小时，煎煮 20 分钟。日 1 剂，分两服。

主治： 真阴亏虚，肝木失养，脑髓不满，虚火上炎，头痛如裂。

加减： 上方服 5 剂后，加柔肝之白芍 10 克，养血之当归 10 克继服 10 剂。

方解： 肾主骨生髓，脑为髓之海，此证乃真水亏耗，以致脑髓无以充养肝阳随之上亢，致头痛欲裂。方用六味地黄汤以滋补真水，使肾水充足而肝木以得其养，则水足木涵，上越之虚阳得以水济，更有肉桂引浮游之火以归火位。川芎血中之气分药在此有活血行气之功，并可上至巅顶，使脑之气血得以疏通，临床对于肾精亏损、肝木失养之头痛具有良好治疗效果。

3. **芎术汤**（《奇效良方》）

歌曰： 芎术汤用附桂草，湿头痛及眩晕疗。

生姜七片枣二枚，水煎温服莫小瞧。

方药： 川芎、附子（先下）、白术各 9 克，桂心、甘草各 3 克。

用法： 生姜 7 片，大枣 2 枚，水煎，食远服。

主治： 湿头痛，眩晕痛极。

加减： 加藁本 10 克以发表散寒，胜湿止痛。

方解： 方用白术健脾燥湿；川芎疏通经络；桂心、附子温阳化湿；甘草益气而和诸药。生姜去寒温经，大枣调营补脾，使湿气得以昫化，经络不为阻滞，则由此引发之头疼得到治愈。

4. 小芎辛汤 (《奇效良方》)

歌曰： 小芎辛汤芎细辛，白术炙草四味成。

生姜五片茶一撮，头痛眩呕服之灵。

方药： 川芎9克，细辛、白术、炙甘草各6克。

用法： 生姜5片，芽茶一撮，水煎，食后服。

主治： 风寒在脑，头痛眩晕，呕吐不止。

加减： 呕者可加苏叶10克以发表散寒、行气宽中。

方解： 方中川芎行血中之气；细辛去诸经之寒并可蠲湿邪；白术健脾燥湿；炙草益气补中；生姜止呕温散寒邪；稍加茶叶少许以清醒头目。对于风寒引起的头痛眩晕、呕吐不止，用之确有良效。

5. 千金散 (《奇效良方》)

歌曰： 千金散里芎辛防，菊蝎藁茶青藤良。

菖蒲甘草同煎服，偏正头痛悉能康。

方药： 川芎、细辛、防风、甘菊、金蝎、藁本、芽茶、石菖蒲、青藤根、甘草各30克。

用法： 煎散俱可，葱引，食远服。

主治： 偏正头痛。

加减： 如兼眼目痛者，加贯仲30克以清热解毒。

方解： 方用活血行气、祛风止痛的川芎与藁本、防风配伍，以治风湿头痛；菊花疏风清热、清头目；细辛祛风散寒以止头疼；全蝎熄风止疼、解毒散结、通络止痛，对顽固性偏正头疼有良好的通络止痛功效；石菖蒲开窍宁神、化湿和胃，有豁痰辟秽之效；甘草益气；青藤根具有镇痛作用。本方寓和血通络、清热豁痰、祛风镇痉药于一方，对于由以上原因造成的偏正头疼用之甚效。

6. 既济解毒汤 (《奇效良方》)

歌曰： 既济解毒升柴归，连翘芩连大黄煨。

甘草桔梗食后服，上热下寒头目痛。

方药： 升麻、柴胡、当归、连翘各3克，黄芩（酒炒）、黄连（酒炒）、炙甘草、大黄（煨，大便利者勿用）、桔梗各6克。

用法： 煎散均可，食后温服。忌酒、湿面、大料及生冷硬物。

主治： 上热，头目赤肿而痛，胸膈烦闷，不得安卧，身半以下皆寒，足胻尤甚，大便微秘。

加减： 加白蒺藜10克以平肝疏肝，祛风明目；菊花10克以疏风清热、解毒明目。

方解： 方中升麻、柴胡升举清阳，并有解毒作用；当归活血；连翘、黄芩、黄连、大黄共有清热解毒泻火之功；桔梗载诸药以达上焦，使清阳得升，头目清醒。

7. 清空膏（《奇效良方》）

歌曰： 清空膏里羌防连，炙草柴胡芎芩参。

　　　　煎散俱可茶为引，热损偏正头痛蠲。

方药： 羌活、防风、黄连各30克，炙甘草45克，柴胡21克，川芎15克，黄芩（一半用酒炒）15克。

用法： 煎散俱可，以绿茶为引，临卧服。

主治： 偏正头疼久不愈，目脑痛不止。

加减： 头痛甚者，加细辛6克。痰厥头痛者，多加半夏12克。偏头痛不愈者，减羌活、防风、川芎一半，加柴胡8克。风热头痛者，可加蔓荆子10克、夏枯草15克效更佳。

方解： 方中羌活、防风祛风胜湿以止痛；柴胡、黄芩、黄连清热解毒；川芎活血行气止痛；炙草益气且和药性。此方对于久而不愈偏正头疼用之较好。

8. 芎辛导痰汤（《奇效良方》）

歌曰： 芎辛导痰共八味，陈皮半夏苓草齐。

　　　　南星枳实姜细辛，痰厥头痛服之宜。

方药： 川芎、细辛、南星、陈皮（去白）、茯苓各4.5克，半夏6克，枳实（炒）、甘草各3克。

用法：生姜引，水煎，食后服。

主治：痰厥头痛。

加减：与上方互参。

方解：方用导痰汤加南星以除湿痰，川芎、细辛以行气止痛，生姜温散和中。对于痰厥头痛，用之效果甚佳。

9. 通关散（《奇效良方》）

歌曰：通关散里川抚芎，川乌白芷薄荷增。

更加甘草与细辛，感风发热头痛宁。

方药：抚芎 60 克，川芎 30 克，川乌、白芷、薄荷、甘草各 45 克，细辛 15 克。

用法：煎散俱可，葱、茶为引。

主治：感风发热，头痛鼻塞。

加减：加僵蚕 10 克以息风止痉，祛风止痛，解毒散结；加蝉衣 6 克以疏散风热。

方解：方中川芎、抚芎同用，川芎治血虚及胎产病俱优，抚芎产于江西抚州，善开郁散气、宽胸祛经络之痛，共有活血行气、祛风定痛之功；川乌祛风湿、散寒止痛；白芷能散风寒、止头痛，对于外感风寒、头疼、鼻塞均可治疗；细辛温经散寒、蠲湿止疼；薄荷疏散风热、清利头目；甘草调和药性，并可益气清热。本方用于感风发热、头疼鼻塞的症状有良效。

参考文献：

1.《景岳全书》，（明）张景岳。

2.《奇效良方》，（明）董宿，方贤。

3.《千家妙方》，李文亮，齐强。

4.《本草述钩元》，（清）杨时泰（？）

十四、眩 晕

　　眩晕一证，虚者居其八九，而兼火兼痰者不过十中一二耳。原其所由，则有劳倦过度而晕者，有饥饱失时而晕者，有呕吐伤上而晕者，有泄泻伤下而晕者，有大汗亡阳而晕者，有眴目惊心而晕者，有焦思不释而晕者，有被殴被辱气夺而晕者，有悲哀痛楚、大叫大呼而晕者，此皆伤其阳中之阳也；又有吐血、衄血、便血而晕者，有痈脓大亏而晕者，有妇女崩淋、产后去血而晕者，皆伤其阴中之阳也。再若大醉之后，湿热相乘而晕者，伤其阴也；有大怒之后，木肆其强而晕者，伤其气也；有痰饮留中，治节不行而晕者，脾之弱也，此亦有余中之不足也。至若年老精衰，劳倦日积而忽患不眠、忽若眩晕者，此营卫两虚之致然也。由此察之，虚实可辨矣。

　　头眩虽属上虚，然不能无涉于下。盖上虚者，阳中之阳虚也；下虚者，阴中之阳虚也。阳中之阳虚者，宜治其气；阴中阳虚者，宜补其精。然伐下者，必枯其上，滋苗者，必灌其根，所以凡治上虚者，犹当以兼补气血为最。眩晕证，凡有如前论首条所载病源者，当各因病求而治之。其或有火者宜兼清火，有痰者宜兼清痰，有气者亦兼顺气，亦在乎因机应变。然无不当以治虚为先，而兼治为佐也。

1. 天麻钩藤汤（《杂症证治新义》[①]）

歌曰：天麻钩藤石决明，生地川膝杜寄生。

　　　　栀芩益母朱茯神，夜交藤兮眩晕宁。

方药：天麻 10 克，钩藤 10 克，石决明 30 克，生地 20 克，川牛膝 12 克，杜仲 10 克，寄生 10 克，山栀 6 克，黄芩 6 克，益母草 10 克，朱茯神

---

① 《杂病症治新义》，胡光慈。

15 克，夜交藤 20 克。

用法： 水煎服，日 1 剂，分两服。

主治： 肝肾阴虚，肝阳上亢，头痛目眩，腰膝酸软，手足震颤。

加减： 肝火过盛者，加龙胆草 6 克、菊花 6 克、丹皮 10 克。若眩晕严重、手足麻木、恶心呕吐者，加羚羊角 10 克、竹茹 10 克。

方解： 胡光慈："本方为平肝降逆之剂，以天麻、钩藤、石决明平肝祛风降逆为主。辅以清降之山栀、黄芩，活血之牛膝，滋肝肾之桑寄生、杜仲等，滋肾以平肝之逆。并辅夜交藤、朱伏神，以安神安眠，缓解其失眠。故为肝厥头痛、眩晕、失眠之良剂。"

2. **半夏白术天麻汤**（《医学心悟》）

歌曰： 半夏白术天麻汤，参芪橘柏及干姜。

　　　　　苓泻麦芽苍术曲，太阴痰厥头痛良。

方药： 半夏 12 克，麦芽 10 克，陈皮 6 克，白术 10 克，神曲（炒）10 克，天麻 10 克，苍术 10 克，人参 8 克，黄芪 20 克，茯苓 12 克，泽泻 10 克，黄柏 6 克，干姜 2 片。

用法： 水煎服，日 1 剂，分两服。

主治： 痰厥头痛，咳痰稠黏，头眩烦闷，恶心吐逆，身重肢冷，不得安卧。

加减： 加薏仁 30 克以淡渗利湿，兼能健脾，尤以脾虚湿胜者为宜。

方解： 足太阴痰厥头痛，非半夏不能治疗；眼黑头眩，风虚内动，非天麻不能除；黄芪甘温泻火，补元气，实表虚，止自汗；人参甘温泻火，补中益气；二术俱苦、甘、温除湿，补中益气；泽泻、茯苓利小便，导湿邪；陈皮苦温益气，调中升阳；神曲消食，荡胃中滞气；大麦芽宽中助胃气；干姜辛热，以涤中寒；黄柏苦大寒，酒洗，入方中煎服以疗冬天少火在泉发躁也。

3. **逍遥汤**（《太平惠民和剂局方》）

具体方药见郁证。

歌曰：

方药：

用法：

主治：

加减： 肝阴不足、眩晕者，以逍遥汤加菊花、玄参、白蒺藜、怀牛膝。有痰者，加贝母。情志致郁者，加郁金、藿香、陈皮。脾弱者，白术加量。失眠者，加柏子仁、枣仁（炒）、远志、夜交藤等。

方解：

4. **仙术芎散**（《宣明论》）

歌曰： 仙术芎散归芎芍，芩翘防风大黄着。

　　　　藿桔石膏滑苍草，薄荷荆芥缩砂仁。

方药： 川芎、连翘、黄芩、防风、大黄、藿香叶、当归、白芍、桔梗各10克，石膏、滑石各15克，苍术10克，甘草3克，薄荷叶3克，缩砂仁6克，荆芥8克。

用法： 水煎，食后服。

主治： 风热壅塞，头目昏眩，消痰饮，明耳目，清神。

加减： 加白蒺藜10克以平肝潜阳；加蝉衣6克以凉散风热、清利头目。

方解： 方用荆芥、防风、连翘、黄芩、薄荷、石膏以清风热；苍术、藿香芳香化浊、燥湿；当归、白芍敛营、利痰；滑石清热利滞；甘草益气解毒；砂仁温胃消食，兼顾防止诸寒药伤胃气。共奏疏散风热、消除痰饮之功，对于由风热痰饮引起的昏眩证，用之疗效可靠。

5. **羚羊角散**（《严氏济生方》）

歌曰： 羚羊角散有茯神，枳壳炙草与川芎。

　　　　半夏防己白芷合，附子加入疗眩晕。

方药： 羚羊角（锉）6克，茯神（去皮木）6克，枳壳（麸炒），炙甘草3克，川芎3克，半夏、防己各5克，白芷6克，附子（炮）5克。

用法： 生姜引，水煎服。

主治： 风邪乘于阳经，上注头目，遂入于脑，或痰水停聚胸膈，上冲头目，一切眩晕，并皆治之。

加减： 加天麻15克以息风止痉。

方解：方用羚羊角以清肝、肺及诸经之邪火，并可镇惊；茯神宁心定志；枳壳宽中下气；半夏、防己燥湿去痰；白芷止痉、解表止痛；川芎止痛并调血中之气；附子扶元阳，入诸药之中，使命门浮游之炎回归火位，真火不致妄散妄升；甘草益气。故对于风邪乘于阳经、痰水停聚胸膈、上冲头目的一切眩晕，服之均能解除。

6. 川芎散 (《普济本事方》)

歌曰：川芎散里甘菊花，人参茯神与山药。

更入山萸药味全，风眩头晕以此疗。

方药：川芎 15 克，甘菊花 15 克，人参 15 克，茯神 15 克，山药 15 克，山茱萸 30 克。

用法：上药同为末，每服 6 克，温酒调下，日三服，煎汤亦可。

主治：风眩头晕。

加减：加僵蚕 10 克以息风止痉兼可化痰；蝉衣 6 克以凉散风热而清利头目。

方解：方中用川芎和血止痛并散肝邪；菊花清肝而解头风；人参补益元气；茯神安神定志；山药、山萸益阴填精。此方所治之眩晕，实为精气虚，不能充实脑髓所致。拟方精练，疗效甚佳。

7. 加味二陈汤 (《奇效良方》)

歌曰：陈皮半夏茯苓草，胡椒丁香均可酌。

乌梅加入水煎服，痰晕伤冷呕吐消。

方药：陈皮 9 克，茯苓 9 克，半夏 9 克，胡椒 3 克，炙甘草 6 克，丁香 3 克。

用法：生姜 3 片，水煎温服。

主治：痰晕，或因冷食所伤，呕吐不止。

加减：与二陈汤互参。

方解：方用二陈汤以除湿痰，加胡椒、丁香者，乃在于温中祛寒、化饮暖胃；生姜温胃散寒、蠲饮止呕；乌梅生津。本方对于脾胃虚寒、过食生冷以致寒湿阻中、津不输布化而为痰，以致眩晕呕吐之证，用之疗效甚佳。

8. **芎菊散**（《奇效良方》）

歌曰： 芎菊羌防白僵蚕，细辛旋覆草决蝉。

天麻密蒙荆芥草，食后温服疗风眩。

方药： 川芎30克，菊花30克，白僵蚕（炒）10克，细辛（去叶）6克，防风、羌活各10克，旋覆花、草决明、蝉蜕（洗）各3克，天麻、密蒙花、荆芥穗、炙甘草各15克。

用法： 煎散俱可，食后服。

主治： 诸阳受风，头目眩晕，目视昏暗，肝气不清。

加减： 守原方，不作加减。

方解： 方用川芎和血散肝止疼，菊花、僵蚕、蝉蜕清热祛风止痉，熄风止痛；羌活、防风解表祛风，胜湿止痛；荆芥祛风解表；细辛祛风散寒止痛，宣通鼻窍；旋覆花消痰行水，降气止呕；密蒙花清肝热以明目；草决明清肝明目，润肠通便；天麻熄风止痉，平肝潜阳；炙草益气，调和诸药。此方对于三阳受风，头目眩晕，目视昏暗，肝气不清之证，用之效果甚佳。

9. **菊花丸**（《奇效良方》）

歌曰： 菊花丸里羌独防，天麻赤苓枸杞详。

藁本芎香天竺黄，头晕目眩骨痛良。

方药： 甘菊花6克、天麻15克、羌活10克、赤苓（去皮）12克、枸杞12克、防风10克、独活6克、天竺黄6克、藁本10克、川芎12克、木香10克。

用法： 煎丸俱可，丸药以荆芥汤下。

主治： 头眩目晕欲倒，胸中痰逆，兼治筋骨疼痛。

加减： 加陈皮10克以理气调中，燥湿化痰；半夏12克以燥湿化痰，降逆止呕，消痞散结。

方解： 方用天麻、菊花祛风止痉，并清肝经之热；羌活、独活、防风止痉，止痛；藁本、川芎同入肝经，行气止痛；天竺黄清热化痰，清心定惊；赤苓利湿；枸杞滋肝阴而明目；木香行气调中止痛；诸药配伍运用，共奏熄风止痛、祛风明目、豁痰定惊、行气止痛之功。对头眩目晕，胸中痰逆以及

十
四
、
眩
晕

筋骨疼痛等证，用之效果良好。

参考文献：

1.《景岳全书》，（明）张景岳。

2.《中医内科杂病证治新义》，胡光慈，四川人民出版社，1958.1。

3.《兰室秘藏》，（金）李东垣。

4.《奇效良方》，（明）董宿，方贤。

5.《医学心悟》，（清）程国彭。

6.《太平惠民和剂局方》，（宋）。

7.《宣明论》，（金）刘完素。

8.《严氏济生方》，（宋）严用和。

9.《普济本事方》，（宋）许叔微。

十五、水　肿

　　凡水肿等证，乃脾、肺、肾三脏相干之病。盖水为至阴，故其本在肾，水化于气，故其标在肺；水惟畏土，故其治在脾。今肺虚则气不化精而化水，脾虚则土不制水而反克，肾虚则水无所主而妄行，水不归经则逆而上泛，故传入于脾而肌肉浮肿，传入于肺则气息喘急。虽分而言之，而三脏各有所主，然合而言之，则总由阴胜之害，而病本皆归于肾。《内经》曰：肾为胃关，关门不利，故聚水而从其类也。然关门何以不利也？经曰：膀胱者，州都之官，津液藏焉，气化则能出矣。夫所谓气化者，即肾中之气也，即阴中之火也；阴中无阳，则气不能化，所以水道不通，溢而为肿。故凡治肿者必先治水，治水者必先治气，若气不能化，则水必不利，惟下焦之真气得行始能传化，惟下焦之真水得位始能分清。水肿证，以精血皆化为水，多属虚败，治宜温脾补肾，此正法也。然有一等不能受补者，则不得不从半补，有并半补亦不能受者，则不得不全用分消，然以消治肿，惟少年之暂病则可，若气血既衰而复不能受补，则大危之候也。故凡遇此辈，必须千方百计，务救根本，庶可保全。

　　大凡水肿先起于腹而后散四肢者可治，先起于四肢而后归于腹者难治。掌中无纹者死。大便滑泄，水肿不消者死。唇黑、唇肿、焦齿者死。脐肿突出者死。缺盆平者死。阴囊及茎俱肿者死。脉绝、口张、足肿者死。足跗肿，膝如斗者死。肚上青筋见，泻后腹胀者死。男从身下肿上，女从身上肿下，皆难治。

1. 五苓散合五皮饮（五苓散见《伤寒论》、五皮饮见《中藏经》①）

---

① 《中藏经》，华佗（约公元145—208），字元化，一名旉，沛国谯县人，东汉末年著名的医学家。与董奉、张仲景并称为"建安三神医"。被后人称为"外科圣手"、"外科鼻祖"。

歌曰：五苓散治太阳腑，猪苓茯苓泽术桂。

五皮饮用五般皮，陈茯姜桑大腹齐。

方药：猪苓 12 克，泽泻 10 克，白术 12 克，肉桂 5 克，姜皮 10 克，茯苓皮 15 克，桑皮 10 克，陈皮 10 克，大腹皮 10 克。

用法：水煎服。

主治：脾虚湿盛。一身悉肿，肢体沉重，心腹胀满，上气喘急，小便不利，阴囊及一身悉甚者，服之极效。

加减：加车前子 12 克以利水清热。

方解：是方也，乃太阳邪热入腑，水气不化，膀胱表里药也，一治水道，水入则吐；一治消渴，水入则消。夫膀胱者，津液之府，气化则能出矣。邪热入之，若水盛则水壅不化而水蓄于上，膀胱之气化不行，致小便不利也。若热盛则水为热耗，而水消于上，膀胱之津液告竭，致小便不利也。水入吐者，是水盛于热也；水入消者，是热盛于水也。两证皆小便不利，故均得而主之。然小便利者不可用，恐重伤津液也。由此可知五苓散非治水热之专剂，乃治水热小便不利之主方也。君泽泻之咸寒，咸归水府，寒胜热邪。佐二苓之淡渗，通调水道，下输膀胱，并泻水热也。用白术之燥湿，健脾助土，为之堤防以治水也。用肉桂之辛温，宣通阳气，蒸化三焦以行水也。泽泻得二苓下降，利水之功倍，小便利而水不蓄矣。白术须桂上升，通阳之效捷，气腾津化渴自止也。若发热表不解，以桂易桂枝，服后多服暖水，令汗出愈。是此方不止治停水小便不利之里，而犹解停水发热之表也。加人参名春泽汤，其意专在助气化以生津。

水之运化与肺、肾、脾、三焦等多个脏腑有关，尤与脾之关系密切。《素问》病机十九条云："诸湿肿满，皆属于脾。"本方主证是脾虚，运化水湿的功能失常，水湿泛滥，故一身悉肿，肢体沉重。湿邪阻滞气机，故心腹胀满。脾主四肢肌肉，湿邪重着，水湿为患，故四肢沉重。水湿上犯于肺，肺气不利，故上气喘急。脾虚滞水，水道不调畅，故小便不利。水无去路，溢于皮肤，发为皮水，四肢面目悉肿。治当健脾理气，行水消肿。茯苓皮甘淡，实脾土而长于利水。生姜皮辛温，温阳散水气。大腹皮辛温，行气宽中，利水消肿，三者为利水主药，陈皮芳香湿燥，理气调中醒脾，与大腹同用，使气行则水行，且陈皮燥湿健脾，健脾则水堤自固，即培土以制水。肺为水之上源，桑皮甘寒，肃降肺气，通调水道。诸药共享，一则健运脾气，以制水灾之泛滥，二则疏通水道，使水湿有所去路。共奏健脾理气，利湿消肿之效。

2. **金匮肾气丸**（《金匮要略》）

歌曰： 金匮肾气治肾虚，熟地淮药及山萸。

丹皮苓泽加附桂，引火归元热下趋。

方药： 熟地 24 克，淮山药 12 克，山茱萸 12 克，丹皮 10 克，茯苓 10 克，泽泻 10 克，肉桂 5 克，附片 10 克。

用法： 开水先下附片煮 15 分钟，继下余药。日 1 剂，分两服。

主治： 肾阳不足所致的腰酸、脚软，身半以下常有冷感，小便不利，下肢肿胀，小便清长量多。

加减： 与右归丸互参。

方解： 赵献可曰：君子观象于坎，而知肾中具水火之用。今人入房而阳易举者，阴虚火动也；阳事先痿者，命门火衰也。真水竭则隆冬不寒，真火熄则盛夏不热。是方也，熟地、山药、泽泻、丹皮、茯苓、山萸皆濡润之品，所以能壮水之主。肉桂、附子辛润之物，能于水中补火，所以能益火之源。水火得其养，则肾气复矣。

3. **五皮饮加减**（《中藏经》）

歌曰： 五皮饮用五般皮，陈茯姜桑大腹齐。

二术朴桂姜枣泽，猪苓加之化湿宜。

方药： 陈皮 10 克，茯苓皮 10 克，姜皮 10 克，桑皮 10 克，苍术 12 克，厚朴 10 克，白术 12 克，肉桂 5 克，生姜 5 克，大枣 2 个，泽泻 10 克，猪苓 10 克，大腹皮 10 克。

用法： 水煎，日 1 剂，分两服。

主治： 全身水肿，按之没指，小便短少，身体困重，胸闷，纳呆，泛恶，苔白腻，脉沉缓，起病缓慢，病程较长。

加减： 加炒车前子 15 克，旨在速去水邪，炒用在于去其寒性，留其利水之功。

方解： 五皮饮方解见上五苓散合五皮饮。此方加苍术、厚朴在于燥湿，温中健脾之功。

4. 渗湿汤（《太平惠民和剂局方》）

歌曰： 渗湿四君干姜芍，附子桂枝引姜枣。

身重脚弱小水艰，药味虽少病可疗。

方药： 人参 10 克，白术 10 克，茯苓 12 克，炙甘草 3 克，干姜 10 克，白芍 10 克，附子（先下）10 克，桂枝 10 克。

用法： 姜、枣引，水煎服。

主治： 坐卧湿地，或为雨露所袭，身重脚弱，关节重疼，发热恶寒，或多汗恶风，或腿膝浮肿，或小便不利，大腹溏泄。

加减： 加苍术 10 克以辛散温燥，祛风湿；薏苡仁 30 克以利水渗湿、健脾除痹。

方解： 方用四君子健脾益气；附子、干姜、桂枝温补元阳，消除阴霾；白芍养血敛阴，柔肝止痛；姜、枣调和营卫。

5. 羌活汤（出处不详）

歌曰： 羌活汤里仅四味，羌活附子术草齐。

莫嫌此汤药单微，药轻力精还须虑。

方药： 羌活 10 克，白术 15 克，炙甘草 3 克，附子（先下）10 克。

用法： 生姜引，水煎服，忌冷物。

主治： 风湿相搏，身体疼烦掣痛，不可屈伸，或身微肿不仁。

加减： 加苍术 10 克以燥湿健脾，祛风湿。

方解： 此方药虽四味，实乃四方合一。即羌附、术附、草附、附子汤也。羌活具有较强的发散风寒和止痛效果，对于外感风寒、头痛身痛的症状用之有效，并可治疗风寒湿邪侵袭所致的肢节疼痛、肩背酸痛；白术既可补气健脾，又可燥湿利水，为治疗痰湿水肿之良药；炙甘草补脾益气；附子补火助阳，散寒止痛。本方取其助阳化气之功，使脾肾阳气得以增补，内停之水湿得以温煦。

6. 真武汤（《伤寒杂病论》）

歌曰： 真武汤壮肾中阳，茯苓术芍附生姜。

少阴腹痛有水气，悸眩瞤惕保安康。

方药： 茯苓 10 克，芍药 10 克，白术 6 克，生姜 10 克，附子（先下）10 克。

用法： 水煎服，日 1 剂，分三服。

主治： 脾肾阳虚，水气内停，小便不利，四肢沉重疼痛，腹痛下利，或肢体浮肿，苔白不渴，脉沉。或太阳病，发汗，汗出不解，其人仍发热，心下悸，头眩，身瞤动，振振欲擗地。

加减： 加人参 10 克以补气补脾益肺；黄芪 30 克以补气升阳，益卫固表，利水消肿；车前子 10 克以利水通淋。

方解： 真武汤治表已解，有水气，中外皆寒虚之病也。真武者，北方司水之神也，以之名汤者，藉以镇水之义也。夫人一身制水者脾也，主水者肾也，肾为胃关，聚水而从其类，倘肾中无阳，则脾之枢机难运。而肾之关门不开，水即欲行，以无主制，故泛滥妄行而有是证也。用附子之辛热，壮肾之元阳，则水有所主矣。白术之苦燥建立中土，则水有所制矣。生姜之辛散，佐附子以补阳，于主水中寓散水之意。茯苓之淡渗，佐白术以健土，于制水中寓利水之道焉。而尤妙在芍药之酸收，仲景之旨微矣。盖人之身阳根于阴，若徒以辛热补阳，不少佐以酸收之品，恐真阳飞越矣。用芍药者，是亟收阳气归根于阴也。

7. 实脾散（《严氏济生方》）

歌曰： 实脾苓术与炙草，大腹厚朴姜草果。

木香木瓜制附子，温阳健脾去水疴。

方药： 茯苓 6 克，白术 6 克，炙甘草 3 克，大腹皮 6 克，厚朴 6 克，草果 6 克，木香 6 克，木瓜 6 克，附子 6 克，炮姜 6 克。

用法： 生姜 5 片，枣 1 枚，水煎温服。

主治： 阳虚水肿。身半以下肿甚，手足不温，口中不渴，胸腹胀满，大便溏薄，舌苔厚腻，脉沉迟者。

加减： 加苍术 10 克以健脾燥湿；泽泻 8 克以利水渗湿。

方解： 脾胃虚，则土不能制水，水妄行肌表，故身浮肿。用白术、甘草、生姜、大枣以实脾胃之虚也，脾胃寒，则中寒不能化水，水停肠胃，故懒食不渴，二便不实。用姜、附、草果以温脾胃之寒，更佐大腹、茯苓、厚朴、木香、木瓜者，以导水利气。盖气者水之母也，土者水之防也，气行则水行，土实则水治，故名曰实脾也。然此方导水利气之力有余，阴水寒胜而气不虚者，固所宜也，若气少声微，则必以理中汤加附子，数倍茯苓以君之，温补元气以行水，为万当也。

参考文献：

1.《景岳全书》，（明）张景岳。

2.《伤寒论》，（汉）张仲景。

3.《中藏经》，又名《华氏中藏经》，旧署华佗所作，具体成书年代不详。

4.《医宗金鉴》，（清）吴谦。

5.《汤头歌诀》，（清）汪昂。

6.《金匮要略》，（汉）张仲景。

7.《严氏济生方》，（宋）严用和。

8.《太平惠民和剂局方》，（宋）陈师文。

9.《伤寒杂病论》，（汉）张仲景。

十六、淋　证

　　淋之为病，小便痛涩滴沥，欲去不去，欲止不止者是也，是亦便浊之类，而实浊之甚者，但浊出于暂，而久而不已，则为淋证。其证则或有流如膏液者，或出如砂石而痛不可当者，或有如筋条者，或时有尿血、血条者，此淋之与浊诚有不同，故严氏有五淋之辨：曰气、石、血、膏、劳也。气淋为病，小便涩，常有余沥。石淋，茎中痛，尿如砂石，不得卒出。血淋，遇热即发，甚则尿血，候其鼻头色黄者，小便难也。膏淋，尿如膏出。劳淋，劳倦即发，痛引气冲。大抵此证，多由心肾不交，积蕴热毒，或酒后房劳，服食燥热，七情郁结所致。淋之初病，则无不由乎热剧，但有久服寒凉而不愈者，又有淋久不止，及痛涩皆去、淋如白浊者，此惟中气下陷及命门不固之证也。故必以脉以证，而察其为热、为寒、为虚，庶乎治不致误。

　　治淋之法，大都与治浊相同，凡热者宜清，涩者宜利，下陷者宜升提，虚者宜补，阳气不固者宜温补命门，除此则无他技也。

　　1. **清心莲子饮**（《太平惠民和剂局方》）

　　歌曰：清心莲子石莲参，地骨柴胡赤茯苓。

　　　　　　芪草麦冬车前子，躁烦消渴及崩淋。

　　方药：莲子10克，人参8克，赤苓15克，炙黄芪15克，地骨皮10克，柴胡8克，炙甘草6克，麦冬15克，车前子12克。

　　用法：水煎服，日1剂。

　　主治：肾阴不足，心火上炎，烦躁发热，口舌干燥，遗精淋浊，遇劳即发，渐成消渴，及热扰营血，血崩带下。

　　加减：小便深黄，灼热较甚者，加土苓20克、二花20克、灯心3克。

　　方解：本方主治由于七情郁结、酒色过度，致肾水不足，水不上承，心火独亢，上则口燥，下则淋浊，心火灼金故而渐成之消渴。方中人参补元气，生津液，配黄芪、甘草则补益阳气而清虚热；地骨皮甘淡寒，退阴虚血热所致发热，清泻肺肾之热，凉血止血，治血热引起的崩漏带下；柴胡辛凉，疏肝胆相火；黄芩苦寒清上焦心肺之火；赤苓、车前子甘凉微寒，清热利小便，一则引心火自小便而出，二则泻下焦湿浊邪热；麦冬甘寒，清心火滋津液，且使小便利而不伤阴；莲子清心火而通肾水，使水火相济。诸药合用，由肾阴亏而心火亢盛引起的诸证可愈。心主血，心火亢扰营血所致的血崩等证亦可治之。

2. 抽薪饮（《景岳全书》）

歌曰： 抽薪芩斛木通栀，枳柏泽泻甘草入。

小水痛涩车龙胆，热在阴分地门冬。

方药： 木通6克，山栀10克，枳壳10克，黄柏6克，泽泻10克，甘草10克，车前子12克，龙胆草10克，生地20克，麦冬15克，黄芩8克，石斛10克。

用法： 水煎服。

主治： 凡诸火炽盛而不宜补者，以此方主之。

加减： 热在经络肌肤者，加连翘10克、天花粉15克以解之。热在血分大小肠者，加槐心20克、黄连5克以清之。热在阳明头面，或躁烦便实者，加生石膏20克以降之。热在下焦者，加怀牛膝15克、玄参12克、白茅根30克以清之。

方解： 方用木通、泽泻、车前子利水通淋；黄柏、龙胆草、山栀黄芩清解热毒以利湿，甘草清热并可止阴中之疼；生地、麦冬石斛滋阴清热、生津。本方对于热盛而致的小便疼痛淋涩者，用之效果尤佳。

3. 萆薢分清饮（《医学心悟》）

歌曰： 程氏萆薢分清汤，车前茯苓莲子菖。

黄柏丹参与白术，湿热膏淋急煎尝。

方药： 萆薢10克，车前子12克，茯苓12克，莲子10克，石菖蒲10克，黄柏8克，丹参12克，白术12克。

用法： 水煎服。

主治： 小便混浊如米泔水，尿道热涩疼痛等实证。

加减： 加灯心 3 克以利水通淋，清心除烦；竹叶 6 克以清热除烦，生津利尿；金钱草 20 克以利水通淋。

方解： 方用萆薢利湿而分清去浊；石菖蒲芳香开窍、宁心安神，并可化湿、豁痰、辟秽，与萆薢合用，除湿分清浊之力尤增；车前子、茯苓渗利湿邪；莲子补脾止泻、益肾固精、养心安神，用于诸药之中使湿热得清而小水即清；黄柏坚阴以祛湿热；白术燥湿；丹参补阴宁心，使心火宁而邪热除，不致火邪下移而小便混浊。诸药同用共起利湿清热、固精，燥湿、宁心之效。对于小便混浊由湿热造成者效果显著。

4. 七正散（《景岳全书》）

歌曰： 七正赤苓车前子，山栀龙胆扁蓄延。

　　　　甘草木通同斟用，小水痛涩用之灵。

方药： 赤苓 15 克，车前子 15 克，山栀 8 克，龙胆草 10 克，扁蓄 10 克，甘草 10 克，木通 6 克。

用法： 灯心、竹叶为引，水煎服。

主治： 心肾邪火炽盛，小水痛涩，大便秘结。

加减： 大便不干者，去扁蓄，加金钱草 20 克以利湿通淋退黄。

方解： 方中赤苓、车前利水通淋；山栀、龙胆清利湿热；扁蓄、木通通小便而止淋痛；甘草止疼清热，阴中刺痛较重者用甘草梢。全方药止七味，而配伍精当，对于心肾邪火炽盛、小水痛涩、大便秘结者，用之甚效。

5. 五淋散（《太平惠民和剂局方》）

歌曰： 五淋散用赤茯苓，竹滑茵陈与木通。

　　　　归草山栀赤芍药，淋沥不止脐腹痛。

方药： 茵陈 30 克，竹叶 10 克，木通 6 克，滑石 15 克，甘草 10 克，山栀 6 克，赤芍 15 克，赤茯苓 15 克，当归 10 克。

用法： 水煎服。

主治： 膀胱有热，水道不通，淋漓不止，脐腹急痛，或尿如豆汁，或如砂石，膏淋、尿血并治之。

加减：热盛者，加玄参 15 克、麦冬 12 克。小便不利者，加王不留行 15 克。尿血者，加炒地榆 10 克、白茅根 30 克、小蓟 10 克。

方解：淋证之轻者有热未结，虽见淋涩尿赤、豆汁、砂石、膏血、癃闭之证，但其痛则轻，其病不急，宜用五淋散单清水道，故以栀、芩清热而输水。归、芍益阴而化阳，复佐以甘草调其阴阳，而用梢者，意在前阴也。

6. 止淋汤

歌曰：止淋汤里金钱草，公英地丁肉桂合。

因中寒邪便涩痛，车前六味立奏效。

方药：甘草 8 克，车前子 12 克，蒲公英 20 克，紫花地丁 15 克，金钱草 20 克，肉桂 5 克。

用法：水煎服。

主治：夜间行路着寒同房，及秋冬同房后洗浴，或洗浴后同房，致小便数频，疼痛难忍。先服此汤，继在中极灸三十壮立愈。

加减：守原方，不作加减。

方解：方用金钱草、蒲公英、紫花地丁、车前子利水通淋；甘草入阴止痛；肉桂助气化而祛寒。诸药合用，对于小便骤疼、淋涩频数无度者，用之甚效。

7. 补中益气汤加减

歌曰：加减补中益气汤，参芪术草陈升裹。

归柴益智并桑蛸，小水勤者因气虚。

方药：黄芪 20 克，白术 12 克，陈皮 6 克，炙升麻 6 克，柴胡 6 克，党参 12 克，炙甘草 6 克，当归 10 克，桑螵蛸 8 克，益智仁 6 克。

用法：水煎服。

主治：因气虚而致小便数而量少，以小儿为主。

加减：加茴香 10 克以祛寒止痛，理气和胃；补骨脂 10 克以补肾壮阳，固精缩尿，温脾止泻；肉桂 6 克以补火助阳，散寒止痛，温通经脉。

方解：柯琴曰：仲景有健中、理中二法。风木内干中气，用甘、饴、枣培土以御木；姜、桂、芍平木而祛风，故名曰健中。寒水内凝于中气，用参、术、甘草，补土以治水，佐干姜而生土以御寒，故名曰理中。至若劳倦形衰、气少阴虚而生内热者，表证颇同外感，惟李杲知其为劳倦伤脾，谷气不胜阳气，下陷阴中而发热，制补中益气之法。谓风寒外伤其形，为有余；脾胃内伤其气，为不足。遵《内经》"劳者温之，损者益之"之义，大忌苦寒之药，选用甘温之品升其阳，以达阳春升生之令。凡脾胃一虚，肺气先绝，故用黄芪护皮毛而闭腠理，不令自汗。元气不足，懒言气喘，人参以补之。炙草之甘，以泻心火而除烦，补脾胃而生气。此三味，除烦热之圣药也。佐白术以健脾，当归以和血。气乱于胸，清浊相干，用陈皮以理之，且以散诸甘药之滞。胃中清气下陷，用升麻、柴胡气之轻而味之薄者，引胃气以上腾，复其本位，便能升浮，以行生长之令矣。补中之剂，得发表之品而中自安；益气之剂，赖清气之品而气益培，此用药有相须之妙。是方也，用以补脾，使地道卑而上行，亦可以补心肺，损其脾者，益其气，损其心者，调其营卫也。亦可以补肝木，郁则达之也。惟不宜于肾，阴虚于下者不宜升，阳虚于下者更不宜升也。

赵献可曰：后天脾土非得先天之气不行，此气因劳而下陷于太阴，清气不升，浊气不降，故用升、柴以佐参、芪，是方所以补益后天中之先天也。凡脾胃不足，喜甘而恶苦，喜补而恶攻，喜温而恶寒，喜通而恶滞，喜升而恶降，喜燥而恶湿，此方得之矣。

陆丽京[①]曰：此为清阳下陷者言之，非为下虚而清阳不升者言之也。倘人之两尺虚微者，或是肾中水竭，或是命门火衰，若再一升提，则如大木将摇而拔其本也。

8. 地肤子汤 (《严氏济生方》)

歌曰： 地肤子汤甘草梢，猪苓海藻瞿通草。

黄芩知母枳升葵，热结下焦淋涩疗。

方药： 地肤子、猪苓各 6 克，海藻（洗去碱）、甘草梢、瞿麦、通草、

---

① 陆丽京（1614—？）：名圻，字丽京，一字景宜，又字讲山，钱塘（今浙江杭州市）人。明末清初诗人、名医。

黄芩、知母、枳实（炒）、升麻、冬葵子各3克。

用法： 生姜3片，水煎服。

主治： 病后体虚触热，热结下焦，遂成淋疾，小便赤涩，数起少出，茎痛如刺，或尿出血，并皆治之。

加减： 加灯心草3克以利水通淋，清心除烦；车前子12克以清热渗湿，利尿通淋；金银花15克以清热解毒；土苓15克以解毒除湿热。

方解： 方用甘草梢入阴中止痛解毒；枳实宽中下气；猪苓、通草利湿通淋；瞿麦、冬葵通淋并除燥结；黄芩、知母清热保津；升麻解毒清热，海藻利水；地肤子利小便以止淋。诸药配伍运用，对于热结下焦，小便赤涩，若痛如刺，或尿出血，皆有良效。

9. 车前子散（《太平圣惠方》）

歌曰： 车前子散淡竹叶，赤苓芥穗灯心偕。

小水痛兮不可忍，急用水煎食前饮。

方药： 车前子、淡竹叶、赤苓、荆芥穗（炒）各10克，灯心3克。

用法： 水煎，食前服。

主治： 治诸淋，小便痛不可忍。

加减： 加蒲公英15克以清热解毒利湿；加金钱草30克、海金沙20克以利水通淋；元胡12克以活血行气止痛。

方解： 方用赤苓、车前子、灯心、竹叶清热利水、通淋止痛；荆芥穗炒炭，止淋夹有血者。此方用于小便痛涩不可忍者，效果显著。

10. 瞿麦散（《奇效良方》）

歌曰： 瞿麦赤芍白茅根，车前赤苓桑皮同。

石韦生地芩阿胶，滑石甘草血淋清。

方药： 瞿麦穗、赤芍、车前子、白茅根、赤苓、桑皮（炒）、石韦（去毛）、生地、阿胶（炒）、滑石、黄芩、甘草各6克。

用法： 煎散俱可，血余炭3克冲服。

主治： 血淋，尿血。

加减： 加炒地榆10克以凉血止血；棕炭10克以收敛止血；玉米须30

克以清热利水；茜草10克以凉血止血。

方解：方用生地、赤芍凉血，宣血以滋阴；白茅根、滑石、黄芩清热利水，通利脏腑；赤苓、车前子清热利湿；阿胶补血；石韦、桑皮清泻肺热，利小便；甘草止阴痛。对于血淋、尿血病证，用之有良效。

11. **海金沙散**（《奇效良方》）

歌曰：海金沙散石韦滑，术芍二苓泽泻加。

　　　　肉桂炙草煎服之，五淋涩痛用之良。

方药：海金沙、肉桂、炙甘草各6克，猪苓、白术、白芍各9克，泽泻15克，滑石21克，石韦3克，茯苓12克。

用法：煎散俱可，灯心引，空心温服。

主治：五淋疼痛，小便短涩。

加减：加金钱草20克以利水通淋排石，王不留行15克以活血通经利尿。

方解：海金沙、石韦、滑石、泽泻利水通淋，清利湿热；猪苓、茯苓淡渗利水；白芍柔肝缓急；肉桂增强膀胱气化；白术健脾燥湿；甘草益气补脾而止痛。

12. **参苓琥珀汤**（《奇效良方》）

歌曰：人参茯苓琥珀汤，当归梢分柴胡将。

　　　　泽泻川楝元胡草，小便淋涩茎痛良。

方法：人参1.5克，茯苓（去皮）12克，琥珀、当归尾、泽泻各1.5克，元胡2.1克，川楝子（去核）、炒甘草各3克，柴胡10克。

用法：水煎，食前温服。

主治：小便淋沥，茎中痛不可忍，相引胁下痛。

加减：加金钱草20克、海金沙20克、石韦10克，三药同具利水通淋之功。

方解：人参补益正气；茯苓、泽泻利水渗湿而清热止淋；当归尾、甘草同入阴中活血止痛；元胡、川楝子理气止痛；琥珀活血散瘀，利尿通淋。

13. **泽泻散**（《太平圣惠方》）

歌曰：泽泻散里赤茯苓，鸡苏石韦蒲黄寻。

当归琥珀槟榔枳，桑蛸官桂冷淋祛。

方药：泽泻、鸡苏、石韦（炙）、赤苓（去皮）、蒲黄、当归（切，焙）、琥珀（另研）、槟榔各 30 克，枳壳（炒）、桑螵蛸（炒）各 15 克，官桂（去粗皮）6 克。

用法：煎散俱可，若服散剂，便结者以冬葵汤下，大便通利者用木通汤下。

主治：淋困下焦，虚寒而致者。

加减：加元胡 10 克以活血行气止痛。

方解：方中泽泻、石韦、赤苓利水通淋，淡渗湿邪；槟榔、枳壳利气除胀，消积除满；琥珀、鸡苏止淋利水；蒲黄解瘀；当归，桑螵蛸、肉桂温肝肾而助气化。此方用于小便淋涩疼痛、下焦虚寒者甚效。

注：木通、槟榔现不用。

参考文献：

1.《景岳全书》，（明）张景岳。

2.《局方》全名为《太平惠明和剂局方》，又名《和剂局方》，宋代官修方剂书籍。

3.《医学心悟》，（清）程国彭。

4.《严氏济生方》，（宋）严用和。

5.《奇效良方》，（明）董宿，方贤。

6.《太平圣惠方》，（宋）王怀隐，陈昭遇。

十七、癃　闭

　　小水不通，是为癃闭，此最危最急证也。水道不通，则上侵脾胃而为胀，外侵肌肉而为肿，涉及中焦则为呕，再及上焦则为喘，数日不通，则奔迫难堪，必致危殆。今人一见此证，但知利水，或用田螺罨脐之法，而不辨其所致之本，无怪其多不治也。

　　凡癃闭之证，其因有四，最当辨其虚实，有因火邪结聚小肠膀胱者，此以水泉干涸，而气门热闭不通也；有因热居肝肾者，则或以败精，或以槁血，阻塞水道而不通者也；若此者，本非无水之证，不过壅闭而然，病因有余，可清可利，或用利法以通之，是皆癃之轻证也。惟是气闭之证，则尤为危候。然气闭之候有二焉：有气实而闭者，有气虚而闭者。夫膀胱为藏水之府，而水之入也，由气以化水，故有气斯有水；水之出也，由水以达气，故有水始有尿。经曰：气化则能出矣。盖有化而入，而后有化而出；无化而出，必其无化而入，是以其入其出，皆由气化，此即本经气化之义，非单以出者言气化也。然则水中有气，气即水也；气中有水，水即气也。今凡病气虚而闭者，必以真阳下竭，元海无根，水火不交，阴阳痞隔，所以气自气，而气不化水，水自水，而水蓄不行。气不化水，则水腑枯竭者有之；水蓄不行，则浸渍腐败者有之。气既不能化，而欲强为通利，果能行乎？阴中已无阳，而再用苦寒之剂，能无甚乎？至若气实而闭者，不过肝强气逆，移碍膀胱，或破其气，或通其滞，或提其陷，而壅者自无不去。此治实者无难，而治虚者必得其化，为不易也。故凡临此证，不可不详辨其虚实。

　　1.济生肾气汤（《严氏济生方》）
　　歌曰： 济生肾气治肾虚，熟地淮药及山萸。
　　　　　　丹皮苓泽加附桂，阴中求阳浊阴祛。

牛膝车前同煎服，肾阳虚弱服之宜。

方药： 熟地黄 20 克，淮山药 12 克，山茱萸 10 克，丹皮 10 克，云苓 12 克，泽泻 10 克，附子（先下）20 克，肉桂 5 克，牛膝 10 克，车前子 15 克。

用法： 开水先煎附子 15 分钟，继下余药。每日 1 剂，分两服。

主治： 由于肾阳不足，气化不力，小便不利或出现癃闭，以年轻人为主。

加减： 加人参 10 克以大补元气，挽救虚脱；黄芪 30 克以补气升阳，益卫固表，利水退肿。

方解： 与水肿门之金匮肾气丸互参。

2. **祛红散**（出处不详）

歌曰： 祛红生地草二冬，五味黄柏牛膝寻。

灯心茅根地榆炭，尿中有血服之灵。

方药： 生地 30 克，茅根 30 克，甘草 6 克，天冬 15 克，麦冬 15 克，五味子 6 克，黄柏 6 克，怀牛膝 15 克，地榆（炒炭）15 克，灯心 3 克。

用法： 水煎服。

主治： 尿血，及由瘀血阻塞膀胱引起的小便癃闭。

加减： 加茜草 10 克以凉血止血，活血祛瘀；加仙鹤草 10 克以收敛止血；加藕节 30 克以收敛止血化瘀。

方解： 方中生地滋阴凉血，宣血；天冬、麦冬润燥生津，清火；五味子敛肺气而滋肾阴，益气生津；灯心清热，引热从小便出；茅根、地榆清热止血；黄柏坚阴燥湿清热；牛膝补肝肾，引热下行。此方用于心、小肠经热而小便出血者。

3. **启癃开闭汤**（《千家妙方》）

歌曰： 启癃开闭参芪茯，莲子车前草薢同。

王不留兮吴萸桂，地草大云水煎服。

方药： 党参 20 克，黄芪 30 克，茯苓 12 克，莲子 15 克，草薢 10 克，车前子 15 克，王不留行 15 克，吴茱萸 3 克，肉桂 5 克，熟地 30 克，大云

15 克，甘草 10 克。

用法：水煎服。日 1 剂，分两服。

主治：老年人气血虚甚，小便色清不力，而致癃闭者。

加减：因导尿感染，小便痛者，加二花 30 克、土苓 30 克。 小便带血者，加地榆炭 12 克。小便混浊者，加益智仁 10 克。全身浮肿者，加陈皮 10 克、大腹皮 10 克、通草 6 克。因服药食欲减少者，加陈皮 10 克、砂仁 10 克。

方解：方用党参、黄芪以补气；熟地补阴精以滋肝肾；莲子清心安神；萆薢、车前子、王不留行清利湿热，利水通淋，化瘀消肿；吴萸泄肝，与肉桂同用则温阳散寒，增强气化；茯苓淡渗利湿；甘草益气清热而利阴窍；大云补精暖肾兼润大便。本方用于年老气血虚弱，小便色清以及小便不力的病证，效果良好。

参考文献：

1.《景岳全书》，（明）张景岳。

2.《严氏济生方》，（宋）严用和。

3.《千家妙方》，李文亮，齐强，解放军出版社，1982.7.1。

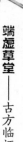

十八、腰　　痛

腰痛证，旧有五辨：一曰阳虚不足，少阴肾衰；二曰风痹、风寒、湿着腰痛；三曰劳役伤肾；四曰坠堕损伤；五曰寝卧湿地。虽其大约如此，然而犹未悉也。盖此证有表里虚实寒热之异，知斯六者庶乎尽矣，而治之亦无难也。

腰痛证，凡悠悠戚戚，屡发不已者，肾之虚也。遇阴雨或久坐，痛而重者，湿也。遇诸寒而痛，或喜暖而恶寒者，寒也。遇诸热而痛，及喜寒而恶热者，热也。郁怒而痛者，气之滞也。忧愁思虑而痛者，气之虚也。劳动即痛者，肝肾之衰也。当辨其所因而治也。腰为肾之府，肾与膀胱为表里，故在经则属太阳，在脏则属肾气，而又为冲任督带之要会。所以凡病腰痛者，多由真阴之不足，最宜以培补肾气为主。其有实邪而腰痛者，亦不过十中之二三耳。

1. 加减身痛逐瘀汤（《医林改错》①）

歌曰： 身痛逐瘀芎桃红，熟地杜仲草香附。

灵脂没药地龙归，牛膝续断艽羌入。

方药： 秦艽 10 克，川芎 15 克，桃仁 12 克，红花 10 克，甘草 6 克，羌活 10 克，没药 6 克，香附子 12 克，五灵脂 10 克，牛膝 12 克，地龙 10 克，当归 12 克，熟地 30 克，杜仲 10 克，续断 12 克。

用法： 水煎服，日 1 剂。

主治： 外伤引起之腰痛。

加减： 加鸡血藤 20 克以行血补血，舒筋活络；威灵仙 8 克以祛风止痛。

---

① 《医林改错》，王清任（1768—1831），字勋臣，直隶玉田（今属河北）人。清代医学家，精心观察人体构造，并绘制图形，纠正前人错误。

方解：方用川芎、当归、桃仁、红花以祛瘀止痛；秦艽、羌活、地龙通络宣痹，用于瘀血痹阻经络的腰部及关节痹痛；香附子、没药、五灵脂理气血以祛瘀；杜仲、续断补肝肾，强筋骨；熟地补精血以填阴；牛膝消瘀而补肝肾。此方对于外伤引起的腰痛疗效显著。

2. 大补元煎（《景岳全书》）

歌曰：人参熟地杜二山，当归枸杞炙草全。

男归气血俱大损，方名便叫补元煎。

方药：人参10克，熟地30克，杜仲10克，山药12克，山茱萸10克，当归12克，炙甘草6克，枸杞12克。

用法：水煎服，日1剂，分两服。

主治：男妇气血大坏、精神失守危剧等证，此回天赞化、救本培元第一要方。

加减：元气不足多寒者，加附子、肉桂、炮姜之类。如气偏虚者，加黄芪、白术（如果味口多滞者不必用）。如血滞者，加川芎，去山茱萸。如滑泻者，加五味子、补骨脂之属。畏酸吞酸者，去山茱萸。

方解：方用人参、熟地、当归、枸杞、杜仲、山药、山茱萸补元气，滋精髓；炙草益气和诸药。所用药味仅几味，而配伍精当、旨在专补，不似六味丸补中寓泻，泻中寓补，可谓补益剂之佼佼者。

3. 加减八珍汤

歌曰：加减八珍治体虚，党参白术苓草齐。

地归芍芎杜续断，地骨枸杞服之安。

方药：党参15克，云苓12克，白术12克，炙甘草6克，熟地20克，当归12克，川芎12克，白芍10克，地骨皮10克，枸杞12克，杜仲10克，续断12克。

用法：水煎服，日1剂，分两服。

主治：肝肾虚损，真阴不足，气血亏耗，经水不调，腰腹疼痛。

加减：或以女贞子10克、寄生15克易地骨皮。

方解：方用四君子以补气，四物汤以补血，二方合一，气血双补。另入枸杞、杜仲、续断补精填髓，地骨皮清虚热，使气血充足，精气饱满，而腰痛之疾得除。

4. 十补丸（《景岳全书》）

歌曰： 十补山药与山萸，丹皮苓泽熟地桂。

　　　　鹿茸附子加五味，足冷足肿腰脊痛。

方药： 熟地30克，山药30克，山茱萸30克，丹皮30克，云苓30克，泽泻30克，附子5克，肉桂5克，五味子30克，鹿茸30克。

用法： 为末蜜丸，如梧桐子大，空心，盐酒、盐汤任下。

主治： 肾脏虚弱，面色黧黑，足冷足肿，耳鸣耳聋，肢体羸瘦，足膝软弱，小便不利，腰脊疼痛。但是肾虚之证，皆可服之。

加减： 加巴戟天15克以补肾助阳，祛风除湿；黄芪30克配附子能补气助阳，治气虚阳衰、畏寒多汗；菟丝子15克以补阳益阴，固精缩尿，明目止泻；补骨脂10克以补肾壮阳，固精缩尿，温脾止泻。

方解： 此方乃桂附八味丸加五味子、鹿茸而成。熟地、山萸补肾阴而摄精气；山药、茯苓健脾渗湿；泽泻泄肾中水邪；丹皮清肝胆相火；桂、附补命门真阳，引火归元。五味子补气生津，收敛真气不致外越；鹿茸填精补髓。诸药合用，使元阴、元阳皆得补益。对于肾脏虚冷、面黑足寒、耳聋膝软、小便不利病证，用之甚效。

5. 冷补丸（《严氏济生方》）

歌曰： 冷补二地二冬膝，地骨芍药斛蒺藜。

　　　　玄参沉香磁石用，水燥口干腰痛急。

方药： 生地80克，熟地60克，天冬60克，麦冬50克，牛膝（酒浸）50克，地骨皮50克，白芍50克，石斛50克，白蒺藜（炒）50克，玄参50克，沉香12克，磁石（火煅水飞）40克。

用法： 为末，炼蜜为丸，如梧桐子大，每服70丸，空心盐酒或盐汤下。

主治： 肾水燥少，不受峻补，口干多渴，耳痒耳聋，腰痛腿弱，小便赤涩，大便或难。

加减： 加炒谷芽20克以消食和中，健脾开胃。

方解： 方中生地清热凉血，养阴生津；熟地养血滋阴，补精益髓；天冬清肺降火，滋阴润燥；麦冬润肺养阴，益胃生津，清心除烦；白芍养血敛阴，柔肝止痛，平抑肝阳；玄参清热解毒，养阴；地骨皮凉血退蒸，清泄肺热，养胃生津，滋阴除热；牛膝活血祛瘀，补肝肾，强筋骨，利尿通淋，引血下行；白蔻平肝疏肝，祛风明目；沉香行气止疼，降逆调中，温肾纳气；磁石平肝潜阳，降逆，止血。全方旨在滋补真阴，清热生津，润燥除烦。

6. 玄参汤（《严氏济生方》）

歌曰： 玄参生地五加皮，黄芩赤苓通草麦。
　　　　菖蒲炙草羚羊角，生姜为引莫迟疑。

方药： 玄参15克，生地20克，五加皮10克，黄芩8克，赤苓15克，通草5克，麦冬15克，菖蒲10克，炙甘草6克，羚羊角（锉粉先下）10克。

用法： 生姜引，水煎服。

主治： 真阴虚损，肝木失养，虚火上炎，头晕目眩，腰脚酸软。

加减： 加地骨皮10克以凉血退蒸，清虚热，并可泻肾经浮火；女贞子10克以补益肝肾，清热明目。

方解： 方用生地、玄参养阴清热；黄芩、赤苓、羚羊角清热止痉；麦冬润肺养阴生津；菖蒲豁痰开窍，化浊祛湿；炙草益气；生姜益胃而兼平和诸药之苦寒性味；五加皮祛风湿，强筋骨。

7. 六物止痛汤（出处不详）

歌曰： 六物止痛补骨脂，木瓜杜仲牛膝是。
　　　　续断草薢水煎服，五种腰痛悉能施。

方药： 补骨脂15克，木瓜15克，杜仲15克，牛膝15克，续断15克，草薢15克。

用法： 水煎服，日1剂。

主治： 虚实寒热劳，五种腰痛。

加减： 加红花6克以活血祛瘀；山甲6克以活血通络。两药合用加入此方，意在补肾强筋骨的同时增强血行通畅的作用，疗效更佳。

方解： 方用补骨脂补肾固精，温脾；杜仲补肝肾，强筋骨；续断补肝肾，行血脉；木瓜舒筋活络，化湿和胃；牛膝活血祛瘀，补肝肾，强筋骨，引血下行；萆薢利湿浊，祛风湿，并可舒经活络。此方对于虚、实、寒、热、劳五种腰痛均有良效。

8. 通气散（出处不详）

歌曰：通气散里陈皮草，木香茴香元胡索。

穿山甲分白牵牛，气滞闪挫腰痛疗。

方药：陈皮 10 克，甘草 6 克，木香 6 克，茴香 10 克，元胡 12 克，山甲 10 克，白牵牛 5 克。

用法：水煎服。

主治：因用力过猛，姿势不正，以致闪挫腰部，疼痛不堪。

加减：加木瓜 12 克以舒筋活络，化湿和胃；骨碎补 10 克以补肾和血，续伤。

方解：方中陈皮、木香、元胡理气止痛；茴香温肾通络；山甲、牵牛活血消肿，止痛；甘草缓急。此方对于闪挫腰痛效果甚好。

9. 活络丹（《太平惠民和剂局方》）

歌曰：活络丹里用二乌，南星地龙没药乳。

血瘀腰痛加针刺，甚者麝香五灵脂。

方药：川乌 10 克，草乌 10 克，南星 10 克，地龙 10 克，乳香 8 克，没药 8 克。

用法：水煎服，或以四物汤冲服成药一丸。日两次。

主治：血瘀腰痛，日轻夜重。

加减：守原方，不作加减。

方解：川乌、草乌祛风湿，散寒止痛；乳香、没药活血止痛，消肿生肌；天南星燥湿化痰，祛风止痉；更加通络之地龙，对于血瘀腰痛者，用之效良。

参考文献：

1.《景岳全书》，（明）张景岳。

2.《医林改错》,（清）王清任。

3.《严氏济生方》,（宋）严用和。

4.《局方》全名为《太平惠明和剂局方》，又名《和剂局方》，宋代官修方剂书籍。

十九、消　渴

　　三消之病，三焦受病也。上消者，消渴证也，大渴引饮，随饮随渴，以上焦之津液枯涸。古云其病在肺，而不知心、脾、阳明之火皆能熏炙而然，故又谓之膈消也。中消者，中焦病也，多食善饥，不为肌肉，而日加消瘦，其病在脾胃，又谓之消中也。下消者，下焦病也，小便黄赤，为淋为浊，如膏如脂，面黑耳焦，日渐消瘦，其病在肾，故又名肾消也。此三消者，古人悉认为火证，然有实火者，以邪热有余也；有虚火者，以真阴不足也。治消证而不辨虚实，则未有不误者矣。消证有阴阳，尤不可不察。如多渴者曰消渴，善饥者曰消谷，小便淋浊如膏者曰肾消。凡此者，多由于火，火甚则阴虚，是皆阳消之证也。至于阴消之义，则未有知之者。盖消者，消烁也，亦消耗也，凡阴阳血气之属日见消败者，皆谓之消，故不可尽以火证为言。何以见之？如《气厥论》曰：心移寒于肺，为肺消，饮一溲二，死不治。此正以元气之衰，而金寒水冷，故水不化气，而气悉化水，岂非阳虚之阴证乎？又如《邪气脏腑病形篇》言五脏之脉细小者，皆为消瘅，岂非以微小之脉而为有余之阳证乎？此《内经》阴消之义固已显然言之，而但人所未察耳。故凡治三消证者，必当察其脉气、病气、形气，但见本元亏竭及假火等证，必当速救根本，以资化源。若但知为火而专务清理，未有不阴阳俱败者矣。

　　凡治消之法，最当先辨虚实。若察其脉证果为实火致耗津液者，但去其火则津液自生，而消渴自止。若由真水不足，则悉属阴虚，无论上中下，急宜治肾，必使阴气渐充，精血渐复，则病必自愈。若但知清火，则阴无以生，而日见消败，益以困矣。

　　三消证，古人以上焦属肺，中焦属胃，下焦属肾，而多以火治，是固然矣。然以余论之，则三焦之火多有病本于肾，而无不由乎命门者。夫命门为水火之腑，凡水亏证固能为消为渴，而火亏证亦能为消为渴者，何也？

盖水不济火，则火不归源，故有火游于肺而为上消者，有火游于胃而为中消者，有火烁阴精而为下消者，是皆真阴不足、水亏于下之消证也。又有阳不化气则水精不布，水不得火则有降无升，所以直入膀胱而饮一溲二，以致泉源不滋，天壤枯涸者，是皆真阳不足，火亏于下之消证也。阴虚之消，治宜壮水，因有言之者矣；阳虚之消，谓宜补火，则人必不信。不知釜底加薪，氤氲彻顶，槁禾得雨，生意归巅，此无他，皆阳气之使然也，亦生杀之微权也。余因消证多虚，难堪剥削，若不求其所丧之因而再伐生气，则消者愈消，无从复矣，故再笔于此，用以告夫明者。

1. **严氏泻黄散加减**（《严氏济生方》）

歌曰： 严氏泻黄缩砂仁，藿膏芍丹栀草寻。

石斛怀膝加玄参，脾胃壅实口疮生。

沙参麦冬水煎服，烦闷头痛用之宁。

方药： 藿香6克，石膏（先下）50克，砂仁5克，栀子（炒）8克，甘草5克，怀牛膝10克，白芍10克，丹参10克，沙参15克，麦冬15克，石斛10克，玄参12克。

用法： 先下石膏，煎15分钟，继下余药，日1剂，分两服，亦可三服。

主治： 消渴虚实兼杂，实证较重者，四肢末梢疼痛麻木，口舌干燥，便秘头闷，口唇结痂。

加减： 原方为严氏泻黄散，本方已作加减，因而不再重复加减。

方解： 严氏泻黄散主治脾胃壅实，口内生疮，烦闷多渴，颊痛心烦，唇口干燥，壅滞不食。在此基础上增加玄参、丹参、沙参、麦冬、石斛以养阴清热；白芍、甘草酸甘化阴以保津；牛膝补肝肾而祛瘀。本方旨在养阴清热，生津润燥。对于实热，也少用苦寒之品，以免伤阳耗阴。对于消渴症虚实夹杂者，用之效果良好。

附： 严氏泻黄散仅砂仁、石膏、山栀、甘草、防风、藿香六味。其余药为编者临床加减。

2. **加减一阴煎**（《景岳全书》）

歌曰： 加减一阴二地冬，芍草牛膝丹参共。

沙参石斛玄砂膏，藿香知母地骨同。

方药：生地 20 克，熟地 20 克，甘草 6 克，牛膝 10 克，白芍 10 克，丹参 10 克，沙参 15 克，麦冬 15 克，石斛 10 克，玄参 12 克，砂仁（后下）5克，藿香 6 克，石膏（先下）20 克，知母 10 克，地骨皮 10 克。

用法：水煎服，日 1 剂。

主治：继前方之后用。

加减：原方为一阴煎，此方已作加减，因而不再重复。

方解：方用生地、熟地、白芍凉血补血、填精合营，丹参、牛膝祛瘀清热，沙参、麦冬、石斛生津润燥止痛除烦，玄参、知母清热生津，地骨皮除蒸退虚热，石膏甘寒，清热止渴生津，藿香、砂仁化浊去湿醒脾。所治病证与上方参照引用。

3. 六味地黄汤加减（《小儿药证直诀》）

歌曰：加减六味生地怀，山萸丹皮云苓偕。

二冬芍草与龟板，消渴肺肾阴虚瘥。

方药：生地 30 克，山药 12 克，山茱萸 6 克，丹皮 10 克，云苓 12 克，天冬 15 克，麦冬 15 克，白芍 8 克，甘草 5 克，龟板（先下）30 克。

用法：水煎服。日 1 剂，分两服。

主治：消渴由于阴虚之极，阴不化阳，不耐温补之剂者。

加减：原方为六味地黄汤，此方已作加减，因而不再重复。

方解：方用六味地黄汤去泽泻加二冬、芍、草、龟板，变熟地为生地而成，旨在滋阴清热、生津润燥，甘草清热，龟板滋真阴以潜阳。此方对于消渴由于阴虚之极阴不化阳，不耐温补之剂者用之疗效良好。

4. 清胃散加减（《兰室秘藏》）

歌曰：清胃散里升麻连，当归生地牡丹全。

石膏石斛怀牛膝，菊花玄参砂仁联。

方药：升麻 8 克，黄连 6 克，当归 12 克，生地 30 克，丹皮 10 克，石膏（先下）30 克，石斛 10 克，怀牛膝 10 克，菊花 10 克，玄参 12 克，砂仁 6 克。

用法： 先下石膏，水煎服。日 1 剂，分两服。

主治： 中焦实热，多食易饥，牙疼口疮。

加减： 原方为清胃散，此方已作加减，因而不再重复。

方解： 参照严氏泻黄散。

5. 七宝美髯丹（《医方集解》）

歌曰： 七宝美髯何首乌，菟丝牛膝茯苓俱。

骨脂枸杞当归合，专益肾肝精血虚。

方药： 何首乌赤白各 250 克，茯苓 150 克，怀牛膝 150 克，当归 150 克，枸杞 150 克，菟丝子 150 克，补骨脂 120 克。

用法： 何首乌赤白各 250 克合黑豆 250 克同煮，汁尽至首乌内变深棕色为度；怀牛膝同酒拌蒸 1 小时；当归酒拌炒；枸杞酒洗；菟丝子酒浸；补骨脂、芝麻 60 克拌炒。诸药和碾，炼蜜为丸，不宜蜜者，服散剂亦可。

主治： 肝肾不足，精血亏损，须发早白，齿牙动摇，梦遗滑精，腰膝酸软，及消渴，小便淋漓，崩带，周身痿痹。

加减： 加旱莲草 10 克以滋阴益肾。

方解： 何首乌补益肝肾，涩精固气；茯苓补心气，安心神而淡渗湿邪；牛膝补肝肾而强筋骨；当归、枸杞养血补肝；菟丝子、补骨脂助阳益肾。本方是专门补益肝肾，滋养精血的良方。精血饱满则须发乌而有光泽。

注意： 阴虚热较盛者不宜。

6. 似消汤（《辨证录》）

歌曰： 似消火盛夜尿多，苓陈二冬竹叶芍。

莲子黄连与丹皮，紫菀玄参用之疗。

方药： 赤苓 15 克，陈皮 6 克，天冬 15 克，麦冬 12 克，竹叶 10 克，白芍 15 克，莲子 12 克，黄连 6 克，丹皮 10 克，紫菀 10 克，玄参 20 克。

用法： 水煎服。

主治： 心火亢盛，口渴思饮，饮而即尿，晚间尤甚，类似消渴之证。

加减： 加沙参 15 克以清肺养阴，益胃生津；黄精 15 克以润肺滋阴，补脾益气。

方解：方用二冬清热生津润燥；赤苓、竹叶、莲子宁心安神清热利湿；丹皮、白芍清热养血；紫菀、玄参润肺清热，养阴止渴；陈皮行气化痰去浊。

参考文献：

1.《景岳全书》,（明）张景岳。

2.《严氏济生方》,（宋）严用和。

3.《兰室秘藏》,（金）李东垣。

4.《小儿药证直诀》,（宋）钱乙。

5.《医方集解》,（清）汪昂。

6.《辨证录》,（清）陈士铎。

廿、遗　精

遗精之证有九：凡有所注恋而梦者，此精为神动也，其因在心；有欲事不遂而梦者，此精失其位也，其因在肾；又值劳倦即遗者，此筋力有不胜，肝脾之气弱也；有因用心思索过度辄遗者，此中气有不足，心脾之虚陷也；有因湿热下流，或相火妄动而遗者，此脾肾之火不清也；有无故滑而不禁者，此下元之虚，肺肾不固也；有素禀不足而精易滑者，此先天元气之单薄也；有久服冷利等剂，以致元阳失守而滑者，此误药之所致也；有壮年气盛，久节房欲而遗者，此满而溢者也。凡此之类，是皆遗精之病。然心主神，肺主气，脾主湿，肝主疏泄，肾主闭藏，则凡此诸病，五脏皆有所主，故治此者，亦当各求所因也。因梦而出精者，谓之梦遗，不因梦而精自出者，谓之滑精。梦遗者，有情，有火，有虚，有溢，有因情动而梦者，有因精动而梦者。情动者当清其心，精动者当固其肾，滑精者，无非肾气不守而然。治遗精之法，凡心火盛者，当清心降火；相火盛者，当补水滋阴；气陷者，当升举；滑泄者，当固涩；湿热相乘者，当分利；虚寒冷利者，当温补；下元元阳不足、精气两虚者，当专培根本。今人之治遗泄，动以黄柏、知母为君，或专用固本丸、坎离丸之类，不知苦寒之性，极能沉降泻水，肾虚者尤非所宜。肾有补而无泻，此辈亦何裨于肾，而凡用治于非火滑泻者，适足为肾之害耳。

1. 大补元煎加减《景岳全书》

歌曰： 人参熟地杜二山，当归枸杞炙草全。

　　　　芡实金樱砂木香，益智远志遗精良。

方药： 人参 10 克，熟地 10 克，杜仲（炒）10 克，山药 12 克，山茱萸 12 克，枸杞 16 克，远志（炙）8 克，炙甘草 6 克，芡实 15 克，金樱子

（炙）15 克，木香 6 克，砂仁 8 克，益智子（盐炒）10 克。

用法： 水煎服。

主治： 肝肾精血不足，肾气不固遗精。

加减： 见腰痛门。

方解： 见腰疼门。

2. **秘元煎**（《景岳全书》）

歌曰： 秘元远志山药芡，四君枣仁五味全。

更加金樱须去核，遗精本由心脾馁。

方药： 远志（炙）10 克，山药 12 克，芡实 15 克，党参 15 克，白术 12 克，茯苓 12 克，炙甘草 6 克，五味子 8 克，金樱子 15 克，炒枣仁 12 克。

用法： 水煎服。

主治： 心脾气虚，不能收摄，以致遗精。

加减： 小便清长频数以及夜间小便次数增多者，加补骨脂 10 克、益智仁 10 克、桑螵蛸 10 克；脾胃不适、大便溏泄者，减远志量为 6 克。

方解： 方用四君子以补脾益气；芡实、金樱子、五味子固精止遗；山药益阴补虚；远志交通心肾，枣仁补养心血，安定心神；诸药相合，使脾气健旺，气能摄精而遗自止。

3. **黄连清心汤**（《奇效良方》）

歌曰： 黄连清心地归草，参莲远志茯神枣。

少寐多梦伴遗精，口干恐悸心烦热。

方药： 生地 30 克，当归 12 克，甘草 6 克，人参 8 克，莲子 12 克，远志（炙）10 克，黄连 5 克，茯神 15 克，枣仁（炒）20 克。

用法： 灯心引，水煎服。

主治： 心火独亢，神浮扰精之梦遗。

加减： 上焦热盛者，加玄参 12 克以清热解毒养阴，麦冬 15 克，润燥生津。

方解： 方中黄连清泻心经实火；生地、当归补阴活营；远志、茯神、枣仁补养心血，安神定志，交通心肾，使水火臻于既济之势；莲子清心热而除烦；人参补益元气。诸药合用则睡憩香而烦梦得除，对由此引起的遗精病证有效。

4. 固精丸（《仁斋直指方论》[①]）

歌曰： 固精丸里用知柏，龙牡莲心芡实萸。

远志茯苓与炙草，肾虚有火精滑遗。

方药： 知母（酒炒）10 克，黄柏（酒炒）10 克，龙骨 15 克，牡蛎 15 克，芡实 15 克，山茱萸 10 克，远志 10 克，茯苓 12 克，炙甘草 6 克，莲心 10 克。

用法： 山药糊丸，梧桐子大，每服 50 丸，空心温酒下。

主治： 肾虚兼有火，精滑，心神不安。

加减： 方内可加金樱子 15 克以收涩止遗，桑叶 10 克以清肺肝、澄水之上源，牛膝 15 克以引火下行而滋补肝肾。

方解： 方用黄柏清热燥湿，泻火解毒，并退虚热，与知母相须为用，治疗阴虚发热、骨蒸盗汗以及遗精等证；莲心、芡实清心火而固精涩遗；龙骨、牡蛎固精止痉；山萸入肝，益肝阴而摄魂魄；远志交通心肾并祛痰以开窍；茯苓、炙草补脾宁心并祛湿气。对于肾虚兼火、精滑及心神不安的病症，服之均可解除。

5. 静心汤（《辨证录》）

歌曰： 静心汤里参术草，茯神枣仁芡山药。

当归五味与麦冬，煎汤服之梦遗疗。

方药： 人参 10 克，白术 15 克，炙甘草 6 克，茯神 15 克，枣仁（炒）12 克，芡实 30 克，山药 20 克，当归 10 克，五味子 6 克，麦冬 15 克。

用法： 水煎服。

主治： 劳心过度，以致梦遗。口渴舌干，面红颧赤，眼闭即遗。

加减： 方中可加远志 6 克以交通心肾，龙骨 20 克以镇心安神。

[①] 《仁斋直指方论》，杨士瀛（？），字登父，号仁斋，南宋三山（今福建省福州市）人。撰有《仁斋直指方论》、《仁斋直指小儿方论》、《伤寒类书活人总括》、《医学真经》和《察脉总括》等。

方解： 方用人参、白术、炙草以补元气，去茯苓者因其有渗利之功，故不用；茯神、枣仁补养心血，安定心神；当归补血；芡实、山药涩精止遗；五味子、麦冬清心除烦，生津润燥。诸药合用，使虚耗之元气得充，不足之营血得济。心肾交通，水火既济，志意安静，梦遗自除。

6. 旺水汤（《辨证录》）

歌曰： 旺水熟地茯苓怀，沙参五味芡地骨。
　　　　纵欲不息真水耗，补水制火梦遗消。

方药： 熟地 30 克，茯苓 15 克，山药 20 克，沙参 15 克，五味子 6 克，芡实 20 克，地骨皮 10 克。

用法： 水煎服。

主治： 色欲过度，致肾中真水枯竭，以致梦遗。

加减： 方内加玄参 15 克以清热养阴，丹皮 8 克清热凉血，牛膝 15 克引火下行，滋补肝肾，麦冬 12 克生津润燥。

方解： 方中熟地、山药补真水而益阴填精；沙参、五味子生津润燥；茯苓宁心健脾；地骨皮退骨蒸虚热；芡实固精涩遗。诸药合用，上清源头而下补元海，使肾中之真水充足，心肺之枯燥得润。

参考文献：

1.《景岳全书》，（明）张景岳。

2.《仁斋直指方论》，（宋）杨士瀛。

3.《辨证录》，（清）陈士铎。

4.《奇效良方》，（明）董宿，方贤。

廿一、阳　痿

凡男子阳痿不起，多由命门火衰，精气虚冷，或以七情劳倦，损伤生阳之气，多致此证。亦有湿热炽盛，以致宗筋弛缓，而为痿弱者，譬以暑热之极，则诸物绵萎。经云：壮火食气，亦此谓也。然有火无火，脉证可别，但火衰者十居八九，而火盛者仅有之耳。凡思虑、焦劳、忧郁太过者，多致阳痿。盖阴阳总宗筋之会，会于气街，而阳明之为长，此宗筋为精血之孔道，而精血实宗筋之化源。若以忧思太过，抑损心脾，则病及阳明冲脉，而水谷气血之海必有所亏，气血亏而阳道斯不振矣。经曰："二阳之病发心脾，有不得隐曲"，及女子不月者，即此之谓也。凡惊恐不释者，亦致阳痿。经曰："恐伤肾"，即此谓也。故凡遇大惊卒恐，能令人遗失小便，即伤肾之验；又或于阳旺之时，忽有惊恐，则阳道立痿，亦其验也。

1. **加减大补元煎**（《景岳全书》）

歌曰：人参熟地杜二山，当归枸杞炙草全。

更入远志与枣仁，养心安神交坎离。

方药：人参 10 克，熟地 20 克，杜仲（炒）10 克，山药 12 克，当归 12克，山茱萸 12 克，枸杞 12 克，炙甘草 6 克，远志（炙）8 克，枣仁（炒）15 克。

用法：水煎温服。

主治：由恐惧伤肾，或精血衰少，心肾不交，而致阳痿不举，心悸失眠。

加减：方中可加谷芽 20 克健脾以增强吸收功能。

方解：大补元煎方解见腰痛门。

2. **扶痿汤**（《辨证录》）

歌曰： 扶痿参术巴戟芪，五味熟地远志桂。

柏子山萸益心气，交感之时忽不举。

方药： 人参10克，白术12克，巴戟15克，黄芪30克，五味子10克，熟地20克，远志10克，肉桂3克，柏子仁12克，山茱萸10克。

用法： 水煎服。

主治： 心气不足，每遇同房则不能坚举。

加减： 方中加韭菜10克、仙茅10克、杜仲10克、菟丝子15克以温阳补肾。

方解： 方中人参、白术、黄芪补益元气；巴戟、肉桂补肾阳温水脏；熟地、山萸滋补肝肾；远志、柏子仁宁心益智；五味子收敛神气。此方气血双补，使心气充足，精力旺盛，则阳痿可愈。

3. **举痿汤**（《辨证录》）

歌曰： 举痿人参巴戟桂，枣仁远志茯神芪。

柏子良姜附归菟，人到中年阳痿痹。

方药： 人参10克，巴戟15克，肉桂5克，枣仁（炒）10克，远志（炙）10克，茯神15克，黄芪30克，柏子仁12克，良姜8克，附子（先下）15克，当归12克，菟丝子15克。

用法： 开水先下附片煎一刻钟，再下余药。

主治： 离宫气血不足，坎宫真阳虚衰，以致水火不济，否而不通，阳事不兴。

加减： 方中加陈皮10克、砂仁8克以增强药物的吸收。

方解： 人参、黄芪峻补正气；附子、肉桂、巴戟、良姜、菟丝子扶虚弱元阳，且与参、芪配伍正所君臣得位，主上明而臣下尽力；枣仁、远志、茯神卫君主而安大内，并能交通上下；当归元润，以和诸节。众药合用，配伍精当，对于心肾气血不足、阳事不兴的病证，用之甚效。

4. 小柴胡汤 (《刘渡舟临证验案精选·小柴胡汤加减》)[①]

歌曰： 小柴胡汤和解共，半夏人参甘草同。

更用黄芩加姜枣，少阳百病此方尊。

方药： 柴胡 15 克，黄芩 10 克，半夏 14 克，生姜 8 克，人参 10 克，炙甘草 10 克，白芍 15 克，大枣 7 个，枳实 12 克。

用法： 水煎温服。

主治： 年壮而患阳痿者，脉弦有力，舌苔白滑略厚，除阳痿外，兼见胸胁苦满，口苦心烦，手足冰冷。

加减： 见方解。

方解： 本方用小柴胡汤与四逆散合方，盖欲疏通气机，开泄阳郁，必以斡旋枢机为要。阳经之枢机，在于少阳；阴经之枢机，在于少阴。小柴胡汤和解少阳之枢而利其气；四逆散通畅少阴之枢以达其阳。二方合用，使枢机一开，则气机利、阳气伸、火气达，而阳痿可愈矣。

5. 右归饮 (《景岳全书》)

歌曰： 右归饮治命门衰，附桂山萸杜仲施。

地草怀山枸杞子，便溏阳痿服之宜。

方药： 熟地 20 克，山药 10 克，山茱萸 10 克，肉桂 6 克，附子（先下）10 克，枸杞 10 克，炙甘草 6 克，杜仲（炒）10 克。

用法： 水煎温服。日 1 剂。

主治： 一切命门火衰，气怯神疲，饮食减少，腹痛腰酸，大便溏薄，阳痿之证。

加减： 眠差者，加枣仁 12 克。消化不良者，加砂仁 10 克、谷芽 20 克。

方解： 方用附子、肉桂以补命门真阳；熟地、山药、山萸、杜仲、枸杞以补肝肾真阴；炙草益气且缓和附、桂之烈性。众药合用，使肾中之元阳充满，由元气虚衰引起的阳痿以及腰疼病证均可治愈。

---

① 刘渡舟（1917—2001），原名刘荣先，辽宁省营口市人。北京中医学院教授、博导，著有《伤寒论通俗讲话》、《伤寒论十四讲》、《伤寒论诠解》、《伤寒契要》、《新编伤寒论类方》等。

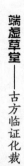

参考文献：

1.《景岳全书》,（明）张景岳。

2.《辩证录》,（清）陈士铎。

3.《刘渡舟临床证验案精选》，刘渡舟，学苑出版社，2007.4。

廿二、耳鸣、耳聋

　　耳鸣当辨虚实，凡暴鸣而声大者多实，渐鸣而声细者多虚；少壮热盛者多实，中衰无火者多虚；饮酒味厚，素多痰火者多实，质清脉细，素多劳倦者多虚。且耳为肾窍，乃宗脉之所聚，若精气调和，肾气充足，则耳目聪明；若劳伤血气，精脱肾惫，必至聋聩。故人于中年之后，每多耳鸣，如风雨、如蝉鸣、如潮声者，是皆阴衰肾亏而然。经曰："人年四十而阴气自半"，半，即衰之谓也。又以《易》义参之，其象尤切。《易》曰坎为耳，盖坎之阳居中，耳之聪在内，此其所以相应也。今老人之耳，多见聪不内居，而声闻于外，此正肾元不固，阳气渐涣之征耳，欲求来复，其势诚难，但得稍缓，即已幸矣，其惟调养得宜，而日培根本耳。

　　耳聋证，总由气闭不通耳。盖凡火邪、风邪，皆令气壅，壅则闭也；怒则气逆，逆则闭也；窍伤则气窒，窒则闭也；虚则气不充，不充则闭也。凡邪盛气逆而闭者，实闭也；气有不及而闭者，虚闭也。然实闭者少而虚闭者多。且凡属实邪，固令耳窍不通，使果正气强盛，断不止此，惟经气不足，然后邪气得以夺之，此正邪之所凑，其气必虚之谓也。故即系实邪而病至聋闭者，亦无不有挟虚之象，所以凡治此证，不宜峻攻。至若治此之法，凡火壅于上者，自宜清降，兼阴虚者，亦宜补阴，此阳证之治也。若无火邪，止由气闭，则或补或开，必兼辛温之剂方可通行，此阴证之治也。然此两者，皆当以渐调理，但无欲速，庶乎尽善。

1．清膈煎（《景岳全书》）

歌曰： 清膈煎里用陈皮，贝母胆星海石齐。

　　　　白芥木通六味备，痰火气壅耳鸣济。

方药： 陈皮 10 克，贝母 15 克，胆南星 10 克，海浮石 20 克，白芥子 6

克，木通 5 克。

用法：水煎服。

主治：痰因火动，气壅喘满，内热烦渴，耳聋耳鸣。

加减：木通可以通草代之。

方解：方用陈皮以理气化痰；贝母化痰止咳，清热散结；海浮石清肺化痰；白芥子利气散结祛痰；胆南星燥湿化痰，祛风止痉；木通清热利水。此方治疗膈上实热者效果良好。

2. 服蛮煎（《景岳全书》）

歌曰：服蛮生地麦冬芍，菖斛丹皮与陈皮。

茯神木通知母齐，行滞开郁效无比。

方药：生地 20 克，麦冬 12 克，白芍 12 克，石斛 10 克，丹皮 10 克，茯神 15 克，陈皮 8 克，木通 5 克，知母 10 克，菖蒲 10 克。

用法：水煎服。

主治：心肝热壅，耳鸣耳聋。

加减：痰盛多郁者，加贝母 12 克。痰胜兼火者，加胆星 6 克。阳明火盛、内热狂叫者，加石膏 20 克。便结胀满多热者，加玄明粉 8 克冲服。气虚神困者，加人参 8 克。

方解：方中生地、麦冬、白芍、丹皮清热凉血养阴；菖蒲豁痰开窍，化浊益心气；陈皮利气化痰；茯神宁心；木通清热利水；知母滋阴生津。诸药合用，共奏养阴生津、清热解郁之功。对于心肝二经热壅造成的耳聋，以此方加减用之，确有良效。

3. 启窍汤（《辨证录》）

歌曰：启窍熟地山茱萸，麦冬枣仁茯神俱。

柏子五味远菖蒲，体虚年老耳聋力。

方药：熟地 30 克，山茱萸 12 克，麦冬 15 克，枣仁（炒）20 克，茯神 15 克，远志（炙）10 克，柏子仁 15 克，五味子 8 克，石菖蒲 10 克。

用法：水煎服。

主治：大病之后，或年老之人，耳聋不闻雷声。

加减：气虚者，可加党参 15 克、黄精 15 克。纳差者，可加砂仁 6 克。

方解：方中熟地、山萸滋补肝肾精血；麦冬、五味子清心肺之热而补津；枣仁、茯神、远志、柏子仁入心肝，补养心血，滋肝经之阴；菖蒲豁痰开窍，醒脾益心。诸药相合，性味平和，不峻不烈，宜于大病之后或年老之人耳聋者。

4. 蔓荆子散（《奇效良方》）

歌曰：蔓荆子散生地黄，赤芍桑皮甘菊尝。

赤苓麦冬川升麻，木通前胡炙草详。

方药：蔓荆子、赤芍药、生地黄、桑皮（炒）、甘菊花、赤茯苓、川升麻、麦冬（去心）、木通、前胡、炙甘草各 3 克。

用法：姜枣引，水煎食后服。

主治：内热，耳出脓水。

加减：加蒲公英、连翘各 6 克可增强清热解毒之功效。

方解：方中蔓荆子、菊花祛风而清头目；生地、赤芍凉血养阴化瘀；赤苓清心火而利湿；桑皮泻肺经之火；麦冬润燥生津；升麻清热解毒；木通清利湿热；前胡宣肺化痰；甘草益气解毒。本方主治内热引起的耳出脓水、听力减退之证。

5. 清神散（《世医得效方》）[①]

歌曰：清神散里僵蚕菊，荆防羌芎木通齐。

木香菖蒲同甘草，重听目昏由气虚。

方药：甘菊花、白僵蚕（炒）各 15 克，羌活、荆芥穗、川芎、防风各 12 克，木通 5 克，木香 3 克，石菖蒲、甘草各 5 克。

用法：煎散俱可，散剂以茶清调服，煎汤则加茶叶少许。

主治：由于气虚而重听目昏者。

加减：方中可加白蒺藜 10 克疏泄肝经风热，桑叶 10 克清肝肺而去热。

方解：方中荆芥、防风、羌活、川芎与僵蚕、菊花相伍，消除风热而祛

[①]《世医得效方》，危亦林（1277—1347），字达斋，南丰（今属江西）人，元代名医。

风止痉；木香理气；菖蒲芳香开窍，豁痰化浊；甘草益气而清热；木通利湿而泻热。此方主治由于风热上攻而引起耳聋者。

6. **通气散**（《奇效良方》）

歌曰： 通气散里茴木香，全蝎玄胡陈皮菖。

羌活僵蚕蝉蜕良，川芎山甲甘草详。

方药： 茴香、木香、全蝎、元胡、陈皮、菖蒲、羌活、僵蚕、川芎、蝉蜕、穿山甲各 3 克，甘草 5 克。

用法： 煎散均可，若服散剂，温酒调服。

主治： 耳聋气闭不通。

加减： 方中可加苍术 10 克以芳香开窍并可祛除湿邪。

方解： 方用羌活入太阳、少阴以解表散寒；川芎入厥阴活血行气以祛风；元胡、木香立气止痛；僵蚕、蝉蜕息风止痉以清热；陈皮健脾利气，祛痰燥湿；全蝎息风止痛，与山甲共具化瘀之功；茴香祛寒止疼、理气和胃；菖蒲开窍豁痰，以化浊利湿。诸药配合，共奏息风开窍、止疼止痉、理气化瘀于一炉，对于耳聋气闭不通者效果良好。

7. **羚羊角散**（《太平圣惠方》）

歌曰： 羚羊角散沙参泽，前胡防风木通齐。

旋覆菖蒲炒牵牛，姜引煎服耳聋灵。

方药： 羚羊角屑 6 克，沙参、泽泻、前胡各 9 克，防风、木通各 6 克，旋覆花、石菖蒲各 15 克，牵牛（炒）6 克。

用法： 煎散俱可，生姜为引，食后温服。

主治： 治耳聋，不闻言语，利肾气，退热。

加减： 方中可加地骨皮 10 克、玄参 12 克，清热养阴以退伏火。

方解： 方中羚羊角清肺肝之热；沙参养阴生津；泽泻清热；前胡、防风宣肺解表止痉；旋覆花清痰行水，降气止呕。菖蒲豁痰，泻下逐水；木通清热利湿。全方治上焦实热、痰涎较盛而引起之耳聋者，服之甚效。

参考文献：

1.《景岳全书》，（明）张景岳。

2.《辩证录》，（清）陈士铎。

3.《奇效良方》，（明）董宿，方贤。

4.《世医得效方》，（元）危亦林。

5.《太平圣惠方》，（宋）王怀隐，陈昭遇。

廿三、痹　证

凡痹一证，即今人所谓痛风也。盖痹者，闭也，以血气为邪所闭，不得通行而病也。如《痹论》曰：风气胜者为行痹。盖风善行数变，故其为痹，则走注历节，无有定所，是为行痹，此阳邪也。曰：寒气胜者为痛痹。以血气受寒则凝而留聚，聚则为痛，是为痛痹，此阴邪也。曰：湿气胜者为着痹。以血气受湿则濡滞，濡滞则肢体沉重而疼痛顽木，留着不移，是为着痹，亦阴邪也。凡此三者，即痹之大则也。此外，如五脏六腑之痹，则虽以饮食居处皆能致之，然必重感于邪而内连脏气，则合而为痹矣。若欲辨其轻重，则在皮肤者轻，在筋骨者甚，在脏腑者更甚。若欲辨其寒热，则多热者方是阳证，无热者便是阴证。然痹本阴邪，故惟寒者多而热者少，此则不可不察。

1. 独活寄生汤（《千金要方》）

歌曰： 独活寄生艽防辛，芎归地芍桂苓均。

杜仲牛膝人参草，冷风顽痹屈能伸。

若去寄生加芪续，汤名三痹古方珍。

方药： 独活 15 克，防风 10 克，细辛 10 克，秦艽 10 克，桑寄生 20 克，杜仲 15 克，牛膝 15 克，桂心 10 克，当归 10 克，川芎 10 克，白芍 20 克，熟地 20 克，人参 10 克，茯苓 12 克，炙甘草 5 克。

用法： 水煎，日 3 服。

主治： 肝肾亏损，风寒湿邪入侵，腰膝疼痛，关节屈伸不利或麻木不仁，畏寒喜温，心悸气短，舌淡苔白，脉象细弱。

加减： 方中可加海桐皮 10 克、伸筋草 10 克舒筋活络。疼痛严重者，加鸡血藤 20 克，威灵仙 10 克。

方解： 独活、细辛能入足少阴肾经，温通血脉，配合秦艽、防风疏通经络，升发阳气而祛风邪；桑寄生益气血而去风湿，配合杜仲、牛膝强筋健骨而固肝肾；熟地、当归、白芍、川芎活血养血；人参、肉桂、茯苓、甘草益气补阳。本方既能驱邪，又能补正，对肝肾阴虚有热，被风寒湿邪乘虚而入所造成的腰膝疼痛、脚腿冷痹无力、屈伸不便的顽固痹症，有能使之屈伸自如的疗效。

2. **蠲痹汤**（《严氏济生方》）

歌曰： 严氏蠲痹归赤苓，羌芪炙草姜黄防。

项背拘急四肢冷，姜枣煎服方知功。

方药： 当归 12 克，赤苓 15 克，黄芪 30 克，姜黄 10 克，羌活 10 克，炙甘草 5 克。

用法： 姜枣引，水煎服。

主治： 身体烦痛，项背拘急，或痛或重，举动艰难及手足冷痹，腰腿沉重，筋脉无力。

加减： 方中可加寻骨风 10 克、伸筋草 10 克、川芎 12 克以疏风活络，活血止痛。

方解： 方中黄芪、羌活益气而祛风湿；赤苓宁心而渗利湿邪；炙草益气；当归活血补血；姜枣、调营和中。

3. **除痹逐瘀汤加减**（《名医名方录》）

歌曰： 除痹逐瘀姜黄芎，红花寄奴路路通。

羌芷灵仙桑胆芥，夏枯寄生葛归芪。

方药： 当归 15 克，川芎 12 克，红花 10 克，刘寄奴 15 克，姜黄 12 克，路路通 30 克，羌活 10 克，白芷 12 克，威灵仙 12 克，桑枝 30 克，胆南星 10 克，白芥子 10 克，葛根 12 克，夏枯草 15 克，寄生 12 克。

用法： 水煎服，每日 1 剂，每服 5 剂停药 1 天。

主治： 颈椎增生，压迫神经，引起头痛，眩晕恶心，视物昏花。

加减： 方中可加鸡血藤 15 克以增强和血作用。

方解： 方用当归、川芎、红花、寄奴、姜黄补血活血化瘀止痛；羌活、白芷、葛根解除寒湿，祛风止痛；夏枯草、桑枝清肺平肝并去湿止痛，白芥子、胆南星除痰；黄芪益气固表，补虚；路路通、威灵仙通络活血止痛。寄生补肝肾强筋骨；大凡痛则不通，通则不痛。此方重在化瘀通络，补气行血，使经络易通，气血运行正常。

4. 蠲痹饮（《古今医彻》）

歌曰： 蠲痹苍术草薢寻，秦艽木瓜斛薏仁。

寄生菖蒲芪地黄，甘草蚕沙桂枝停。

方药： 苍术15克，草薢12克，秦艽10克，木瓜15克，石斛10克，薏仁20克，寄生10克，石菖蒲10克，黄芪20克，熟地20克，炙甘草5克，蚕砂10克，桂枝10克。

用法： 水煎服。

主治： 风湿热邪入侵，致腰腿疼痛，久治不效。

加减： 方中可加姜黄10克以温经止痛，鸡血藤20克以和血化瘀。

方解： 苍术、薏仁、草薢、秦艽、蚕砂、菖蒲以燥湿利湿，化浊豁痰；秦艽、木瓜舒筋活络，祛风止痛；熟地、寄生补肝肾以壮筋骨；桂枝、黄芪补气温阳，祛寒止痛；石斛以强腰膝。此方主治湿热入侵之腰膝痹痛。

5. 辟痹汤

歌曰： 辟痹方用四物汤，地玄牡蛎天冬祥。

银翘牛膝枸杞子，鸡藤断寄草艽偿。

方药： 熟地30克，当归20克，白芍20克，川芎15克，生地10克，玄参10克，天冬15克，金银花30克，连翘15克，牛膝15克，枸杞12克，鸡血藤20克，川断12克，桑寄生10克，炙甘草8克，秦艽10克，牡蛎15克。

用法： 水煎服，日1剂。

主治： 关节红肿，以及骨刺增生，痛不堪忍，服之甚捷。

加减： 纳差者加陈皮、砂仁各10克。

方解： 方用四物汤以补精血；天冬清热生津；金银花、连翘、玄参清热解毒养阴；枸杞、牛膝、桑寄生、川断补肝肾、强筋骨；炙草益气缓急；鸡血藤活血化瘀；秦艽祛风清热止痛；牡蛎平肝潜阳，清热除湿。众药合用，对于关节红肿以及骨质增生者，服之甚捷。

6. **秦艽地黄汤**（《景岳全书》）

歌曰： 秦艽地黄芪荆防，升麻白芷四物汤。

蔓荆大力同煎用，风湿热燥筋骨痛。

方药： 秦艽12克，生地30克，荆芥8克，防风10克，羌活10克，当归12克，白芍12克，川芎12克，升麻12克，白芷10克，大力子10克，蔓荆子10克。

用法： 水煎服。

主治： 风热血燥，筋骨作痛。

加减： 方中可加伸筋草10克、海桐皮10克以增强舒筋活络的作用。

方解： 方用羌活祛湿止痛；荆芥、防风祛风止痉；白芷祛风止痛；蔓荆子、秦艽清热祛风止疼；大力子疏风散热；升麻清热解毒。以诸味清热祛风、胜湿解毒止痛之品，入于四物汤中，则血得养、筋得润、风即祛、痛自止。

7. **十味锉散**（《景岳全书》）

歌曰： 十味锉散四物汤，白术云苓炙芪襄。

附子肉桂加防风，臂痛举动艰难良。

方药： 熟地24克，当归12克，白芍10克，川芎15克，白术15克，云苓12克，肉桂5克，炙黄芪30克，附子（先下）10克，防风10克。

用法： 水煎服。

主治： 中风血弱，臂痛连及筋骨，举动艰难。

加减： 方中可加天麻15克以柔肝缓急、祛风止痉。

方解： 本方在补血和血之四物汤内增入白术、云苓燥湿健脾以宁心，并和入黄芪、附子、肉桂以温散寒邪，益气固表止痛，使血得补养而风寒之邪得除。

8. **柏子仁汤**（《严氏济生方》）

歌曰： 柏子仁汤用白芍，防风茯神与当归。

芎辛附子桂心草，筋脉拘急服之疗。

方药： 柏子仁（炒）15 克，白芍 10 克，防风 10 克，茯神 15 克，当归 15 克，川芎 15 克，附子（先下）15～20 克，细辛 6 克，桂枝 10 克，炙甘草 6 克。

用法： 开水先下附子煮 15 分钟，再下余药。

主治： 肝经虚寒，两肋胀满，筋脉拘急，腰膝疼痛，以及小腹痛，面青口噤。

加减： 方中可加鸡血藤 15 克、木瓜 12 克以增强通络活血之效。

方解： 柏子仁、茯神养心安神，安五脏，除风湿；当归、白芍、甘草柔肝缓急；细辛、川芎、附子、桂心祛寒和血止痛，温经散寒。

9. **蠲痛丸**（《奇效良方》）

歌曰： 蠲痛汤里用黑豆，川乌全蝎与地龙。

麝香少许须另研，诸风历节服之宁。

方药： 川乌 10 克，黑豆 20 克，全蝎 7 个，地龙 15 克，麝香（另研）1 克。

用法： 上药同为末，以黄酒糊丸，如绿豆大，每服 15 至 20 丸，临卧，空腹，用冷酒吞下，微汗不妨。

主治： 诸风历节，骨节疼痛肿满。

加减： 方中可加防风 10 克祛风止痉以胜湿邪。

方解： 方中黑豆补肾；地龙息风通络；麝香活血散结，开窍止痛；全蝎息风止痉，解毒散结，通络止痛；川乌祛风湿，散寒止痛。诸药同用，共具祛风通络、活血止痛之功。

10. **羌附汤**（《奇效良方》）

歌曰： 羌附汤中白术草，方精莫嫌药味少。

贵在立方精与专，习医我辈勤思索。

方药： 羌活 15 克，附子（先下）15 克，白术 12 克，炙甘草 5 克。

用法： 生姜引，开水先下附子煮 15 分钟，再下余药。

主治： 风湿相搏，身体疼烦掣痛，不可屈伸，或身微肿不仁。

加减：方中可加薏仁 30 克、木瓜 15 克以增强其利湿健脾活络的作用。

方解：羌活祛风胜湿止疼；附子温阳逐寒；白术、炙草燥湿健脾，益气缓急。本方药仅四味，而力专药精。

11. **防风汤**（《奇效良方》）

歌曰：防风汤里归赤芍，独活赤苓苓秦艽。

　　　　桂心炙草与杏仁，生姜为引血痹疗。

方药：防风 10 克，当归 12 克，赤苓 15 克，独活 18 克，赤苓 15 克，黄芩 8 克，秦艽 15 克，桂心 6 克，炙甘草 5 克，杏仁 10 克。

用法：生姜引，水煎服。

主治：血痹，皮肤不仁。

加减：方中可加黄芪 20 克、姜黄 10 克以补气止痛。

方解：方用当归、赤芍和血化瘀；秦艽、防风、独活祛风胜湿，通络止痛；桂心、赤苓温阳利湿；杏仁润肺降气；黄芩清热。本方对于血脉痹阻、皮肤不仁之痛证用之甚效。

参考文献：

1.《景岳全书》，（明）张景岳。

2.《千金要方》，（唐）孙思邈。

3.《严氏济生方》，（宋）严用和。

4.《奇效良方》，（明）董宿，方贤。

5.《古今医彻》，（清）怀远。

6.《名医名方录》，李宝顺。

廿四、痿　证

痿证之义，《内经》言之详矣。观所列五脏之证，皆言为热，而五脏之证，又总于肺热叶焦，以致金燥水亏，乃成痿证。如丹溪之论治，诚得之矣。然细察经文，又曰悲哀太盛则胞络绝，传为脉痿；思想无穷，所愿不得，发为筋痿；有渐于湿，以水为事，发为肉痿之类，则又非尽为火证，此其有余不尽之意，犹有可知。故因此而生火者有之，因此而败伤元气者亦有之。元气败伤，则精虚不能灌溉，血虚不能营养者，亦不少矣。若概从火论，则恐真阳亏败，乃土衰水涸者，有不能堪，故当酌寒热之浅深，审虚实之缓急，以施治疗，庶得治痿之全矣。

1. **丹溪二妙散**（《丹溪心法》）

歌曰：丹溪二妙散苍柏，湿热在经行不力。

方药虽然只两味，燥湿清热效力奇。

方药：苍术（炒）10 克，黄柏（炒）10 克。

用法：生姜煎汤为引，冲服。如气虚加补气药，血虚加补血药，如痛甚加姜汁热服。

主治：湿热在经，筋骨疼痛。

加减一：加甘草 6 克、羌活 10 克、陈皮 10 克、白术 12 克、威灵仙（酒炒）10 克，对于湿热痿证服之尤佳。

加减二：加当归、川膝、萆薢、防己、龟板（酥炙）各 30 克，薏米 30 克（白酒浸）。

方解：苍术辛苦温，归脾胃经，有燥湿健脾、祛风湿之功，常用于风寒湿痹、脚膝肿痛、痿软无力等证；黄柏苦寒，归肾、膀胱、大肠经，有清热燥湿、泻火解毒、退虚热之功。二物配伍应用，则起除湿清热之功。对于湿热在经、筋骨疼痛以及下肢痿软的病证，用之均有良效。

2. 东垣清燥汤（《脾胃论》）

歌曰：清燥柏连二术柴，人参草曲二苓泽。

更橘红芪地升麻随，五味加之痿证祛。

方药：柴胡 10 克，黄柏 10 克，黄连 6 克，猪苓 12 克，云苓 12 克，人参 10 克，炙甘草 6 克，神曲 10 克，苍术 12 克，白术 12 克，泽泻 10 克，橘红 8 克，黄芪 20 克，生地 20 克，升麻 8 克，五味子 8 克。

用法：水煎服。

主治：治六、七月间湿热成痿，肺金受邪，腰以下痿软，瘫痪不能动，行走不正，两足敧侧。

加减：方中可加土苓 20 克以利湿解毒。

方解：方中异功散补脾益气；黄连、黄柏、苍术即二妙散，用之意在燥湿清热；猪苓、泽泻利湿清热；神曲消食和胃；黄芪补气固卫；生地清热凉血；升麻清热解毒；五味子生津补气。此方药达十六味之多，然皆有章法，构思巧妙，繁而不冗。对于湿热熏蒸伤肺以致下肢痿软、行走不正、两足敧侧的病证用之疗效可靠。

3. 加减四物汤（《寿世保元》）

歌曰：加减四物五味麦，二妙参连杜牛膝。

更入知母药味齐，血热阴虚而生痿。

方药：熟地 30 克，当归 12 克，白芍 12 克，川芎 12 克，五味子 10 克，麦冬 15 克，黄柏 10 克，苍术 10 克，人参 8 克，黄连 6 克，杜仲 10 克，牛膝 12 克，知母 12 克。

用法：水煎服。

主治：血热阴虚诸痿，四肢软弱不能举动。

加减：方中可加木瓜 12 克以去湿通络，玄参 12 克以清热养阴。

方解：方中四物汤补血滋阴；五味子、麦冬、人参生津润燥，清热益气；苍术、黄柏、黄连燥湿清热；杜仲、牛膝补肝肾而强筋骨；知母生津滋阴。

4. **生津起痿汤**（《辨证录》）

歌曰：生津起痿汤熟地，天冬麦冬玄参菊。

生草花粉贝母随，二花加之药味齐。

方药：熟地 30 克，天冬 15 克，麦冬 15 克，玄参 15 克，菊花 15 克，生甘草 6 克，花粉 20 克，贝母 12 克，金银花 15 克。

用法：水煎服。

主治：胃火熏蒸，灼伤肺金，遂致痿弱不能起立，咳嗽连声不止。

加减：方中可加桑叶 10 克清肺润燥。

方解：熟地滋阴；二冬润干涸而生津清热；玄参清热解毒并可养阴；菊花清热祛风；甘草清热解毒；花粉生津；贝母清肺化痰；金银花清热解毒。

5. **起痿降火汤**（《辨证录》）

歌曰：起痿汤里用熟地，山茱萸分与薏米。

石斛川膝同斟用，膝腿颤痿由肾虚。

方药：熟地 30 克，山茱萸 15 克，薏米 15 克，石斛 15 克，川膝 15 克。

用法：水煎服。

主治：劳役之后，复行房事，两足痿弱，立则腿颤，行则膝痛。

加减：方中可加木瓜 12 克以强筋骨、健脾除湿。

方解：方中熟地、山萸、牛膝补肝肾之精血以强筋骨；薏米、石斛利湿健脾而清热。

参考文献：

1.《景岳全书》，（明）张景岳。

2.《丹溪心法》，（元）朱震亨。

3.《脾胃论》，（金）李东垣。

4.《辩证录》，（清）陈士铎。

5.《寿世保元》，（明）龚廷贤。

廿五、内伤发热

　　劳倦一证，即东垣所谓内伤之证也。凡疾病在人，有不因外感而受病于内者，则无非内伤。而东垣乃独以饮食失节、劳役不足之病为内伤，其故何也？盖外感内伤，俱有恶寒发热等证，外感寒热者，即伤寒也；内伤寒热者，即劳倦也。伤寒以外邪有余，多宜攻散；劳倦以内伤不足，多宜温补。然此两者，病多相类，最易惑乱，故东垣特用内伤二字，以为外感之别，盖恐以劳倦之伤作伤寒之治，则必致杀人矣。

　　内伤之证，东垣以饮食劳倦为言。然饮食之伤有二，而劳倦之伤亦有二，所当详辨。盖饮食内伤之证，凡饥饱失时者，太饥则仓廪空虚，必伤胃气；太饱则运化不及，必伤脾气。然时饥时饱而致病者，其伤在饥，故当以调补为主，是即东垣之所谓也。其有不因饥饱，而惟以纵肆口腹，遂致留滞不化者，当以化滞消食为主。以上饮食二证，一以伤饥不足，一以留滞有余，治当知辨也。

　　劳倦内伤之证，有因困倦忽然发热，或怠惰嗜卧，懒于言语，其脉缓而大，或浮或细，而无外邪者，此即时人之所谓劳发也，单以温补为主。有因积劳饥饱，致伤脾肾，则最易感邪，而病为发热颈痛，脉紧恶寒，类伤寒等证，此内伤外感兼而有之，是即所谓劳力感寒证也。若以此为真伤寒，则既由劳伤，已因不足，是伤寒正治之法不可用也。若以此为非伤寒，则甚至发斑发狂，结胸谵语等证无不有之，而不曰伤寒，则人不服也。观东垣云：大梁受围之后，死者多人，岂俱感风寒者？诚至言也。第为兵革所困者明，为利名所困者暗，故今人多以劳倦而患伤寒者，无外此类。以上劳倦二证，皆为内伤，而一以无邪，一以有邪，当辨而治也。

　　总括而言，内生之热，则有因饮食而致者，有因七情而致者，有因药饵而致者，有因过暖而致者，有因阴虚而致者，有偶感而致者，有积累而致者，有因阴虚而致者。凡阴虚之热者，宜壮水以平之；无根之热者，宜益火以培之；饥饱劳役而致者，宜益土以助引发之气；因七情而致者，宜舒畅情志，调和气机；因药饵之致者，宜益纠其偏而不可猛浪耳。

1. 丹栀逍遥散加减（《太平惠民和剂局方》）

歌曰： 逍遥散里当归芍，柴苓术草加姜薄。

解郁除蒸功最奇，调经八味丹栀着。

金钗石斛白蒺藜，地骨皮分药味齐。

方药： 当归12克，白芍15克，柴胡10克，云苓12克，白术12克，甘草6克，薄荷6克（后下），丹皮10克，山栀10克（炒），地骨皮10克，石斛10克，白蒺藜10克。

用法： 生姜为引，薄荷后下，水煎服。

主治： 时觉身热心烦，热势随情志波动而起伏，精神抑郁，烦躁易怒，胸胁胀闷，善太息，口苦而干，月经不调或乳房胀痛，左关脉弦数或沉结，气郁化火之热证。

加减： 石斛养胃生津、滋阴除热，用于阴虚津亏、虚热不退；白蒺藜平肝潜阳，疏肝解郁；地骨皮凉血退蒸，清泄肺热。

方解： 见郁证。

2. 加减补中益气汤（《兰室秘藏》）

歌曰： 补中益气芪术陈，升柴参草与归身。

自汗麻根牡蛎麦，脘痞苍朴藿香充。

汗出恶风桂枝芍，气虚发热服之灵。

方药： 黄芪30克，白术12克，陈皮6克，升麻8克，柴胡10克，党参20克，炙甘草6克，当归12克。

用法： 水煎服。

主治： 低热，每晨发作，汗易出，恶风，少气力，面色㿠白，舌质淡，脉沉弱。

加减： 自汗多者，加牡蛎20克、浮小麦30克、麻黄根10克。胸闷脘痞、苔腻者，加苍术10克、厚朴8克、藿香10克。时冷时热、汗出恶风者，加桂枝 10 克、白芍 10 克。

方解：见补中益气汤。

3. **百合固金汤**（《医方集解》）

歌曰：百合固金二地黄，玄参贝母桔甘藏。

麦冬芍药当归配，喘咳痰血肺家伤。

方药：生地 20 克，熟地 15 克，玄参 12 克，贝母 12 克，桔梗 10 克，甘草 6 克，麦冬 15 克，白芍 10 克，当归 10 克，百合 15 克。

用法：水煎服。

主治：肺阴虚，午后低热，颧赤，咳嗽，或痰中带血，口干，体瘦乏力，舌质红，脉细数。

加减：方中可加鱼腥草 20 克、桑皮 10 克以清肺润燥止咳。

方解：方用生地、熟地滋补肾水，养阴清热；玄参养阴清热以解热毒；百合、麦冬保肺生津，润燥清热；贝母润肺化痰；当归、白芍养血而平肝；甘草、桔梗清热解毒以利咽。本方旨在滋补肺肾之阴，真阴得充，虚火自平。

4. **一阴煎加减**（《景岳全书》）

歌曰：加减一阴二地冬，芍草知母地骨同。

银柴秦艽皆可入，肝肾阴虚服之宁。

方药：生地 30 克，熟地 15 克，麦冬 15 克，白芍 15 克，甘草 6 克，知母 12 克，地骨皮 10 克，银柴胡 10 克，秦艽 12 克。

用法：水煎服。

主治：肝肾阴虚，午后低热，五心烦热，入夜尤甚，面部阵发烘热，头晕耳鸣，失寐多梦，咽干嗽痰，舌红，脉细数。

加减：燥烦热盛便结者加石膏 20 克，如小便热涩者，加栀子 6 克，如火浮于上者加泽泻 6 克，或黄芩 5 克，如血燥血少者，加当归 6 克。

方解：生地、熟地清热凉血，补阴填下；麦冬、知母生津润燥以止渴；甘草清热解毒以清上；秦艽、银柴胡、地骨皮清热利湿而除烦。诸药合用，共奏滋阴清热、养血除燥、润燥生津之功。

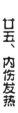

5. **滋水清肝散**（《医宗己任篇》）

歌曰：滋水清肝熟地怀，山萸苓泽丹皮偕。

归芍柴栀酸枣仁，阴虚发热用之却。

方药：熟地30克，山药12克，山茱萸10克，茯苓12克，丹皮10克，泽泻10克，当归12克，白芍12克，柴胡10克，山栀（炒）10克，枣仁（炒）15克。

用法：水煎服。

主治：阴虚发热。

加减：方中可加入地骨皮10克入肺肾以退虚热，水牛角30克以清肝经之热，菊花6克以清肝明目。

方解：此方由六味地黄汤合逍遥散加减而成，治疗真阴亏虚、肝木失养以致的水不涵木、肝阳上亢。若有不时发热，口干咽燥，眼目涩痛，视物模糊，烦躁易怒，以及头昏等证，服之皆治。

6. **血府逐瘀汤**（《医林改错》）

歌曰：血府逐瘀归地桃，红花枳壳膝芎饶。

柴胡赤芍甘桔梗，血化下行不作劳。

方药：桃仁12克，当归12克，红花10克，生地20克，牛膝10克，枳壳8克，赤芍15克，川芎10克，桔梗10克，柴胡8克，甘草8克。

用法：水煎服。

主治：低热，日暮发热。口干不欲饮或欲嗽水而不欲咽，痛有定处，或伴有出血，舌质有瘀斑或紫暗，脉涩。

加减：方中可加刘寄奴10克以活血化瘀，消食健胃。

方解：方用桃红四物汤为底，加枳壳宽中下气；柴胡和解退热，疏肝解郁，升举阳气；牛膝去瘀补肾，引血下行；甘草清热益气，与桔梗同行，为舟楫之剂。

7. **清骨散加减**（《证治准绳》）

歌曰：清骨散用银柴胡，胡连秦艽鳖甲符。

地骨青蒿知母草，少寐枣仁夜交藤。

气虚沙参麦冬酌，骨蒸劳热保无虞。

方药：银柴胡 10 克，胡连 10 克，秦艽 10 克，鳖甲 30 克（先下），地骨皮 10 克，青蒿 20 克，知母 12 克，甘草 6 克。

用法：先下鳖甲煎 30 分钟，再下余药。

主治：虚劳骨蒸，或低热日久不退。症见唇红颧赤，形瘦盗汗等。

加减：盗汗者，去青蒿，加牡蛎 15 克、浮小麦 30 克、麻黄根 10 克。气虚者，加沙参 20 克或太子参 20 克、麦冬 15 克、五味子 6 克。少寐者，加枣仁 15 克、柏子仁 10 克、夜交藤 15 克或加竹茹 10 克、枳壳 6 克。

方解：方用银柴胡、地骨皮、胡连、青蒿清热利湿，凉血；秦艽、知母清热生津利湿；甘草清热；鳖甲滋阴潜阳。

参考文献：

1.《景岳全书》，（明）张景岳。

2.《局方》全名为《太平惠明和剂局方》，又名《和剂局方》，宋代官修方剂书籍。

3.《兰室秘藏》，（金）李东垣。

4.《医宗金鉴》，（清）吴谦。

5.《医方集解》，（清）汪昂。

6.《医林改错》，（清）王清任。

7.《证治准绳》，（明）王肯堂。

廿六、虚　损

　　凡劳伤虚损，五脏各有所主，而惟心脏最多，且心为君主之官，一身生气所系，最不可伤，而人多忽而不知也。何也？夫五脏之神皆禀于心。

　　凡虚损之由，无非酒色、劳倦、七情、饮食所致。故或先伤其气，气伤必及于精；或先伤其精，精伤必及于气。但精气在人，无非谓之阴分。盖阴为天一之根，形质之祖，故凡损在形质者，其病为发热躁烦、头红面赤、唇干舌燥、咽痛口疮、吐血衄血、便血尿血、大便燥结、小水痛涩等证；在阴中之阳虚者，其病为怯寒憔悴、气短神疲、头晕目眩、呕恶食少、腹痛飧泄、二便不禁等证，甚至咳嗽吐痰、遗精盗汗、气喘声暗、筋骨疼痛、心神恍惚、肌肉尽削、梦与鬼交、妇人月闭等证，则无论阴阳，凡病至极，皆所必至，总由真阴之败耳。

　　虚损伤阴，本由五脏，虽五脏各有所主，然五脏证治，有可分者，有不可分者。如诸气之损，其治在肺；神明之损，其治在心；饮食肌肉之损，其治在脾；诸血筋膜之损，其治在肝；精髓之损，其治在肾，此其可分者也。然气主于肺而化于精，神主于心而化于气，肌肉主于脾而土生于火，诸血藏于肝而血化于脾胃，精髓主于肾而受之于五脏，此其不可分者也。

1. 六味回阳饮（《景岳全书》）

歌曰： 六味回阳熟地归，炙草炮姜参附齐。

　　　　命门火衰无阳气，虚劳原由真阳亏。

方药： 熟地 20 克，当归 12 克，炙甘草 6 克，炮姜 10 克，人参 15 克，附子（先下）15 克。

用法： 开水先下附子煮 15 分钟，再下余药。

主治： 命门火衰，阴中无阳。

加减：加肉桂 8 克以补肾助阳，散寒止痛，温通经络。

方解：熟地、当归滋补精血，参、姜、草与附子相合，辅命门真阳。诸药合用，共奏阴阳气血同补，可挽元阳虚衰之危候。

2. **左归丸**（《景岳全书》）

歌曰： 左归熟地枸杞怀，茯苓山萸炙草偕。

　　　　川膝菟丝鹿龟胶，随证加减须灵活。

方药：熟地 24 克，山药 12 克，枸杞 12 克，山茱萸 12 克，川膝 10 克，菟丝子 12 克，鹿胶 10 克，龟胶 12 克，茯苓 12 克，山萸 10 克。

用法：蜜丸，食前开水或淡盐汤冲服。或煎汤剂服用。

主治：真阴肾水不足，不能滋养营卫，渐至衰弱，或虚热往来、自汗盗汗，或神不守舍、血不归元，或虚损阴阳，或遗淋不禁，或气虚昏晕，或眼花耳聋，或口燥舌干，或腰疼腿软。凡精髓内亏，津液枯涸，悉皆治之。

加减：虚火上炎者，去枸杞、鹿胶，加女贞子 10 克，麦冬 15 克。火烁肺金，干枯多嗽者，加百合 10 克。夜热骨蒸者，加地骨皮 10 克。小水不利不清者，加茯苓 12 克。大便燥结者，去菟丝子，加大云 10 克。气虚者，加人参 10 克。血虚微滞者，加当归 12 克。腰膝酸痛者，加炒杜仲 10 克。脏平无火而肾气不充者，加补骨脂 10 克、莲肉（去心）10 克、胡桃肉 10 克，去龟胶。

方解：方中熟地、山萸、牛膝、枸杞、山药补肝肾之精血；菟丝子、鹿角胶温阳补精；炙草益气；茯苓宁心；龟板滋阴潜阳，益肾健骨，养血补心。

3. **右归丸**（《景岳全书》）

歌曰： 右归熟地枸杞怀，山萸鹿胶菟丝偕。

　　　　杜仲当归附子桂，元阳虚衰服之回。

方药：熟地 24 克，枸杞 12 克，山茱萸 12 克，山药 12 克，菟丝子 12 克，杜仲 12 克，当归 10 克，附子（先下）10 克，肉桂 6 克，鹿胶 6 克。

用法：开水先下附子煎 15 分钟，再下余药。

主治：一切命门火衰，气怯神疲，饮食减少，腹痛腰酸，大便溏薄，阳萎等证。

加减： 阳虚气虚者，加人参 10 克。阳虚精滑、带浊便溏者，加补骨脂 10 克。飧泄、肾泄不止者，加炒干姜 6～10 克。如腹痛不止者，加吴萸（汤泡半日，炒用）6 克。阳痿者，加巴戟 12 克、大云 10 克，或加黄狗外肾一二付（以酒煮烂捣入之）。

方解： 本方是在《金匮》肾气丸的基础上减去"三泻"（茯苓、泽泻、丹皮），增加鹿角胶、菟丝子、枸杞、杜仲而成。旨在培补元阳，然补阳者必于阴中求阳，故在培补肾阳中配伍滋阴填精之品，方可具有培补元阳之效。方中桂附加血肉有情的鹿角胶，均可温补肾阳，填精补髓。熟地、山药、山萸、菟丝子、枸杞、杜仲俱为滋阴益肾、养肝补肾之品；更加当归补血养肝。诸药配伍，共凑温阳益肾，填精补血以收培补肾中元阳之效。

4. **大营煎**（《景岳全书》）

歌曰： 大营地归炙甘草，枸杞杜仲牛膝合。

　　　　更入肉桂药七味，腰膝疼痛由精涸。

方药： 熟地 20 克，当归 12 克，枸杞 10 克，炙甘草 6 克，杜仲 10 克，牛膝 10 克，肉桂 6 克。

用法： 水煎服。

主治： 真阴精血亏损，妇人经迟血少，腰膝筋骨疼痛，或气血虚寒，心腹疼痛。

加减： 寒滞在经、气血不能流通、筋骨疼痛之甚者，加附子（开水先下）3～6 克。如带浊腹痛者，加补骨脂（炒用）10 克。气虚者，加人参 10 克、白术 12 克。中气虚寒呕恶者，加焦姜 3～6 克。

方解： 熟地养血滋阴，补精益髓，为补血之要药。当归补血活血，并可止痛。枸杞子滋补肝肾，明目，润肺。杜仲补肝肾，强筋骨，牛膝活血去淤，补肝骨，强筋骨，利尿通淋，引血下行。肉桂补火助阳、散寒止痛，温通经脉。甘草益气缓急。诸药合用，共凑滋肾养肝，强健筋骨之效。

5. **天王补心丹**（《道藏》）

歌曰： 补心丹里柏枣仁，二冬生地与归身。

　　　　三参桔梗朱砂味，远志茯苓共养神。

方药: 柏子仁 30 克,枣仁(炒)30 克,天冬(炒)30 克,麦冬(炒)30 克,当归身(炒)30 克,人参 30 克,玄参 30 克,丹参 30 克,桔梗 15 克,五味子 15 克,远志(炙)15 克,茯苓 15 克,生地 20 克,朱砂 1 克。

用法: 研末炼蜜为丸,朱砂为衣。早晚各 1 丸。

主治: 心阴虚,心悸,失眠,烦躁,潮热,盗汗或口舌生疮,面色潮红,舌红少津。

加减: 便秘者,加麻仁 30 克以润燥滑肠通便。

方解: 柯琴曰:心者主火,而所以主之者,神也,火盛则神困。心藏神,补神者必补其心,补心者必清其火,而神始安。补心丹故用生地黄为君,取其下走少阴以滋水,主水盛可以伏火,此非补心之阳,乃补心之神耳。凡果核之有仁,犹心之有神也,清气无如柏子仁,补血无如酸枣仁,以其神存耳。参苓之甘,以补心气,五味之酸,以收心气,二冬之寒,以清气分之火,心气和而神自归矣。当归之甘,以补心血,丹参之寒,以生心血,元参之咸,以清血中之火,血足而神自藏矣。更加桔梗为舟楫,远志为向导,和诸药,入心而安神明。以此养生,则百体从令,何有健忘怔忡,津液干涸,舌上生疮,大便不利之虞哉?

6. 秦艽鳖甲汤(《卫生宝鉴》[①])

歌曰: 秦艽鳖甲治风劳,地骨柴胡及青蒿。

当归知母乌梅合,止嗽除蒸敛汗高。

方药: 地骨皮 10 克,柴胡 10 克,鳖甲(醋炙先下)30 克,秦艽 10 克,知母 15 克,当归 15 克,乌梅 1 个,青蒿 15 克。

用法: 水煎服,青蒿后下。

主治: 风劳病,骨蒸盗汗,肌肉消瘦,唇红颊赤,午后潮热,咳嗽困倦,脉象微数。

加减: 方中可加谷芽 20 克,健脾而不燥。

方解: 风,阳邪也,故在表则表热,在里则里热,附骨则骨蒸壮热,久

---

① 《卫生宝鉴》,罗天益(1220—1290),字谦甫,元代真定路藁城人(今河北藁城县),另一种说法是真定(今河北正定)人,医家学。学术成就以脾胃理论、重视三焦辨治为著。著有《罗谦甫治验案》、《仿寓意草》、《卫生宝鉴》等。

蒸则肌肉消瘦，无风不作骨蒸，此崑之立言也。罗谦甫之主此方，盖有神契者矣。柴胡、秦艽，风药也，能驱肌骨之风；地骨皮、知母，寒品也，能疗肌骨之热；鳖，阴类也，甲，骨属也，骨以及骨，则能为诸药之向导，阳以养阴，则能退阴分之骨蒸；乌梅味酸，能引诸药入骨而收其热；青蒿苦辛，能从诸药入肌而解其蒸；复有当归，一以养血，一以导诸药入血而除热于阴尔。

7. 益脾汤 *（《辨证录》）*

歌曰： 益脾四君去甘草，山药芡实砂肉果。

　　　　巴戟半夏神曲合，更入扁豆脾弱疗。

方药： 人参 8 克，山药（炒）15 克，芡实 12 克，巴戟 10 克，砂仁 6 克，半夏 10 克，茯苓 10 克，扁豆（炒）10 克，神曲 10 克，肉果 3 个，白术 12 克。

用法： 水煎服。

主治： 脾气虚弱，未食若饥，已食饱闷，吞酸溏泄，面色微黄，吐痰不已。

加减： 方中可加佛手 10 克以舒肝利气和胃，海螵蛸 10 克以制酸止痛。

方解： 方以四君子健脾益气，去甘草者嫌聚湿也，配以山药、半夏、神曲健脾燥湿化痰，消食积也；砂仁、肉果、扁豆燥湿化浊；巴戟补肝肾以滋先天。本方旨在健脾益气以理中焦，温阳益精以填下焦，使先后天同补，水精四布。脾旺肾强，则此方所主之症状均能见效。

参考文献：

1.《景岳全书》，（明）张景岳。

2.《道藏》，（明）张宇初。

3.《医宗金鉴》，（清）吴谦。

4.《卫生宝鉴》，（元）罗天益。

5.《医方考》，（明）吴昆。

廿七、肺痈

肺者，五脏之华盖也。处于胸中，主于气，候于皮毛。劳伤血气，腠理虚而风邪乘之，内感于肺也，故汗出恶风，咳嗽短气，鼻塞项强，胸胁胀满，久久不瘥，已成肺痿也。风中于卫，呼气不入，热至于营，则吸而不出。所以风伤皮毛，热伤血脉，风热相搏，气血稽留，蕴结于肺，变成疮疽。诊其脉候，寸口脉数而实者，肺痈也。若欲知其有脓，但脉见微紧而数者，未有脓也；紧甚而数者，已有脓也。肺痈之候，口干喘满，咽燥而渴，甚则四肢微肿，咳唾脓血，或腥臭浊沫，胸中隐隐微痛者，肺痈也。《圣惠》曰：中府隐隐微痛者，肺疽也；上肉微起者，肺疮也。

致病之由，凡劳伤血气，腠理不密，外邪所乘，内感于肺，或入房过度，肾水亏损，虚火上炎；或醇酒炙煿，辛辣厚味，熏蒸于肺；或咳唾痰涎，汗下过度，重亡津液，皆能致之。

治之之法：凡咳嗽气急胸满者，表散之；咳嗽发热者，和解之；咳而胸膈隐痛，唾痰腥臭者，宜排脓；喘急恍惚痰盛者，宜平肺；唾脓脉短涩者，宜补之。

1. **银翘散加减**（《温病条辨》）

歌曰：银翘散主上焦医，竹叶荆牛薄荷豉。

　　　　甘桔芦根凉解法，风湿初感此方宜。

　　　　咳加杏贝花渴粉，热甚栀芩次第施。

方药：金银花 30 克，连翘 10 克，竹叶 6 克，荆芥 10 克，牛蒡子 10 克，桔梗 12 克，淡豆豉 6 克，甘草 6 克。

用法：共研细末，每服 10 克，芦根汤煎服。

主治：风湿初起，发热口渴而不恶寒的证候。

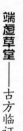

加减： 加以银翘汤加藿香 10 克，玄参 15 克，生薏仁 20 克以解表祛湿排毒。

方解： 方用金银花、连翘乃清热解毒之圣药，对于各经之热毒均有显效，以此为君，清泄外邪；桔梗、牛蒡子开利肺气、排脓利咽；甘草、竹叶、芦根清热解毒、生津凉润；瓜蒌利肺气而滑痰；冬瓜仁解毒排脓；石膏清热。众药合用，对于肺痈咳嗽痰多，胸痛，或咳脓浊痰，味带腥臭，呼吸不利，口干鼻燥者，服之甚效。

2. **全肺汤**（《辨证录》）

歌曰： 全肺汤里用玄参，甘草二花天花粉。

　　　　茯苓白芍麦冬入，咳嗽胸痛或肺痛。

方药： 玄参 20 克，甘草 6 克，金银花 30 克，花粉 20 克，茯苓 12 克，白芍 10 克，麦冬 15 克。

用法： 开水煎 20 分钟，徐饮慢咽，每日 1 剂，分多次服。

主治： 咳嗽胸膈作痛，手按痛处，尤增气急。

加减： 加款冬花 10 克以润肺下气，止咳化痰；桔梗 10 克、鱼腥草 20 克以清热解毒，排毒利尿。

方解： 方中金银花、甘草、玄参清热解毒，养阴益气；花粉生津润燥止渴；茯苓利湿宁心；麦冬清热生津；白芍敛阴和营。

3. **完肺汤**（《辨证录》）

歌曰： 完肺人参桔玄参，公英二花天花粉。

　　　　甘草黄芩水煎服，咳吐脓血胸膈痛。

方药： 人参 8 克，桔梗 15 克，玄参 20 克，蒲公英 20 克，金银花 30 克，花粉 15 克，甘草 10 克，黄芩 10 克。

用法： 开水煎服。

主治： 肺痈已溃，咳吐脓血。

加减： 加冬瓜仁 30 克、鱼腥草 30 克以清热解毒，排脓消痈。

方解： 方中金银花、蒲公英、甘草、黄芩、桔梗配伍，共奏清热解毒、清肺排脓之功。玄参、花粉清热解毒，养阴生津，配以人参补咳脓而伤元气者，况人参入诸清热解毒药味中统帅诸药，则解毒之力尤增。对于肺痈已溃、咳吐脓血者疗效显著。

4. 桔梗汤（《严氏济生方》）

歌曰：桔梗汤中贝母杏，当归瓜蒌枳壳逢。

薏苡桑皮与防己，生草百合配黄芪。

方药：桔梗 20 克，贝母 15 克，杏仁 12 克，当归 10 克，瓜蒌 30 克，枳壳 10 克，薏苡仁 15 克，桑皮（炙）10 克，防己 10 克，生甘草 6 克，百合 15 克，黄芪 30 克。

用法：水煎服。

主治：肺痈，心胸气壅，咳嗽脓血，心神烦闷，咽干多渴，两脚肿满，小便赤黄，大便多涩。

加减：肺痈咳吐脓血，咽干口渴，若大便秘结的，可加大黄（后下）6 克。

方解：方中杏仁、桑皮、薏苡仁、百合补肺气而清火；瓜蒌、贝母润肺除痰；生草、桔梗清热解毒，排脓利肺，清利咽膈；防己散肿除风，泻湿清热；当归活血；枳壳利气，共奏清热补肺、利气除痰、消痈排脓的作用。

5. 麦味地黄丸加减（《医级宝鉴》）

歌曰：加减麦味地黄汤，熟地山药山萸良。

茯苓丹皮泽二花，麦味归芍参贝详。

方药：熟地 30 克，山药 12 克，山茱萸 6 克，云苓 12 克，丹皮 10 克，泽泻 8 克，麦冬 15 克，五味子 8 克，当归 12 克，白芍 12 克，人参 10 克，金银花 30 克，贝母 12 克。

用法：水煎服。

主治：肺肾阴虚，金水不生，致咳唾痰浊，颧红盗汗，入夜口干，疲倦乏力。

加减：原方为麦味地黄丸，本方已作加减，因而不再重复。

方解：本方由滋阴补肾之六味地黄丸加生津润燥、清热除烦之五味子、麦冬，补血平肝之当归、白芍，清热解毒、润肺化痰之金银花、贝母；大补元气之人参而成。

6. **桔梗汤**（《妇人良方大全》）

歌曰：桔梗汤里瓜蒌贝，当归枳壳薏仁随。

桑皮百合五味子，知母地骨甜葶苈。

甘草杏仁防己芪，咳吐脓血服之益。

方药：桔梗（炒）15克，贝母15克，当归（酒浸）12克，瓜蒌仁15克，枳壳10克，薏仁15克，桑皮（炒）10克，百合（蒸）15克，五味子（炒）8克，知母（炒）16克，地骨皮10克，甜葶苈（炒）10克，甘草6克，防己10克，黄芪20克，杏仁12克。

用法：水煎服。

主治：治咳嗽吐脓，痰中有血，胸膈两胁作痛，烦闷作渴，或痰出臭浊，已成肺痈者。

加减：加鱼腥草20克以清热解毒，排脓消痈；海浮石20克以清肺化痰，软坚散结。

方解：参上桔梗汤。

7. **排脓散**（《外科发挥》）

歌曰：参芪白芷五味子，肺痈吐脓烦热嗽。

排脓散药仅四味，妙在活用五味子。

方药：人参10克，黄芪（盐水炒）15克，白芷12克，五味子（研，炒）10克。

用法：上为细末，每服9克，食后蜜汤调下。

主治：肺痈吐脓，耗伤正气者。

加减：同上方互参。

方解：方用人参、黄芪以补久吐脓痰之虚；白芷排脓，敛疮生肌；合五味子补五脏之虚，并能收敛耗散之正气。药味平和，不峻不猛，以图缓功。

8. **连翘汤**（《千金翼方》）

歌曰：连翘汤里用升麻，朴硝玄参芍药良。

白蔹射干大黄防，炙甘草兮杏仁加。

方药：连翘 10 克，升麻 10 克，朴硝 10 克，玄参 15 克，芍药 12 克，白蔹 10 克，防风 10 克，射干 10 克，大黄（后下）6 克，炙甘草 6 克，杏仁（去皮、尖，面炒黄）12 克。

用法：水煎服。

主治：肺痈时毒，肿痛焮肿。

加减：加鱼腥草 20 克以清热解毒，排脓消痈；贯仲 10 克以清热解毒。

方解：方中连翘、升麻解毒清热；玄参清热解毒养阴；芍药敛阴益肝；白蔹排脓生肌；射干解毒利咽；大黄、朴硝泻实，且与诸药配伍应用可使热毒随便而排。

9. **宁肺汤**（《杨氏家藏方》）

歌曰：杨氏宁肺四君子，四物麦味桑皮阿。

生姜二片苏叶引，咳嗽吐脓喘急疗。

方药：人参 10 克，茯苓 12 克，白术 12 克，炙甘草 6 克，熟地 20 克，当归 12 克，白芍 12 克，川芎 10 克，麦冬 12 克，五味子 8 克，桑皮 10 克，阿胶（炒）3 克。

用法：生姜一片，苏叶 2 克。水煎服。阿胶烊化。

主治：治荣卫俱虚，发热自汗，咳嗽痰涎，肺气喘急，唾脓。

加减：加款冬花 15 克以润肺下气，止咳化痰；鱼腥草 20 克以清热解毒，排脓消痈，沙参 20 克以清肺养阴，益胃生津。

方解：此方用八珍汤为底，加五味子、麦冬生津清热保肺；桑叶润肺平肝；阿胶润肺补血。全方旨在气血同补，虚实兼顾。

10. **补肺汤**（《云岐子保命集》）

歌曰：补肺汤中有人参，黄芪五味紫菀均。

熟地黄兮桑白皮，劳嗽煎服效力精。

方药：人参 10 克，黄芪 20 克，五味子 10 克，紫菀（炙）10 克，熟地 20 克，桑皮 10 克。

用法：水煎，加蜜少许调匀，食远温服。

主治：劳嗽。

加减：与上方互参。

方解：方用人参、黄芪补气扶正；熟地补血滋阴；桑皮、紫菀清肺润燥生津；五味子保津补虚。本方气阴双补的同时兼以润肺化痰宁嗽，对于脓嗽之虚体，用之较为理想。

参考文献：

1.《景岳全书》，（明）张景岳。

2.《温病条辨》，（清）吴瑭。

3.《严氏济生方》，（宋）严用和。

4.《辨证录》，（清）陈士铎。

5.《医级宝鉴》，（清）董西园。

6.《妇人良方大全》，（宋）陈自明。

7.《外科发挥》，（明）薛己。

8.《千金翼方》，（唐）孙思邈。

廿八、癫　狂

　　癫狂之病，病本不同。狂病之来，狂妄之渐而经久难已；癫病之至，忽然僵仆而时作时止。狂病常醒，多怒而暴；癫病常昏，多倦而静。由此观之，则其阴阳寒热，自有冰炭之异。癫即痫也，所谓五痫者，因其声之相似，遂立此名。盖狂病多因于火，此或以谋为失志，或以思虑郁结，屈无所伸，怒无所泄，以致肝胆气逆，木火合邪，是诚东方实证也。此其邪乘于心，则为神魂不宁；邪乘于胃，则为暴横刚强。故治此者，当以治火为先，而或痰或气，察其甚而兼治之。若心因火邪，而无胀闭热结者，但当清火。若痰饮壅闭、气道不通者，必须先用吐法，并当清其饮食。癫病多由痰气，凡气有所逆，痰有所滞，皆能壅闭经络，格塞心窍，故发则眩晕僵仆，口眼相引，目睛上视，手足抽搦，腰脊强直，食顷乃苏。此其倏病倏已者，正由气之倏逆倏顺也。故治此者，当察痰察气，因其甚者而先之，至若火之有无，又当审其脉证而兼为之治也。

　　1. 集成定痫丸（《幼幼集成》[①]）

　　歌曰：定痫四君去炙草，陈皮半夏菖蒲芍。

　　　　　　当归肉桂白蔻苍，木香龙齿镜面砂。

　　方药：人参30克，白术50克，茯苓（姜汁蒸过晒干）30克，陈皮（酒炒）30克，半夏30克，石菖蒲15克，当归（酒炒）30克，肉桂10克，白芍（酒炒）30克，白蔻15克，苍术30克（芝麻拌炒），南木香15克，镜面砂（水飞）2克，龙齿30克。

　　用法：诸药依分量制过，合为一处焙干，研末，炼蜜为丸，龙眼核大，

---

① 《幼幼集成》，陈复正（1736—1795），字飞霞，惠州府（今广东惠阳县）人。清代医学家。

以朱砂为衣，瓷瓶收贮。日服 3 次，姜汤化服。痫证未久者服之，倘年深久远者，早服河车八味丸，午晚服此。

主治：小儿痫证，从前攻伐太过，致中气虚衰，脾不运化，津液为痰，偶然有触，则昏晕卒倒，良久方苏。

加减：守原方，不予加减。

方解：方用六君子去炙草，补脾益气，去炙草者，嫌其甘而不利湿气之去也；苍术、白蔻燥湿健脾；菖蒲豁痰开窍，醒脾进食；白芍补肝；当归补血；肉桂温阳；木香理气；芝麻润燥；朱砂宁心安魂。全方旨在扶助元气，使脾胃强健，运化正常，则精微得到充分吸收，以致正气恢复，抗邪能力自然强盛，外邪不得而入，痫证自然康复。

2. **生铁落饮**（《张氏医通》①）

歌曰：铁落饮用生石膏，龙齿茯苓防风艽。

　　　　更入玄参与竹沥，痰火狂者服之好。

方药：生铁落 100 克，生石膏 30 克，龙齿 20 克，茯苓 12 克，秦艽 10 克，防风 6 克，玄参 15 克，竹沥 15 克。

用法：先下铁落煮 30 分钟，再下余药。

主治：痰火热狂。

加减：加水牛角片 30 克以清热凉血解毒；菖蒲 10 克以芳香开窍，宁心安神，化湿豁痰辟秽。

方解：生铁落、龙齿重镇安神；石膏清热生津；秦艽、防风清热祛风以止痉；玄参清热以养阴；竹沥清心而化痰；茯神宁心，对于痰火热狂之病证，服之效佳。

3. **犀角地黄汤**（《千金要方》）

歌曰：犀角地黄芍药丹，无犀便易水牛角。

　　　　劳心动火发狂者，煎汤服之心火清。

① 《张氏医通》，张璐（1617—1699），字路玉，号石顽老人，江南长洲（今江苏苏州）人。清代医学家，能"博采众长，贯以己意"，著作主要有《本经逢原》、《伤寒缵论》、《伤寒绪论》、《伤寒舌鉴》、《伤寒兼证析义》、《诊宗三昧》等。

方药： 生地 30 克，白芍 12 克，丹皮 10 克，犀角（磨服）3 克。

用法： 犀角磨汁，待余药煎好后兑入犀角汁服用。如无犀角以牛羊角尖锉粉先煎，量需大。

主治： 劳心动火、发狂。

加减： 心火过盛者，可加白茅根 30～50 克、怀牛膝 15 克、郁金 15 克。如痰多不利者，加胆南星 10 克、瓜蒌 15 克。

方解： 见血证。

4. **济艰汤**（《辨证录》）

歌曰： 济艰汤里术人参，菖蒲远志曲茯神。

　　　　柏子半夏贝花粉，南星附子痫证宁。

方药： 人参 8 克，茯神 15 克，贝母 15 克，神曲 10 克，白术 12 克，柏子仁 12 克，半夏 10 克，花粉 15 克，胆南星 8 克，附子 10 克，远志（炙）10 克，菖蒲 10 克。

用法： 开水先下附子，煮 15 分钟，再下余药。

主治： 痰气太盛，一时跌仆，口作牛马之声。

加减： 加谷芽 20 克以消食和中，健脾开胃，能促进消化而不伤胃气。

方解： 方用人参、白术补气健脾；半夏燥湿化痰；贝母清肺化痰；柏子仁滋水涵木以柔肝；花粉清热生津以止渴；胆南星化痰开窍；附子祛寒扶元阳；菖蒲醒脾开胃，豁痰开窍；远志交通心肾而利痰；神曲消食而化积。痰湿较重之癫证，服之自可治愈。

5. **定痫汤**（《医学心悟》）

歌曰： 定痫参术茯苓草，附子半夏白薇调。

　　　　小儿痫由脾肾差，跌仆吐涎羊痫风。

方药： 人参 8 克，白术 12 克，云苓 10 克，生甘草 5 克，附子 5 克（先下），半夏 10 克，白薇 10 克。

用法： 开水先下附子，煮 15 分钟，再下余药。

主治： 先天不足，后天失养，以致精气受损，遂成痫证。

加减： 加炒谷芽 20 克、炒薏仁 20 克，两药共有健脾之功，而薏仁又有利湿之效。与四君子同用健脾效果会更加明显。

方解：方用四君子汤补脾益气；半夏燥湿化痰；附子以扶元阳，振奋生机；白薇清热，不使燥湿之药灼肺，又可清上炎之虚热。对于脾肾皆虚以致精气受损而生的痫证，服用此方，均可治愈。

6. 消风汤（出处不详）

歌曰：消风汤里羌独活，薄荷防风明天麻。

　　　　芥穗川芎北细辛，胆南星兮苏叶良。

方药：羌活 10 克，独活 6 克，薄荷 6 克，防风 8 克，天麻 10 克，荆芥穗 8 克，川芎 10 克，细辛 5 克，胆南星 8 克，苏叶 10 克。

用法：水煎服。

主治：诸般痫证。

加减：加僵蚕 10 克以息风止痉，并兼化痰，多用于肝风内动与痰热壅盛所致的惊痫。

方解：薄荷疏散风热，清利头目，疏解肝郁；方用荆芥、防风、羌活、独活解表散寒，祛风止痉；川芎散之；细辛去寒，温经蠲饮；胆星化痰；苏叶解表和中止呕；天麻息风止痉。在治痫证之初，先服此汤 3 剂，用以疏散外邪，开通经络，然后服以它方，则疗效较好。

7. 河车八味丸（《幼幼集成》）

歌曰：河车八味用熟地，山萸丹皮苓怀泽。

　　　　附桂鹿茸五味麦，痫证年久服之宜。

方药：紫河车（长流水洗净，用姜汁同酒煮烂），地黄（姜汁）20 克，砂仁 10 克（同酒煮烂）、净山茱萸（炒干）30 克，粉丹皮（酒炒）15 克，泽泻（淡盐水炒干）15 克，嫩鹿茸（炒干）60 克，云苓（乳汁蒸晒）15 克，怀山药（酒炒）160 克，熟附子 21 克，肉桂 15 克，北五味（炒干）60 克，麦冬（糯米拌炒）30 克。

用法：研末蜜丸，每丸 9 克，每早一丸，淡盐汤化服，以食压之。紫河车放碗内加入姜汁与酒，入高压锅内，隔水蒸透，取出加入适量药末，拌起晒干，再碾细，与剩余药末和匀。

主治： 痫证年久，反复不愈，肌体虚弱。

加减： 加谷芽 20 克以消食和中，健脾开胃；菖蒲 20 克以开窍宁神，化湿和胃。

方解： 此方以桂附八味丸加入大补气血之紫河车、鹿茸，生津润燥之五味子、麦冬。诸味合用则同时调理气血阴阳，使肌体正气迅速恢复，抗邪机能提高，对于年久不能治愈的痫症，均有良效。

参考文献：

1.《景岳全书》，（明）张景岳。

2.《幼幼集成》，（清）陈复正。

3.《张氏医通》，（清）张璐。

4.《千金要方》，（唐）孙思邈。

5.《辩证录》，（清）陈士铎。

6.《医学心悟》，（清）程国彭。

廿九、厥　证

厥逆之证，危证也。盖厥者尽也，逆者乱也，即气血败乱之谓也，故《内经》特重而详言之。如云卒厥、暴厥者，皆厥逆之总名也；如云寒厥、热厥者，分厥逆之阴阳也；如云连经、连脏者，论厥逆之死生也。近世有气厥、血厥、痰厥、酒厥、脏厥、蛔厥等证，亦无非本经之义。

凡寒厥者，必四肢清凉，脉沉微不数，或虽数而无力，或畏寒喜热，引衣自覆，或下利清谷，形证多惺惺。虽此类皆属寒证，然似热非热之证犹多，故凡以手足见厥而脉证俱无实热者，悉寒厥无疑也。热厥者，必先多热证，脉沉滑而数，畏热喜冷，扬手掉足，或烦躁不宁，大便秘赤，形证多昏冒。不可与伤寒之厥混淆。伤寒之厥，辨在邪气，故寒厥宜温，热厥可攻也。《内经》之厥，重在元气，故热厥当补阴，寒厥当补阳。两者之治，不可不察。

气厥之证有二，以气虚、气实皆能厥也。气虚卒倒者，必其形气索然，色清白，身微冷，脉微弱，此气脱证也。气实而厥者，其形气愤然勃然，脉沉弦而滑，胸膈喘满，此气逆证也。又若因怒伤气逆，气旋去而真气受损者，气本不实也；再若素多忧郁恐畏，而气怯气陷者，其虚尤可知也，若以此类而用行气开滞等剂则误矣。

血厥之证有二，血脱、血逆皆能厥也。血脱者，如大崩大吐，或产血尽脱，则气亦随之而脱，故致卒仆暴死，治之在于急回其气，但是气不尽脱，必渐生矣，然后因其寒热，徐为调理，此所谓血脱益气也。若不知此，而但用血分等药，则几微之气，忽而散失，阴无所主，无生机矣。其或用寒凉以止血者，必致败绝阳气，足以速其死耳。血逆者，即经所云血与气并走于上之谓，大怒则形气厥血菀于上之类也。夫血因气逆，必须先理其气，气行则血无不行也。

痰厥之证，凡一时痰涎壅塞，气闭昏愦，药食俱不能进，必先宜或吐或开以治其标，此不得不先救其急也。但觉痰气稍开，便当治其病本，如因火生痰者，宜清之降之；因风寒生痰也，宜散之温之；因湿生痰者，宜燥之利之；因脾虚生痰者，自宜补脾；因肾虚生痰者，自宜补肾，此痰之不必治也。但治其所以痰而痰自清矣。然犹有不可治痰者，恐愈治愈虚，而痰必愈甚也。

酒厥之证，即经所云热厥之属也。又经云：酒风者，亦此类也。凡纵饮无节之人，多有此病。方其气血正盛，力能胜之，不知酒害之何有，及其将衰，则酒之侮人，斯可畏耳。酒病极多，莫知所出，其为酒厥，则全似中风，轻者犹自知人，重者卒尔晕倒，忽然昏愦，或躁烦，或不语，或痰涎如涌，或气喘发热，或咳嗽，或吐血，但察其大便干燥，脉实喜冷者，此湿热上壅之证，宜疾降其痰火；大忌辛燥等物，务使湿热渐退，神气稍复，然后用补阴等剂，以善其后。其有大便不实，或无火证，而脉见缓弱者，则不宜清火，但以二陈、六君子汤或金水六君煎之类主之。若因酒伤阴以致脾肾两虚而为厥脱者，非速救本源终无及也。凡患此者，宜终身忌酒，勿使沾唇可也，若不知戒，再犯必难为矣。

色厥之证有二：一曰暴脱，一曰动血也。凡色厥之暴脱者，必以其人本虚，偶因奇遇，而悉力勉为者有之，或因相慕日久，而纵竭情欲者有之，故于事后则气随精去，而暴脱不返。凡此之治，单宜培补命门，或水或火。又色厥之动血者，以其血气并走于上，亦血厥之属也，但与大怒血逆者不同，而治法亦有所异。盖此因欲火上炎，故血随气上，必其情欲动极而欲不能遂者有之，或借曲糵以强遏欲火者亦有之。其证则忽而暴吐，或鼻衄不能禁止，或厥逆，或汗出，或气喘，或咳嗽，此皆以阴火上冲而然。凡治此者，必先治火以抑其势。

1. 四味回阳饮（《景岳全书》）

歌曰： 四味回阳饮人参，附子炮姜炙草同。

元阳虚脱危倾刻，瞬间气回起沉疴。

方药： 人参15克，制附子（先下）20克，炮姜10克，炙甘草6克。

用法： 开水先下附子，煮15分钟，再下余药。

主治：元阳虚脱，危在顷刻。

加减：以艾炷直灸关元、中极。

方解：方中虽仅有药四味，然实乃含回阳救逆数方也，即参附、姜附、草附也。人参大补元气；附子回阳救逆，上助心阳，下补肾阳；炮姜温经散寒；甘草补脾益气，缓急止痛。四味药物合用，可速救虚脱之元阳，挽危于顷刻之间。

2. 六味回阳饮（《景岳全书》）

歌曰：六味回阳参附将，炮姜炙草熟地祥。

更入当归药六味，厥证加减服之良。

方药：人参20克，附子（先下）15克，炮姜10克，炙甘草5克，熟地15克，当归10克。

用法：开水先煮附子15分钟，再下余药，武火煎，温服。

主治：元阳虚脱，喘汗不止，危在顷刻。

加减：如肉振汗多者，加炙黄芪30克或白术15克。泄泻者，加乌梅2枚或北五味子6克。如虚阳上浮者，加茯苓10克。如肝经郁滞者，加肉桂6克。

方解：见虚损门。

3. 镇阴煎（《景岳全书》）

歌曰：镇阴熟地炙甘草，牛膝泽泻肉桂和。

附子加入真阳守，元阴元阳一并调。

方药：熟地30克，炙甘草6克，牛膝10克，泽泻8克，肉桂6克，附子（先下）10克，人参10克。

用法：开水先下附子煎15分钟，再下余药，武火煎，温服。

主治：阴虚于下，格阳于上，真阳失守，血随而溢，以致大吐大衄，六脉细脱，手足厥冷，危在顷刻而血不能止者。如治格阳喉痹上热者，当以此汤冷服。

加减：兼呕者加炒干姜6克，气脱倦言而脉弱极者，宜速加人参。

方解：方用熟地以补阴；牛膝补肝肾、强筋骨，并可引血下行、活血祛瘀；泽泻以利邪水，肉桂入命门，暖下元，益阳消阴；附子峻补肾阳；炙草益气。诸药同用可回阳于瞬间，救危难于顷刻，阴阳同调，精气双顾，实乃救危之良方也。

4. 八味顺气散（《严氏济生方》）

歌曰： 八味顺气治气厥，人参白术茯苓偕。

　　　　青陈二皮白芷接，台乌甘草药齐也。

方药： 人参 10 克，白术 12 克，茯苓 12 克，青皮 10 克，陈皮 8 克，白芷 12 克，台乌 10 克，甘草 6 克。

用法： 水煎温服。

主治： 气厥身冷似脑卒中（中风）。

加减： 在应用时根据具体症状只作剂量调整，不增减药味。

方解： 方用异功散补气健脾理气；青皮、陈皮同用，一破滞气以利郁，一调中气以燥湿；白芷祛风燥湿，解表散寒；台乌疏通气机，顺气畅中，散寒止痛；甘草缓急益气。诸药合用，共奏健脾益气、调中理气之效。

5. 安厥汤（《辨证录》）

歌曰： 安厥人参茯苓草，玄参白薇麦冬芍。

　　　　生地花粉栀子柴，日间发厥服之消。

方药： 人参 10 克，茯苓 10 克，甘草 5 克，玄参 15 克，白薇 10 克，麦冬 15 克，白芍 15 克，生地 15 克，花粉 10 克，栀子 10 克，柴胡 8 克。

用法： 水煎服。

主治： 日间发厥。

加减： 谷芽消食和中、健脾开胃。对于脾虚食少消化不良者，谷芽可以促进消化而不伤胃气。食滞者与神曲、山楂等同用；食少者多与党参、白术、陈皮等品同用。菖蒲开窍宁神，化湿和胃。《重庆堂随笔》"石菖蒲舒心气，畅心神，怡心情，益心志，妙药也。清解药用之，赖以祛痰秽之浊而卫宫城；滋养药用之，借以宣心思之结而通神胡"。

方解： 元参养阴清热；方用人参、茯苓、甘草补益正气；生地、白芍滋阴柔肝；花粉、麦冬生津润燥；柴胡疏肝解郁；栀子清热；白薇退虚热。本方对于气虚营弱的厥证，用之甚效。

6. 补阴助阳汤 （《辨证录》）

歌曰： 补阴助阳地归芍，玄参麦冬参术苓。

菖蒲柴胡白芥子，夜间厥昏痰涎多。

方药： 熟地 30 克，当归 15 克，白芍 15 克，玄参 15 克，麦冬 15 克，人参 8 克，白术 15 克，云苓 15 克，石菖蒲 10 克，柴胡 10 克，白芥子 10 克。

用法： 水煎服。

主治： 夜间发厥。

加减： 守原方不作加减。

方解： 本方即八珍汤去川芎、甘草，加豁痰开窍的菖蒲，疏肝清热的柴胡，利气散结、祛痰通络的白芥子，养阴清热的玄参、麦冬而成。全方气血双补，兼以豁痰开窍，清热养阴，对于夜间发厥者，用之甚好。

7. 旋转阴阳汤 （《辨证录》）

歌曰： 旋转阴阳汤人参，白术茯神地归芍。

麦冬附子炒山栀，天花粉兮与柴胡。

方药： 人参 10 克，白术 10 克，茯神 10 克，熟地 15 克，当归 10 克，白芍 15 克，麦冬 10 克，附子（先下）5 克，山栀 6 克，花粉 10 克，柴胡 6 克。

用法： 开水先煮附子 15 分钟，再下余药，水煎温服。

主治： 白天晚间反复发厥，身热如火，痰涎作声。

加减： 加菖蒲 10 克以开窍宁神，化湿和胃；谷芽 20 克以消食和中，健脾开胃。

方解： 方用人参、白术、茯神补脾益气，宁心安神；熟地、当归、白芍滋阴补血，益阴填精；麦冬、花粉清热生津；柴胡、山栀疏肝清热；附子扶真阳，强壮生机。诸药合用，旨在气血阴阳同调，使正气恢复，精气相续，对于昼夜反复发作之厥证，用之甚效。

8. **平解汤**（《辨证录》）

歌曰： 平解汤中香附子，当归花粉半夏施。

茯苓神曲麦芽栀，黄连甘草怒厥清。

方药： 香附子 15 克，当归 15 克，花粉 10 克，半夏 8 克，茯苓 10 克，神曲 8 克，麦芽 6 克，炒栀子 6 克，黄连 5 克，甘草 5 克。

用法： 水煎服。

主治： 大怒之后，又加拂抑，事不如意，忽大叫而厥，吐痰如涌，目不识人。

加减： 加郁金 10 克以活血止痛，行气解郁；合欢皮 10 克以安神解郁；枳壳 6 克以行气宽中。

方解： 方中香附子理血气而解郁；当归补血兼利痰；花粉生津止渴；半夏燥湿祛痰；茯苓宁心利水；神曲、麦芽消积化食；黄连清热；甘草益气解毒清热；栀子泻热。大怒伤肝，肝之一有不平则首传于脾，土受木戕，则失其运化之权，使水谷不化，郁而成热、成痰。此方旨在清热消积、化痰理气，使由肝而传脾所生的痰厥服之得安。

参考文献：

1.《景岳全书》，（明）张景岳。

2.《严氏济生方》，（宋）严用和。

3.《辨证录》，（清）陈士铎。

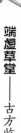
三十、黄　疸

　　黄疸一证，古人多言为湿热，及有五脏之分者，皆未足以尽之，而不知黄之大要有四：曰阳黄，曰阴黄，曰表邪发黄，曰胆黄也。

　　阳黄证，因湿多成热，热则生黄，此即所谓湿热证也，然其证必有身热、烦渴，或躁烦不宁，或消谷善饥，或小水热痛赤涩，或大便秘结，其脉必洪滑有力。此证不拘表里，或风湿外感，或酒食内伤，皆能致之。但察其元气尚强，脾胃无损，而湿热果盛者，直宜清火邪，利小便，湿热去而黄自退，此治者本无难也。

　　阴黄证，则全非湿热，而总由血气之败，盖气不生血，所以血败，血不华色，所以色败。凡病黄疸，而绝无阳证阳脉者，便是阴黄。阴黄之病，何以致然？盖必以七情伤脏，或劳倦伤形，因致中气大伤，脾不化血，故脾土之色，自见于外。其为病也，必喜静而恶动，喜暗而畏明。凡神思困倦，言语轻微，或怔忡眩晕，畏寒少食，四肢无力，或大便不实，小水如膏，及脉息无力等证，悉皆阳虚之候。此与湿热发黄者，反如冰炭，使非速救元气，大补脾肾，则终无复元之理。且此证最多，若或但见色黄，不察脉证，遂云黄疸同是湿热，而治以茵陈栀子泻火利水等剂，则无有不随药而毙者。

　　表邪发黄，即伤寒证也。凡伤寒汗不能透，而风湿在表者，有黄证，或表邪不解，自表传里，而湿热郁于阳明者，亦有黄证。表邪未解者，必发热身痛，脉浮少汗，宜从汗散；湿热内郁者，必烦热，脉缓滑，多汗，宜从分消清利。若阳明实邪内郁而痞结胀满者，宜先下之，然后清其余热，则自无不愈。

　　胆黄证，凡大惊大恐，及斗殴伤者皆有之。尝见有虎狼之惊，突然丧胆而病黄者，其病则骤；有酷吏之遭，或祸害之虑，恐怖不已而病黄者，其病则徐。故胆黄证，皆因伤胆而然，胆既受伤，则脏气之损败可知，是非修缉培补，则必至决裂，故凡遇此等证候，务宜大用干温，速救元气。然必察其所因之本，或兼酸以收其散亡，或兼涩以固其虚脱，或兼重以镇其失守之神魂，或与开道利害以释其不解之疑畏。凡诸用药，大都宜同阴黄证治法，当必有得生者，若治此证再加克伐分利，则真如压卵矣。

黄疸大法，古有五疸之辨：曰黄汗，曰黄疸，曰谷疸，曰酒疸，曰女劳疸。总之，汗出染衣，色如柏汁者，曰黄汗；身面眼目黄如金色，小便黄而无汗者，曰黄疸；因饮食伤脾而得者，曰谷疸；因酒后伤湿而得者，曰酒疸；因色欲伤阴而得者，曰女劳疸。虽其名目如此，然总不出阴阳二证，大多阳证多实，阴证多虚，虚实弗失，得其要矣。

阳黄证，多以脾湿不流，郁热所致，必须清火邪，利小水，火清则溺自清，溺清则黄自退。阴黄证，多由内伤不足，不可以黄为意，专用清利，但以清补心脾肾之虚，以培血气，血气复则黄必尽退。伤寒发黄，凡表邪未清，而湿热又盛者，其证必表里兼见，治宜双解。胆黄证，皆因伤胆而然，胆既受伤，则脏气之损败可知，使非修葺培补，则必至决裂，故凡遇此等证候，务必大用甘温，速救元气，然必察其所因之本，或兼酸以收其散亡，或兼涩以固其虚脱，或兼重以镇其失守之神魂，或与开道利害以释其不解之疑畏。凡诸用药，大都宜同阴黄证治法，当其必有得生者。若治此证，而再加克伐、分利，则真如压卵矣。

1. **甘露消毒丹加减**（《温热经纬》）

歌曰： 甘露消毒藿茵陈，芩滑菖薄木通翘。

射干白蔻兼贝母，湿热之邪力能排。

方药： 藿香 10 克，茵陈 30 克，黄芩 8 克，滑石 15 克，石菖蒲 10 克，薄荷 6 克，木通 6 克，连翘 10 克，射干 10 克，白蔻 8 克，川贝 10 克。

用法： 水煎服。

主治： 湿热黄疸，湿重于热。

加减： 湿重者，加肉桂 6 克、云苓 12 克、白术 12 克、泽泻 10 克、猪苓 10 克。

方解： 此方由甘露消毒丹合五苓散而成。甘露消毒丹治疗湿温、时疫初起、身热倦怠、胸闷腹胀、四肢酸楚、小便赤涩，以及颐肿、咽痛、身黄、吐泻、疟疾、痢疾等证。藿香、白蔻、菖蒲芳香化浊，豁痰开窍；黄芩、连翘清热解毒；薄荷疏肝解表；射干消肿利咽；贝母化痰清肺；滑石、木通、茵陈清热利湿，使湿热之邪由小便而出。五苓散有利小便而去水湿、消暑气、清热、解烦渴的作用，是利水利湿的主要方剂。二方合用，则熔化浊解毒、利湿退黄于一炉，对于黄疸湿热、湿重于热者用之甚效。

2. 茵陈饮（《景岳全书》）

歌曰： 茵陈饮里焦山栀，泽泻青皮甘草菊。

挟热泄泻热痢者，湿热黄疸用之力。

方药： 茵陈 60 克，焦山栀 10 克，泽泻 10 克，青皮 10 克，甘草 3 克，菊花 10 克。

用法： 水煎服。

主治： 挟热泄泻，热痢，口渴喜冷，小水不利，黄疸湿热闭涩。

加减： 加秦艽 10 克以祛风湿，舒筋骨，清虚热，且能利湿退黄；金钱草 20 克以利水通淋，除湿退黄，解毒消肿；蒲公英 15 克以清热解毒利湿；车前子 12 克以利水清热。

方解： 方中茵陈，清利湿热退黄疸，凡湿热薰蒸而发黄者，每用为主药，阴黄、阳黄皆宜用之、泽泻利湿清热；山栀清热解毒；青皮破滞气；甘草缓急，止痛、缓和药性，并有良好的解毒效果；菊花凉肝，解毒清热。

3. 茵陈蒿汤加减（《金匮要略》）

歌曰： 茵陈蒿汤治疸黄，栀子大黄二味将。

二苓滑石渗湿强，胁痛柴郁川楝祥。

方药： 茵陈 30 克，栀子 6 克，大黄（后下）6 克，猪苓 12 克，云苓 12 克，滑石 15 克。

用法： 水煎服。

主治： 黄疸热重于湿。

加减： 两胁疼痛者，加柴胡 10 克、郁金 15 克、川楝子 12 克。恶心欲吐者，加橘皮 10 克、竹茹 10 克。热毒较盛者，加蒲公英 15 克、金钱草 20 克、白花蛇舌草 20 克。如有结石者，加鸡内金 8 克、金钱草 20 克、海金沙

20 克、王不留行 15 克。

方解：此方乃由《金匮要略》之茵陈蒿汤加减而成，茵陈蒿汤主治伤寒发黄及谷疸。发热不食、大小便秘、或食即头眩者，在此基础上加猪苓、茯苓、滑石以增强清利湿热的功效，使湿热毒邪尽快排出体外，由此引起的黄疸随之消除。

4. **除黄祛湿汤** (《出处不详》)

歌曰：除黄祛湿汤茵陈，车前草兮与公英。

  败酱蛇舌板蓝根，金钱翘茹玉米须。

方药：茵陈 30 克，车前草 15 克，蒲公英 15 克，败酱草 30 克，白花蛇舌草 30 克，金钱草 30 克，连翘 10 克，竹茹 10 克，玉米须 30 克，板蓝根 15 克。

用法：水煎服。

主治：热毒壅盛，湿热阻滞。

加减：见茵陈蒿汤。

方解：方中茵陈、金钱草清热利湿；蒲公英、败酱草、白花蛇舌草、板蓝根、玉米须、车前草清热解毒以利湿。诸药合用共奏清热利湿、退黄的功效，对于热毒壅盛、湿热阻滞的阳黄证，用之甚佳。

5. **排石汤** (《古今名方》)

歌曰：排石金钱海金沙，板蓝枳壳柴胡加。

  赤白二芍与大黄，王不留兮内金尝。

方药：金钱草 50 克，海金沙 15 克，板蓝根 15 克，枳壳 10 克，柴胡 6 克，赤芍 10 克，白芍 10 克，大黄（后下）3 克，王不留行 15 克，内金 6 克。

用法：水煎，大黄后下，内金冲服。日 1 剂，分两服。

主治：胆结石胁痛，寒热夹杂，厌油口苦，便干尿赤，舌红苔黄腻，脉弦滑。

加减：加佛手 10 克、香橼 10 克以疏肝理气，和中化痰；元胡 15 克、川楝子 12 克以行气止痛。

方解： 内金不仅可以运解消食，固精止遗，尚有化坚消石之功，多用于泌尿系结石及胆结石。方中金钱草、海金沙、王不留行清热利湿，退黄排石；柴胡疏理少阳；板蓝根清热解毒；枳壳理气；赤白二芍益阴柔肝而缓急；大黄清热解毒并有通便之功。此方虽名排石，实乃熔利湿、退黄、排石于一体。对于胆石症以及由此而引起的黄疸证均有良效。

参考文献：

1.《景岳全书》，（明）张景岳。

2.《金匮要略》，（汉）张仲景。

3.《古今名方》，杨蕴祥。

4.《温热经纬》，（明）王孟英。

三十一、积　聚

　　积聚之病，凡饮食、血气、风寒之属，皆能致之，但曰积曰聚，当详辨也。盖积者，积垒之谓，由渐而成者也；聚者，聚散之谓，作止不常者也。由此言之，是最坚硬不移者，本有形也，故有形者曰积；或聚或散者，本无形也，故无形者曰聚。诸有形者，或以饮食之滞，或以脓血之留，凡汁沫凝聚，旋成癥块者，皆积之类，其病多在血分，血有形而静也；诸无形者，或胀或不胀，或痛或不痛，凡随触随发，时来时往者，皆聚之类，其病多在气分，气无形而动也。凡无形之聚，其易散，有形之积，其破难，临此证者，但当辨其有形无形，在气在血，而治积治聚，自可得其梗概矣。凡积痞势缓而攻补兼有未便者，当专以调理脾胃为主，用收缓功，其效殊胜于攻。凡脾肾不足及虚弱失调之人，多有积聚之病。盖脾虚则中焦不运，肾虚则下焦不化，正气不行则邪滞得以居之。若此辈者，无论其有形无形，但当察其缓急，皆以正气为主，此所谓养正积自除也。

　　治积之要，在知攻补之宜，而攻补之宜，当于孰缓孰急中辨之。凡积聚未久而元气未损者，治不宜缓，盖缓之则养成其势，反以难治，此其所急在积，速攻可也。若积聚渐久，元气日虚，此而攻之，则积气本远，攻不易及，胃气切近，先受其伤，愈攻愈虚，则不死于积而死于攻矣。此其所重在命，不在于病，所当察也。故凡治虚邪者，当从缓治，只宜专培脾胃以固其本，或灸或膏，以疏其经，但使主气日强，经气日通，则积痞自消。斯缓急之机，即万全之策也，不独治积，诸病亦然。

　　1. **木香人参生姜枳术丸**（《兰室秘藏》）

　　歌曰： 木香人参生姜枳，白术陈皮六样处。

　　　　　　调理脾胃之妙剂，开胃进食积聚治。

方药：木香 10 克，人参 15 克，生姜 8 克，枳实（炒）30 克，陈皮 12 克，白术 40 克。

用法：上为细末，荷叶烧饭为丸，梧桐子大。每服 30～50 丸，食前温水下。

主治：开胃进饭食。

加减：加佛手 10 克、香橼 10 克以疏肝理气、和中化痰；谷芽 20 克以消食和中，健脾开胃。

方解：方用人参以补元气；陈皮利气燥湿；白术健脾；木香理诸经之气并止痛；生姜散寒温中；枳实破滞宽中。诸药合用，具有益气健脾、利气止痛、消积进食之功，对积聚日久者，用之甚良。

2. 和中丸（《景岳全书》）

歌曰：和中丸里术陈皮，厚朴半夏槟榔随。

　　　　枳实炙草与木香，姜汁蒸饼治胃虚。

方药：白术（炒）15 克，陈皮 50 克，厚朴 60 克，半夏 30 克，槟榔 15 克，枳实 15 克，炙甘草 12 克，木香 8 克。

用法：生姜自然汁浸，蒸饼为丸，梧桐子大，每服 30～40 丸，食远温开水送下。

主治：治久病厌厌不能食，而脏腑或秘或溏。

加减：现今槟榔可不用，如需用时，量当与细辛用量相仿。"细辛不过钱，山药放胆用"，其毒副可知。

方解：白术、炙草健脾益气；枳实、厚朴破滞燥湿；木香、陈皮、半夏利气化痰；槟榔除满。诸药合用，共奏和中理气、消积祛滞之功。常服之，和中理气，消痰积，祛湿滞，厚肠胃，进饮食。

3. 芍药枳术丸（《景岳全书》）

歌曰：景岳芍药枳术丸，赤芍陈皮四味全。

　　　　脏寒须加炒干姜，脾胃气虚人参延。

方药：枳实 10 克，白术 12 克，赤芍 10 克，陈皮 10 克。

用法：荷叶蒸黄米粥为丸，梧桐子大，米饮或温开水下百余丸。

加减： 脏寒者，加炒干姜 15 克。脾气虚者，加人参 30 克。

主治： 食积痞满，及小儿腹大胀满，时常疼痛，脾胃不和。

方解： 由枳术丸加赤芍、陈皮而成。白术补气健脾，燥湿利水，常用于脾虚积滞，食欲不振，脘腹痞满，为补气健脾的要药。枳实破气消积，化痰除痞。如脾胃虚弱，运化无力，食后脘腹痞满作胀常与白术配伍，即可消补兼施，以健脾消痞。陈皮理气、调中、燥湿化痰。具有理气运脾、调中快膈之功。赤芍祛於行滞止痛，诸药合用，兼顾肝脾以消膨胀，除积聚止腹痛、进饮食，对于积累之久者，用之以图缓功。

4. **平肝消瘕汤** （《辨证录》）

歌曰： 平肝消瘕当归芍，白术半夏柴枳壳。

        神曲山楂与鳖甲，肝郁气块服之消。

方药： 当归 15 克，白芍 30 克，白术 20 克，半夏 10 克，柴胡 10 克，枳壳 8 克，神曲 10 克，山楂 10 克，鳖甲 15 克。

用法： 开水先下鳖甲，文火煮 30 分钟，后下余药。

主治： 肝气郁结，致成气块，在左胁下，左腹之上，动则痛，静则宁。岁月既久，日渐长大，面色黄槁，吞酸吐痰，时无休歇。

加减： 加元胡 12 克以行气和血止痛；郁金 10 克以活血止痛，行气解郁，凉血清心，利胆退黄；绿萼梅 10 克以疏肝解郁，理气和胃；合欢皮 10 克以安神解郁，活血消肿。

方解： 方中当归、白芍补血活血；半夏、白术、枳壳乃东垣枳术丸，以枳壳易枳实，其功在于消饮食、调脏腑、除痞结；柴胡疏肝；神曲、山楂消食导滞；鳖甲破积、消坚。此方旨在疏肝健脾、消食化积、软坚散结，对于因肝气郁结致成的胁腹气块之日久不愈，疼痛随动静休作的症状，均能消除。

5. **攻补两益汤** （《辨证录》）

歌曰： 攻补两益榧白薇，雷丸神曲槟榔齐。

        使君参术共八味，虫秽之物服之愈。

方药： 榧子 10 个，白薇 10 克，使君子 10 个，雷丸 10 克，神曲 10 克，槟榔 6 克，人参 12 克，白术 20 克。

用法： 水煎服。腹痛时不可饮茶水，如口渴，再饮两次药液，少顷必下虫秽诸物。秽物即下，不必服二剂。

主治： 胃气虚弱，食不能消，久则变为有形之物，腹中乱动，动时痛不可忍，得食则减，后必渐大。

加减： 加谷芽 20 克以消食和中，健脾开胃；八月扎 20 克以疏肝理气散结；佛手 10 克以疏肝理气，和中化痰。

方解： 白薇清热凉血，既能清实热，又以退虚热为其所长。本方运用白薇，在于虫积日久，营血受损而生热者。榧子消食并去虫积；雷丸、使君子、槟榔杀虫消积行气，且槟榔利脏腑壅滞、破气除满、治风血积聚；神曲消积；人参、白术健脾补气。诸药合用，对于胃气虚弱、食不能消，久而变为有形之物，动甚则痛不可忍，得食则减，后必渐大的病证，服之即可治愈。

6. **三棱丸**（出处不详）

歌曰： 三棱丸里加入莪，青皮麦芽半夏和。

瘕痕食积久停滞，醋姜汤下因证调。

方药： 莪术（醋浸炒）90 克，三棱 90 克，青皮 30 克，麦芽（炒）30 克，半夏 30 克。

用法： 好醋一盅，煮干焙为末，醋糊丸，梧桐子大，每服 50 粒淡醋汤下，淡醋汤下。如是痰积，姜汤下。

主治： 血证血瘕，食积停滞。

加减： 加陈皮 10 克以理气调中，燥湿化痰；八月扎 20 克以疏肝理气散结。

方解： 方中三棱、莪术破血祛瘀，行气止痛；青皮破滞以解郁；麦芽消食积；半夏燥湿化痰，消痞散结，降逆止呕。诸药合用，对于饮食不节、脾运失常所致的积滞不化、脘腹胀满疼痛和因此而形成的积块，均有良效。

7. **大七气汤**（《医学入门》）

歌曰： 七气三棱莪术桂，青陈藿香香附随。

桔梗益智兼炙草，六聚随气上下移。

方药：三棱 45 克，莪术 45 克，青皮 45 克，陈皮 45 克，藿香 45 克，桔梗（炒）45 克，肉桂 6 克，益智子 45 克，炙甘草 8 克，香附子（炒）45 克。

用法：上药同为末，每服 15 克，水煎，食后温服。

主治：聚由情志不畅所致。

加减：加佛手 10 克以疏肝理气，和中化痰；合欢皮 15 克以安神解郁，活血消肿。

方解：陈皮理气调中，燥湿化痰，其气香性温，能行能降，具有利气运脾，调中快膈之功。肉桂温通经脉，无论寒凝气滞，或寒凝血瘀所致的痛症均可应用。方内三棱、莪术破血祛瘀，行气止痛，青皮疏肝破气，散结消滞，三药合用，对于气滞血瘀所致的癥瘕积聚以及久疟癖块，有很好的破气散结之功效；藿香芳香行散；香附子疏肝理气，调和气血；桔梗破血，去积气，消积聚痰涎；益智子温脾散寒，开胃摄唾，暖肾助阳；炙草益气。全方旨在疏肝理气、行滞开郁、散结祛瘀，对于积聚由情志导致而成者甚效。

参考文献：

1.《景岳全书》，（明）张景岳。

2.《兰室秘藏》，（金）李东垣。

3.《严氏济生方》，（宋）严用和。

三十二、疟　疾

　　疟疾之疾，本由外感，故《内经》论疟，无非曰风、曰寒，其义甚明。而后世之论，则泛滥不一，总不过约言其末，而反失其本，所以议论愈多则病情愈昧矣。

　　凡疟疾初作，必多寒热，大抵皆属少阳经病。其于初起，当专以散邪为主。又当辨其寒热，寒胜者即为阴证，热盛者即为阳证。盖有素禀之寒热，有染触之寒热，然其必表里俱有热邪，方是火证。若疟至则热，疟止则退，而内无烦热闭结等证，则不得以火证论治。若内外俱有火证而邪有不散者，则以清热为先。

　　凡疟因于暑，人皆知之。不知夏令炎热，此自正气之宜，然而人有畏热者，每多避暑就阴，贪凉过度，此因暑受寒，所以致疟。经曰："夏暑汗不出者，秋或风疟"，义可知也。然又惟禀质薄弱，或劳倦过伤者，尤易感邪，此所以受邪有浅深而为病有轻重也。第以病因暑致，故曰受暑，而不知暑有阴阳，疟惟阴暑为病耳。至其病变，则有为寒证者，有为热证者，有宜散者，有宜敛者，有宜温者，有宜清者，其要在于标本虚实四字，知此四者而因证制宜，斯尽善矣。凡疟发在夏至后、秋分前者，病在阳分，其病浅；发在秋分后、冬至前者，病在阴分，其病深。发在子之后、午之前者，此阳分病也，易愈；发在午之后、子之前者，此阴分病也，难愈。病浅者日作，病深者间日作，若三日四日者，以受邪日久而邪气居于阴分，其病尤深。凡疟病自阴而渐阳、自迟而见早者，由重而轻也；自阳而渐阴、自早而渐迟者，由轻而重也。凡感邪极者，其发必迟而多致隔日，必使渐早渐近，方是佳兆。故治此疾者，春夏为易，秋冬为难。

　　疟疾屡散之后，取汗既多而病不能止者，必以过伤正气而正不胜邪，则虽止微邪犹然不息，但使元气之虚者一振，散者一收，则无不顿然愈矣。疟疾久不能愈者，必其脾肾俱虚，元气不复而然。但察其脉证，尚有微邪不解者，专以补中益气为主。疟作而呕吐恶食者，虽曰少阳之邪为呕吐，然实由木邪乘胃所致，但解去外邪，呕当自止。疟病因劳辄复，连绵不已者，此脾肾虚证。盖肾主骨，肝主筋，脾主四肢，气弱不胜劳苦，所以即发，但补脾肝肾，使其气强则愈。

1．**二柴胡饮**（《景岳全书》）

歌曰：二柴胡用陈皮夏，细辛厚朴生姜加。

　　　　更入甘草共七味，虚少寒多疟证伐。

方药：陈皮 6 克，半夏 10 克，细辛 3 克，厚朴 6 克，生姜 3 片，柴胡 10 克，甘草 5 克。

用法：水煎服。

主治：凡遇四时外感，或其人元气充实，脏气素平无火，或时逢寒胜之令，本无内热等疟证。

加减：邪盛者，加羌活 10 克、白芷 10 克、防风 10 克、紫苏 10 克之属，择而用之。如头痛不止者，加川芎 10 克。多湿者，加苍术 10 克。阴寒气胜者，必加麻黄 6 克，或兼寒桂枝 6 克。

方解：方中柴胡解少阳寒邪引起的寒热往来，胸胁苦满、口苦咽干、目眩，并可疏肝解郁，条达肝气。陈皮、半夏利气燥湿，降逆化痰止呕，厚朴，生姜温中散寒，燥湿除满，细辛祛风散寒止痛，温肺化饮。甘草和药益气。此方乃温散之剂，从少阳、少阴、太阴着手，解其寒邪，伍以利气燥湿之品，使寒湿之邪能够温散，而外感之证既得悉除。

2．**四柴胡饮**（《景岳全书》）

歌曰：四柴胡饮人参柴，炙草生姜当归偕。

　　　　疟因外感元气虚，寒胜不解此方赖。

方药：柴胡 10 克，炙甘草 5 克，生姜 5 片，当归 10 克（泻者少用），人参 6～10 克。

用法：水煎服。

主治：元气不足，或忍饥劳倦，而外感风寒，六脉紧数微细，正不胜邪之疟证。劳倦伤脾，中气不升，清阳不长，外感不解，体倦食少，寒热疟痢。

加减： 胸膈满闷者，加陈皮6克。或以补中益气汤加干姜，肉桂。

方解： 方中柴胡解少阳之伤寒，以致寒热往来、胸胁苦满及口苦、咽干；人参、炙草补益元气；生姜温中散寒；当归补血和血并可散寒以止腹痛。方药仅五味而配伍精当，乃养正除疟之良方也。

3. **麻桂饮**（《景岳全书》）

歌曰： 麻桂饮里炙甘草，肉桂当归陈皮调。

更加麻黄与生姜，阴暑疟疾以此疗。

方药： 麻黄6～10克，肉桂5克，当归10克，炙甘草5克，陈皮6克，生姜5片。

用法： 生姜5～7片为引，水煎服。

主治： 伤寒温疫，阴暑疟疾，凡阴寒气胜而邪不能散者，无论诸经四季，凡有是证，即宜是药，勿谓夏月不可用。

加减： 阴气不足者，加熟地15克。三阳并病者，加柴胡6～10克。可以大温中饮用之甚效。

方解： 肉桂辛热，能温补命门之火，益阳消阴，为治下元虚冷之要药；麻黄能宣散风寒，发汗解表，其与陈皮、生姜可温化寒饮；当归补血养营，入麻、桂之中，则营卫兼顾，起云蒸雨施之效，妙中之妙也。

4. **柴芩煎**（《景岳全书》）

歌曰： 柴芩煎里柴胡芩，栀子泽泻木通寻。

枳壳痢烦调冷饮，邪入肝肾热动血。

方药： 柴胡10克，黄芩6克，栀子6克，泽泻6克，木通5克，枳壳6克。

用法： 水煎服。

主治： 疟证邪入肝肾，热病动血者，又有表邪未解，内外俱热，泻痢烦渴喜冷，气壮脉滑数及疟痢并行，内热去血，兼表邪发黄等证。

加减： 疟痢并行，鲜血纯血者，加芍药10克、甘草5克。湿胜气陷者，加防风 6 克。

　　方解：方中柴胡、黄芩、山栀解郁疏肝，清热解表；泽泻、木通泻热利湿；枳壳行气宽中除胀。

　　5. **五柴胡饮**（《景岳全书》）

　　歌曰：五柴胡饮熟地归，术芍炙草陈皮随。

　　　　　　中气虚弱不胜邪，急煎此汤莫迟延。

　　方药：柴胡 10 克，当归 10 克，熟地 15 克，白术 10 克，白芍（炒）6 克，炙甘草 5 克，陈皮 5 克。

　　用法：水煎服。

　　主治：疟证中气虚弱不能胜邪而邪不能解者，及疟痢并行，内热去血，兼表邪发黄等证。

　　加减：寒胜无火者，减芍药，加生姜 3～5 片，或炮姜、干姜 3～6 克，或再加桂枝 3～6 克更妙。脾滞者，减白术。气虚者，人参随宜。腰痛者，加杜仲。头痛者，加川芎。劳倦伤脾阳虚者，加升麻 3 克。

　　方解：白术补气健脾，方中柴胡解半表半里寒热往来少阳之邪；熟地、当归、白芍补血养营；炙草益气补中；陈皮利气燥湿健脾。

　　6. **加减六味地黄丸**（《原机启微》）

　　歌曰：六味丸治真水虚，熟地怀药及山萸。

　　　　　　丹皮茯苓与泽泻，柴胡白芍肉桂推。

　　方药：熟地 20 克，山药 12 克，山茱萸 10 克，丹皮 10 克，云苓 12 克，泽泻 10 克，柴胡 10 克，白芍 10 克，肉桂 5 克。

　　用法：水煎服。

　　主治：疟发时其寒如冰，其热如烙，面赤如脂，渴欲饮水，而热退既不渴者。

　　加减：如头痛者，加川芎 15 克；眠差者，加枣仁 15 克；纳差者，加谷芽 20 克、砂仁 8 克。

　　方解：本方基础方乃六味地黄汤，其主治肝肾阴虚，症状如虚火上炎、骨蒸潮热、手足心热、或消渴、或虚火牙疼、口燥咽干、舌红少苔等。方中柴胡以解少阳枢机之郁热，使邪热有遁出之途径，不致羁留作祟；白芍和营；肉桂温命门之真火，并可收上散浮游之虚炎归于火之正位，不致妄行为害。此方精在于柴胡、肉桂二味，邪如小人，正如君子，柴胡去小人，肉桂纳君子，拨乱反正，朝野清明，焉有政令不通行哉！

7. 休疟饮（《景岳全书》）

歌曰： 休疟参术炙甘草，制首乌兮当归调。

汗散既多真元损，或本衰老而质弱。

方药： 人参10克，白术12克，当归12克，何首乌（制）15克，炙甘草5克。

用法： 水煎服。

主治： 元气虚甚，或衰老积弱之疟证。

加减： 阳虚多寒者，加干姜8克、肉桂6克，甚者加附子10克。阴虚多热、烦渴喜冷、宜滋阴清火者，加麦冬12克、生地15克、芍药10克，甚者加知母10克，或加黄芩6克。如肾阴不足、水不制火、虚烦虚馁、腰酸脚弱、或脾虚痞闷者，加熟地20克、枸杞12克、山药12克、杜仲10克，以滋脾肾之真阴。如邪有难愈而留连者，于此方加柴胡10克、麻黄6克、细辛3克、紫苏10克，自无不可。如气血多滞者，或用酒水各一盅煎服，或服药后饮酒数杯亦可。

方解： 人参大补元气、补脾益肺，生津止渴，安神增智。对于一切疾病因元气虚极而出现的体虚欲脱，脉微欲绝之证均可应用治疗。白术补气健脾，燥湿利水，为补气健脾之要药。甘草补脾益气、润肺止咳、缓急止痛、缓和药性。当归补血活血、止痛、润肠、本品为良好的补血药，适用于血虚引起的各种证候。首乌补益精血，截疟，解毒，润肠通便，能补肝肾，益精血，兼能收敛，且不寒不燥、不腻，为滋补之良药。诸药合用，使气血得以补益，正气充盈。则由虚而致之疟邪，均可治愈。

8. 正柴胡加半夏汤（《景岳全书》）

歌曰： 正柴胡饮用防风，陈草芍药生姜停。

疟兼呕恶半夏入，本由木邪侮土因。

方药：柴胡 10 克，防风 5 克，陈皮 5 克，芍药 6 克，甘草 5 克，生姜 5 片，半夏 12 克。

用法：水煎服。

主治：疟作而呕吐恶食者。

加减：加苏叶 10 克以发表散寒，行气宽中，和胃止呕。

方解：柴胡入厥阴少阳，有和解退热，疏肝解郁，升举阳气之功效，长于疏解半表半里之邪，故为治疗少阳证之要药。白芍归肝脾二经，具有养血敛阴，柔肝止痛，平抑肝阳之功。防风入膀胱、肝、脾经，有祛风解表，胜湿止痛，解痉之功。陈皮入脾、肺二经，能够理气，调中，燥湿，化痰。甘草入心、肺、脾、胃经，有补脾益气，润肺止咳，缓急止痛，缓和药性之功效。半夏入脾、胃、肺经，可以燥湿化痰，降逆止呕，消痞散结。具有燥湿之性，能燥湿而化痰，并具止咳作用，为治湿痰的要药，又长于治疗寒饮呕吐。生姜入肺、脾经，可以发汗解表，温中止呕，温肺止咳。常与半夏相伍，长于治疗寒饮呕吐。诸药合用对于疟作而呕吐恶食者，用之甚佳。

9. 养胃汤 （《严氏济生方》）

歌曰：养胃藿朴与半夏，人参苍术苓炙草。

　　　　橘红草果加姜枣，寒甚入附寒疟疗。

方药：厚朴（姜汁炒）30 克，藿香 30 克，半夏 30 克，茯苓 30 克，人参 10 克，炙甘草 10 克，橘红 10 克，草果 10 克，苍术（米泔水浸一宿）30 克。

用法：共为细末，每服 12 克，入生姜一片，大枣一枚，水煎服。

主治：疟证寒多热少，或但寒不热，头痛恶心，胸满哕呕，身体疼痛，栗栗振寒，面色青白，不进饮食，脉来弦迟。

加减：寒甚者，入附子 10 克。

方解：本方由平胃散合二陈汤加人参、草果利湿除满而成。加人参、茯苓，名"参苓平胃散"，以治脾虚饮食不化；加藿香、半夏，名"不换金正气散"，治感冒四时不正之气而夹食滞者。草果温中除满，燥湿截疟。全方旨在燥湿除满，利湿化痰，补中益气，温中散寒于一方。

10. **鳖甲饮子**（《严氏济生方》）

歌曰： 鳖甲饮子治疟母，术草芪芍草果朴。

　　　　 槟榔川芎与橘红，腹中结块名疟母。

方药： 鳖甲（醋炙）60 克，白术 60 克，黄芪 60 克，草果 30 克，槟榔 15 克，川芎 60 克，橘红 60 克，白芍 60 克，炙甘草 30 克，厚朴（姜制，炒）60 克。

用法： 上药同研末，每服 12 克，姜 7 片，枣 1 枚，乌梅少许，煎温服，不拘时。

主治： 疟病久不愈，胁下痞满，病人形瘦，腹中结块，时发寒热，名曰疟母。

加减： 加谷芽 20 克以和胃消食健脾；刘寄奴 10 克以破血通经，散瘀止痛。

方解： 方中用黄芪、白术、炙草以补脾肺之正气，使正气恢复，推动有力；草果、厚朴温中燥湿，消胀除满，行气消积；槟榔消积，行气导滞；川芎调血中之气；橘红化痰燥湿以理气；白芍和营缓急；鳖甲滋阴潜阳，攻坚散结。全方对于久疟形成之腹中结块病证，在首重顾护正气的基础上伍以和血行滞、软坚散结、燥湿除满、理气化痰为辅，攻补兼施，养正除邪，对于久疟成块者，用之甚效。

参考文献：

1.《景岳全书》，（明）张景岳。

2.《严氏济生方》，（宋）严用和。

3.《原机启微》，（元）倪维德。

三十三、中风（非风）

　　非风一证，即今时所谓中风证也，西医称脑卒中。此证多见卒倒，卒倒多由昏愦，本皆内伤积损颓败而然，原非外感风寒所致。凡五脏皆能致病，而风厥等证何以独重肝邪，且其急暴之若此也？盖人之所赖以生者，惟在胃气，以胃为水谷之本也。故经云：人无胃气曰死，脉无胃气亦死。夫肝邪者，即胃气之贼也，一胜一败，不相并立。凡此非风等证，其病为强直掉眩之类，皆肝邪风木之化也。其为四肢不用，痰邪壅盛者，皆胃败脾虚之候也。然虽曰东方之实，又岂果肝气之有余耶？正以五阳俱败，肝失所养，则肝从邪化，是曰肝邪。故在阴阳类论以肝脏为最下者，正谓其木能犯土，肝能犯胃也。然肝邪之见，本由脾肾之虚，使脾胃不虚，则肝木虽强，必无乘脾之患；使肾水不虚，则肝木得养，又何有强直之虞？所谓胃气者，即二十五阳也，非独指阳明为言也；所谓肾水者，即五脏六腑之精也，非独指少阴为言也。然则真阳败者真脏见，真阴败者亦真脏见，凡脉证之见真脏者，俱为危败之兆。所谓真脏者，即肝邪也，即无胃气也，此即非风、类风之病之大本也。

　　凡非风卒倒等证，无非气脱而然，何也？盖人之生死，全由乎气，气聚则生，气散则死。凡病此者，多以素不能慎，或七情内伤，或酒色过度，先伤五脏之真阴，此致病之本也。再或内外劳伤，复有所触，以损一时之元气，或以年力衰迈，气血将离，则积损为颓，此发病之因也。盖其阴亏于前而阳伤于后，阴陷于下而阳乏于上，以致阴阳相失，精气不交，所以忽尔昏愦，卒然仆倒，此非阳气暴脱之候乎？故其为病而忽为汗出者，营卫之气脱也；或为遗尿者，命门之气脱也；或口开不合者，阳明经气之脱也；或口角流涎者，太阴脏气之脱也；或四肢瘫软者，肝脾之气败也；或昏倦无知、语言不出者，神败于心、精败于肾也。凡此皆冲任气脱，形神俱败而然，故必于中年之后，乃有此证。

凡非风之多痰者，悉由中虚而然。夫痰即水也，其本在肾，其标在脾。在肾者，以水不归元，水泛为痰也；在脾者，以食饮不化，土不制水也。观之强壮之人，任其多饮多食，则随食随化，未见其为痰也。惟是不能食者，反能生痰，此以脾虚不能化食，而食即为痰也。故凡病虚劳者，其痰必多，而病至垂危，其痰益甚，正以脾气愈虚，则全不能化，而水液尽为痰也。然则痰之为病，病由痰乎？痰由病乎？岂非痰必由于虚乎？可见天下之实痰无几，而痰之宜伐者亦无几。故治痰者，必当温脾强肾以治痰之本，使根本渐充，则痰将不治而自去矣。

凡非风口眼㖞斜，有寒热之辨。在经曰：足阳明之筋，引缺盆及颊，卒口僻，急者目不合，热则筋纵，目不开。颊筋有寒，则急引颊移口；有热则筋弛纵缓，不胜收，故僻。此经以病之寒热言筋之缓急也。然而血气无亏，则虽热未必缓，虽寒未必急，亦总由血气之衰可知也。偏于左者，其急在左，而右本无恙也。偏右者亦然。故无论左右，凡其拘急之处，即血气所亏之处也。以药治者，左右皆宜从补；以艾治者，当随其急处而灸之。盖经脉既虚，须借艾火之温以行其气，气行则血行，故筋可舒而㖞可正也。至若经言寒热，则凡如唇缓流涎、声重、语迟含糊者，是皆纵缓之类。纵缓者多由乎热，而间亦有寒者，气虚故也。㖞斜牵引，抽搐反张者，皆拘急之类，拘急者多由乎寒，而间亦有热者，血虚故也。

凡非风口眼歪斜，半身不遂，及四肢无力、掉摇拘挛之属，皆筋骨之病也。夫肝主筋，肾主骨，肝藏血，肾藏精，精血亏损，不能滋养百骸，故筋有缓急之病，骨有痿弱之病，总由精血败伤而然。即如树木之衰，一枝津液不到，即一枝枯槁，人之偏废亦犹是也。经曰：足得血而能步，掌得血而能握。今其偏废如此，岂非血气衰败之故乎？盖谓肝邪之见，本由肝血之虚，肝血虚则燥气乘之，而木从金化，风必随之，故治此者，只当养血以除燥，则真阴复而假风自散矣。若用风药，则风能胜湿，血必愈燥，大非宜也。

凡非风证未有不因表里俱虚而病者也，外病者病在经，内病者病在脏。治此之法，只当以培补元气为主，若无兼证，亦不宜攻补兼施，徒致无益。盖其形体之坏，神志昏乱，皆根本伤败之病，何邪之有？能复其元，则庶乎可望其愈。

非风麻木不仁等证，因其血气不至，所以不知痛痒。盖气虚则麻，血虚则木，麻木不已，则偏枯痿废渐至日增，此魄虚之候也。经曰：营气虚则不仁，卫气虚则不用，营卫俱虚则不仁且不用，肉如故也。凡遇此证，只宜培养血气，勿得误以为痰。

肥人多有非风之证，以肥人多气虚也。何以肥人反多气虚？盖人之形休，骨为君也，肉为臣也。肥人者，柔胜于刚，阴胜于阳者也。且肉以血成，总皆阴类，故肥人多有气虚之证。然肥人多湿多滞，故气道多有不利，若果痰气壅滞，则不得不先为清利，如无痰而气脱卒倒者，益以气血俱补之耳。

凡非风等证，当辨其在经在脏。经病者轻浅可延，脏病者深重可畏；经病者病连肢体，脏病者败在神气。虽病在经者无不由中，而表里微甚则各有所主，此经脏之不可不辨也。然在经在脏，虽有不同，而曰阴曰阳，则无不本乎气血，但知气血之缓急，知阴阳之亏胜，则尽其善矣。若必曰某脏某经，必用某方某药，不知通变，多失其真。

1. **祛风散**（出处不详）

歌曰： 巴戟菊花白蒺藜，菖蒲首乌黑豆齐。

　　　　山萸天冬八味备，头面上风力能祛。

方药： 巴戟天 15 克，菊花 12 克，白蒺藜 10 克，石菖蒲 10 克，何首乌（炙）30 克，黑豆 30 克，山茱萸 12 克，天冬 12 克。

用法： 水煎服。

主治： 肝肾虚损，精血不足，头面自觉有物蠕动，或瘙痒。

加减： 此方加入天麻 15 克，则治迎风流泪及面风。

方解： 方中菊花、白蒺藜清肝，同归肝经，可平肝息风，疏肝明目；首乌、山萸同走肝肾经，补益精血，兼收敛固涩之功；天冬清肺降火，滋阴润燥；菖蒲芳香开窍，宁心安神，兼有化湿豁痰，辟秽进食之效；巴戟补肾助阳，祛风除湿；黑豆入肾，有补精之功。

2. **加减六君汤**

歌曰： 人参白术茯苓草，陈皮半夏藿香调。

川芎当归砂木香，头面之风服之消。

方药：人参 10 克，白术 12 克，云苓 12 克，炙甘草 6 克，陈皮 6 克，半夏 12 克，藿香 8 克，川芎 12 克，当归 12 克，木香 10 克，砂仁 8 克。

用法：水煎服。

主治：热天因坐卧迎风，颜面及头部似有异物走动，及头发有直立感。

加减：加天麻 15 克以息风止痉，平肝潜阳；黄芪 30 克以补气升阳，益卫固表；防风 10 克以祛风解表，胜湿止痛。

方解：经云："邪之所凑，其气必虚。"三阳脉俱上头面，其气不足，为风邪侵袭，且风性善走，故觉有异物走动，此乃气虚受风也。方以人参、白术、云苓、炙草补益脾胃正气；陈皮、半夏利气燥湿化痰；藿香避秽化浊；木香、砂仁化湿行气，醒脾温中；川芎活血行气，祛风止痛；当归补血活血；全方旨在补气活血，行气通络，使气血健旺，则风气自愈。

3. **镇肝熄风汤**（《医学衷中参西录》[①]）

歌曰：镇肝熄风生赭石，龙牡龟板生杭芍。

　　　　玄参天冬川楝子，牛膝麦芽草茵陈。

方药：怀牛膝 15 克，生麦芽（以谷芽为好）10 克，生赭石 30 克，龙骨 20 克，牡蛎 15 克，龟板 30 克，白芍 12 克，玄参 15 克，天冬 15 克，川楝子 12 克，茵陈 15 克，生甘草 6 克。

用法：水煎服。龟板以开水先浸 30 分钟。

主治：阴虚阳亢，肝风内动，而致头目时常眩晕，或脑中时觉作痛作热，或目胀耳鸣，或胸中烦热，或时觉噫气，或肢体渐觉不利，或时常面赤如醉，或口眼渐至㖞斜，甚或眩晕至于颠仆，不知人事，过时自醒，或醒后不能复原，或肢体瘫痪，或半身不遂，脉弦长有力。

加减：胸中热者，加生石膏 30 克。痰多者，加胆星 8 克。尺脉重按虚者，加熟地 30 克、山茱萸 15 克。大便不实者，去龟板、赭石，加赤石脂 30 克。若头脑胀痛者，加夏枯草 15 克。目胀酸痛者，加苦丁茶 10 克。

---

① 《医学衷中参西录》，张锡纯（1860—1933），我国医学史上一位捍卫与发扬中医学的杰出人物，医界称其为"执全国医坛之牛耳者"。

方解：方用龙骨、牡蛎平肝潜阳，镇静安神；代赭石平肝阳，清肝火；白芍养血敛阴，平抑肝阳，柔肝止痛；玄参养阴清热；天冬清肺降火，滋阴润燥；川楝子疏泄肝热；牛膝活血祛瘀，补肝肾，强筋骨，引血下行；麦芽消积；甘草益气和药；茵陈清利湿热。

4. **熄风止渴汤**（出处不详）

歌曰：熄风止渴桑寄生，槐米牛膝石决明。

女贞丹皮夏枯草，花粉黄精太子参。

方药：桑寄生 30 克，槐米 10 克，怀牛膝 15 克，石决明（先下）30克，女贞子 10 克，丹皮 10 克，夏枯草 15 克，黄精 20 克，花粉 30 克，太子参 30 克。

用法：开水下石决明煎 30 分钟，下余药，再煎 20 分钟。

主治：真水亏虚内热炽盛，头目眩晕，以及四肢酸软麻木，口干舌燥。

加减：若心火炽盛，口糜烦渴，加天门冬 15 克，玄参 15 克。

方解：桑寄生长于补肝肾、强筋骨。槐米凉血止血，性凉苦降，能清泄血分之热，怀牛膝活血祛瘀，补肝肾，强筋骨，引血下行，功擅苦泄下降，能引血下行，以降上炎之火。石决明平肝潜阳，清肝明目，对于肝肾阴虚，肝阳上亢所致的眩晕，肝阳亢盛而致的热象，以及由此而引起的目赤肿痛，视物昏糊均有良效，女贞子补益肝肾，清热明目，为一味清补之品，对于肝肾阴虚之头昏目眩，腰膝痠软，须发早白均可应用。丹皮清热凉血，活血散瘀。夏枯草能清泻肝火，清利头目。黄精润肺滋阴，补脾益气，对肺阴不足的燥咳、肾虚精亏的腰疼、头晕、足软及脾阴不足脾气虚弱者均可应用治疗。天花粉清热生津，多用于热伤血津，口舌干燥，烦渴等证。太子参补气生津，多用于脾虚食少、倦怠乏力、心悸自汗、肺虚咳嗽，津亏口渴等证，其近似人参，但药力较弱，是补气药中的一味清补之品，常与其他补气生津药相伍以增强疗效。诸药合用对中风由于真水衰少而引起者疗效甚佳。

5. **大秦艽汤**（《素问病机气宜保命集》）

歌曰：大秦艽汤羌独防，芎芷辛芩二地黄。

石膏归芍苓甘术，风邪散见可通常。

方药：秦艽 15 克，羌活 10 克，独活 8 克，防风 10 克，川芎 15 克，白芷 10 克，细辛 5 克，黄芩 10 克，生地 20 克，熟地 20 克，石膏（先下）30 克，当归 15 克，白芍 15 克，茯苓 12 克，甘草 6 克，白术 12 克。

用法：水煎服。

主治：风邪初中经络，口眼㖞斜，舌强不能言语，手足不能运动。

加减：遇阴天加姜 2 片。心下痞者，加枳实 6 克。

方解：见痹证。

6. 顺风匀气散（出处不详）

歌曰：顺风匀气术乌沉，白芷天麻苏叶参。

木瓜甘草青皮合，㖞僻偏枯口舌暗。

方药：白术 10 克，乌药 6 克，沉香 28 克，白芷 10 克，苏叶 10 克，木瓜 10 克，炙甘草 5 克，青皮 3 克，天麻 10 克，人参 8 克。

用法：生姜引，水煎，分 3 次服。

主治：气血不和而外邪所犯，口眼㖞斜，半身不遂，舌强不语。

加减：守原方不作加减。

方解：见厥证。

7. 和血熄火汤（《辨证录》）

歌曰：和血熄火归防风，升芪艽芷草麦冬。

桂枝玄参与花粉，㖞僻服之悉能清。

方药：升麻 10 克，当归 15 克，黄芪 15 克，防风 10 克，秦艽 10 克，白芷 10 克，桂枝 5 克，花粉 12 克，甘草 5 克，麦冬 12 克，玄参 15 克。

用法：水煎服。

主治：冷天在外劳役，身中寒邪，入室随即烤火，致使口眼㖞斜。

加减：加白术 12 克以补气健脾；炙升麻 10 克以补气升阳。

方解：秦艽祛风湿，舒经络，退虚弱；白芷、防风祛风解表，胜湿止痛，解痉；甘草益气缓急；升麻清热；花粉、麦冬清热生津；玄参养阴清热；当归和血补血；黄芪益气固表，补气升阳。诸药共奏祛风清热、益气养阴等功效，对于面部为风邪所伤，以致口眼㖞斜的病证，服之均效。

8. **助阳通气汤**（《辨证录》）

歌曰： 助阳通气参术芪，防风当归葳蕤随。

　　　　木香附子苓台乌，麦冬花粉麻木祛。

方药： 人参 10 克，白术 15 克，黄芪 20 克，防风 8 克，当归 12 克，葳蕤 12 克，木香 6 克，附子（先下）8 克，茯苓 12 克，台乌 6 克，麦冬 10 克，花粉 10 克。

用法： 开水先下附子煮 15 分钟，再下余药。

主治： 因由气虚而两手及面部麻木者。

加减： 加黄芪 50 克以补气升阳，使正气充足，则血行得畅，无留滞之患。

方解： 方中人参、白术、黄芪补益正气；当归补血和血；台乌、木香理气；茯苓宁心；花粉、麦冬生津润燥，滋阴清热；葳蕤养肺胃之阴而除燥热；附子补元阳以通脉，更与参、术、芪配伍应用，全方具有使元气得充、推动有力，气血运行及末梢循环如常，则麻木之证自然可除。

9. **舒怒益阴汤**（《辨证录》）

歌曰： 舒怒益阴汤归芍，柴苓术草参麦着。

　　　　丹皮熟地诸味和，因怒痰壅肢挛缩。

方药： 熟地 30 克，当归 15 克，白芍 30 克，甘草 5 克，茯苓 10 克，麦冬 12 克，丹皮 10 克，柴胡 6 克，白术 10 克，人参 8 克。

用药： 水煎服。

主治： 怒后吐痰，胸胁作痛，内热口干，形体倦怠。

加减： 加郁金 15 克以行气解郁，和血止痛；沙参 15 克以清肺养阴，益胃生津；石斛 10 克以养胃生津，滋阴除热。

方解： 方中熟地、当归、白芍滋阴养血，补血活血，补精填髓；丹皮活血祛瘀，清热凉血；人参、白术、茯苓、炙草补脾益气；麦冬清热生津，养血止渴；柴胡疏肝解郁。本方在补养气血的同时伍以凉血散瘀、滋阴生津、疏肝解郁之品。

10. 加减六味地黄汤（出处不详）

歌曰：加减六味地黄汤，熟地苓淮山萸襄。

丹皮泽泻归芍柴，白芥内热颠仆尝。

方药：熟地 30 克，山茱萸 15 克，山药 12 克，茯苓 10 克，丹皮 10 克，泽泻 6 克，白芍 30 克，当归 15 克，白芥子 10 克，柴胡 8 克。

用法：水煎服。

主治：素多内热，一旦颠仆，目不识人，左手不仁。

加减：参照消渴证之六味地黄丸加减。

方解：方中六味地黄汤治疗肾精不足，虚火上炎，腰膝酸软，骨热酸痛，遗精梦泄，自汗盗汗，亡血，消渴，头目眩晕，耳聋齿摇。在此基础上加当归、白芍补精血而柔肝养肝；柴胡清虚热，疏肝解郁；白芥子理气并祛诸经之痰。

参考文献：

1.《景岳全书》，（明）张景岳。

2.《医学衷中参西录》，张锡纯。

3.《素问病机气宜保命集》，（金）刘完素。

4.《辨证录》，（清）陈士铎。

三十四、霍　乱

霍乱一证，以其上吐下泻，反复不宁而挥霍撩乱，故曰霍乱，此寒邪伤脏之病也。盖有外受风寒，寒气入脏而病者；有不慎口腹，内伤饮食而病者；有伤饥失饱，饥时胃气已伤，过饱食不能化而病者；有水土气令，寒湿伤脾而病者；有旱涝暴雨，清浊相混，误中痧气阴毒而病者，总之皆寒湿伤脾之证。邪在脾胃，则中焦不能容受，故从上而出则为吐，从下而出则为泄，且凡邪之易受者，必其脾气本柔，而既吐既泻，则脾气不无更虚矣。故凡治霍乱者，必宜以和胃健脾为主。健者，培补之谓，因其邪气已去而胃气受伤，故非培补不可也；和者，调和之谓，以其胃气虽伤，而邪犹未尽，故非察其邪正而酌为调和不可也。若其寒少滞多，则但以温平之剂调之可也；若滞因于寒，则非温热之剂不能调也。而诸家有言为火者，谓霍乱之病多在夏秋间，岂得为之伤寒乎？不知夏秋之交，正多脏寒之病，盖一以盛暑将杀，新凉初起，天人易气，寒之由也；一以酷暑当令，生冷不节，疾病因时寒之动也。人以夏秋之外热易见，而脏腑之内寒难见，故但知用热远热，而不知用寒远寒。

转筋霍乱之证，以其足腹之筋拘挛急痛，甚至牵缩阴丸，痛迫小腹，最为急候，此足阳明、厥阴气血俱伤之辨也。所谓转者，以其坚强急痛，有如扭转之状，是谓转筋，今西北以转字作去声者，即其义也。夏秋新凉之后，或疾风暴雨，或乍暖乍寒之时，此皆阴阳相驳之际，善养生者，最于此时宜慎，凡外而衣被，内而口腹，宜增则增，宜节则节，略为加意，则却疾亦自不难。其或少有不调，而为微寒所侵，则霍乱吐泻、搅肠腹痛、疟痢之类，顷刻可至，此其所忽者微而所害者大也。霍乱初起，但与吐泻扰乱之后，胃气未清、邪气未净之时，凡一切食饮之类，宁使稍迟，切不可急于粥汤，以致邪滞复聚，则为害不小也，不可不慎，亦不可妄用凉药。转筋腹痛者，因胃气暴伤，以阳明、厥阴血燥筋挛而然，法当养血温经，乃为正治。干霍乱证，最为危候。其证则上欲吐而不能出，下欲泻而不能行，胸腹搅痛，胀急闷乱，此必内有饮食停阻，外有寒邪闭遏。盖邪浅者易于行动，故即见吐痢，邪深者阴阳格拒，气道不通，故为此证。若不速治，多致暴死。

霍乱之后，多有烦渴者，此以吐痢亡津，肾水干涸，故渴欲饮水，势所必然。但宜温暖调脾以止吐泻，脾气得和，渴将自止。

1. 和胃饮加减（《景岳全书》）

歌曰： 和胃饮里陈皮朴，炮姜木瓜桂炙草。

　　　　寒湿伤脾霍吐泻，霍乱邪滞未清疗。

方药： 陈皮 10 克，厚朴 10 克，炮姜 10 克，炙甘草 6 克，肉桂 6 克，木瓜 15 克。

用法： 水煎服。

主治： 寒湿伤脾，霍乱吐泻，及痰饮水气，胃脘不清，呕恶胀满腹痛等证。

加减： 此方凡藿香、木香、茯苓、半夏、扁豆、砂仁、泽泻之类，皆可随宜增用之。此即平胃散之变方。凡呕吐等证，多有胃气虚者，一闻苍术之气，亦能动呕，故以干姜代之。若胸腹有滞兼时气寒热者，加柴胡 8 克。

方解： 陈皮、厚朴理气行气，燥湿，消积调中，化痰平喘，二药相合，则能升能降，利气运脾，调中快膈，木香行气调中以止疼，厚朴、陈皮燥湿除满，利气化痰，炮姜温中散寒，止呕止痛，木瓜化湿和中，舒筋进食，肉桂温肾助阳祛寒，炙草益气调中缓急。此方用于霍乱之寒湿伤脾，吐泻不止，痰饮水气，胃脘不清，呕恶胀满腹痛等症，效果显著。

2. 排气饮（《景岳全书》）

歌曰： 排气饮里陈皮朴，木香藿香与香附。

　　　　枳壳泽泻台乌药，气逆食滞胀痛消。

方药： 陈皮 10 克，木香 10 克，藿香 10 克，香附子 12 克，枳壳 10 克，泽泻 10 克，台乌 8 克，厚朴 10 克。

用法： 水煎，热服。散剂每服 9 克。

主治： 治气逆食滞胀痛。

加减： 食滞者，加山楂、麦芽各 10 克。寒滞者，加焦姜 10 克、吴萸 3 克、肉桂 5 克。如气逆甚者，加白芥子 10 克、沉香 5 克、青皮 6 克、槟榔 6 克。如呕而兼痛者，加半夏 12 克，丁香 3 克。如痛在小腹者，加小茴香 10 克。如兼疝者，加荔枝核 15 克，煨熟捣碎。

方解： 方中陈皮、厚朴理气燥湿，化痰除满；木香、藿香、香附子、枳壳理气止痛，宽中下气；泽泻泻利湿邪；台乌温肾散寒，行气止痛，与木香、枳壳同用可治脘腹胀痛。

3. 神香散（《景岳全书》）

歌曰： 神香散本药二味，丁香更续白豆蔻。

　　　　温中降逆助肾阳，干霍乱分服之宜。

方药： 丁香，白蔻各等分。

用法： 二味等份为末，清汤调下 2 克，甚者 3 克，日数服不拘。若寒气作痛者，姜汤送下。

主治： 胸胁胃脘逆气难解，疼痛呕哕胀满，痰饮膈噎，用之于干霍乱甚效。

加减： 加良姜 10 克以温散脾胃寒邪，止痛止呕。

方解： 方中药物仅丁香、白蔻二味，丁香温中散寒，善于降逆，为治疗胃寒呕吐、呃逆之要药；白蔻化湿行气，温中止呕。

4. 四君子汤加减

歌曰： 四君子汤中和义，参术茯苓甘草比。

　　　　归桂厚朴与木瓜，霍乱气虚服之宜。

方药： 党参 15 克，白术 12 克，云苓 10 克，炙甘草 6 克，当归 10 克，肉桂 6 克，厚朴 6 克，木瓜 15 克。

用法： 姜枣引，水煎服。或加粳米百粒。

主治： 脾胃虚弱，饮食少思，或大便不实，体瘦面黄，或胸膈虚痞，吞酸痰嗽，或脾胃虚弱，善患痢疾等证。

加减： 加谷芽 20 克以健脾和中；黄芪 15 克以补气升阳。

方解： 方用四君子汤补脾益气；厚朴、木瓜燥化湿邪，消胀除满；当归活血温经止痛；肉桂温暖脾肾阳气。

5．理阴煎加减（《景岳全书》）

歌曰： 理阴熟地归草姜，更入肉桂与木瓜。

　　　　霍因血虚与寒湿，煎汤服之力能祛。

方药： 熟地 20 克，当归 12 克，炙甘草 6 克，炮姜 12 克，肉桂 6 克，木瓜 15 克。

用法： 水煎服。

主治： 霍乱吐利，四肢拘急，脉沉而迟，此脾肾证也，又转筋腹痛者，阴虚血少宜此汤。

加减： 守原方不作加减。

方解： 方中熟地、当归滋补精血，补益肝肾；甘草益气缓急；炮姜、肉桂温阳散寒；木瓜温中化湿，舒筋活络。药仅六味，配伍精当，执简驭繁，直中病所。

6．藿香正气汤（《太平惠民和剂局方》）

歌曰： 藿香正气大腹苏，甘桔陈苓术朴俱。

　　　　夏曲白芷加姜枣，或伤岚障并能祛。

方药： 藿香 10 克，苏叶 10 克，桔梗 12 克，白芷 10 克，大腹皮 10 克，陈皮 8 克，半夏曲 12 克，云苓 12 克，甘草 6 克，白术 12 克，厚朴 10 克。

用法： 水煎服。

主治： 外感风寒，内停饮食，头疼寒热，或霍乱泄泻，痞满呕逆，及四时不正之气所致疟痢伤寒之证。

加减： 见胃疼门。

方解： 藿香正气散藿香芳香避秽、利湿行气，除胀止呕，脾胃湿浊引起的呕吐最为适宜。大腹皮下气宽中、利水消肿，常用于湿浊气滞，脘腹痞闷胀满、大便不爽及水肿、脚气等症。苏叶发表散寒，行气宽中，因有发表散寒功效，所以用于感冒风寒，发热恶寒，头痛鼻塞，兼见咳嗽或胸闷不舒。此外本品尚有行气宽中，和胃止呕的功效，又多用于脾胃气滞、胸闷，呕吐之证。甘草补脾益气，缓急止痛。桔梗开宣肺气，并可祛痰，与甘草同行，为舟楫之剂"。陈皮利气燥湿，和中化痰；半夏曲燥湿化痰，降逆止呕，消痞散结，为治湿痰与寒饮呕吐之要药。"茯苓利水渗湿，健脾安神，利水而不伤气，药性平和，为利水渗湿之要药。白术补气健脾，厚朴行气、燥湿、消积，为消除胀满之要药。白芷入手足阳明及手太阴，能散风寒，止头痛。诸药合用具和中健脾去湿，辅助中州正气，正气通畅无阻，则诸邪自然解除。

7. 诃子散（《三因极—病证方论》）

歌曰： 诃子炙草与厚朴，炮姜神曲良姜调。

草蔻茯苓麦芽陈，老幼霍乱一服效。

方药： 诃子（炮，去核）10克，炙甘草6克，厚朴（姜制）10克，炮姜10克，神曲（炒）10克，良姜（炒）10克，茯苓12克，麦芽（炒）10克，陈皮10克，草豆蔻10克。

用法： 上为细末，每服6克，当病发不可忍时，入盐少许煎服。

主治： 老幼霍乱。

加减： 守原方不作加减。

方解： 方中诃子涩肠止泻，下气消胀；炙草益气；炮姜温散寒邪，亦可止呕；神曲消积；良姜温中散寒止痛；草蔻温中燥湿，行气止呕；茯苓渗利湿邪；麦芽消食积；陈皮燥湿，利气化痰。诸药合用，共奏益气消胀、温中散寒、行气止呕之功。

8. 祛霍汤

歌曰： 生姜三两酒一斤，霍乱泻利转筋痛。

方药： 生姜（捣烂）90克。

用法： 入酒1000克，煮三四沸，顿服。

主治： 治霍乱泻利不止，转筋入腹欲死者。

加减： 此方为单验方，不作加减。

方解： 生姜辛温，归肺、脾经，能发汗解表、温中止呕、温肺止咳。本方取其温胃和中、降逆止呕的功效，用酒者，取其行速也，能及时使药力运行至病所。

9. 四顺附子汤（《景岳全书》）

歌曰：附子炮姜人参草，霍乱脉沉逆冷消。

身冷汗出霍吐泻，煎汤服之诸证匡。

方药：附子（开水先下）10～15 克，炮姜 10 克，人参 10 克，炙甘草 8 克。

用法：水煎服。

主治：霍乱转筋吐泻，手足逆冷，六脉沉绝，气少不语，身冷汗出。

加减：见胃疼证。

方解：附子上助心阳以通脉，下补肾阳以益火，挽救散失之元阳，为回阳救逆之要药，与炮姜、甘草同用，可以加强回阳救逆之功效。人参大补元气，与附子同用，对于阳虚气脱，身冷汗出，六脉沉迟等证均可治疗。

10. 止霍汤（出处不详）

歌曰：霍乱转筋与吐泻，苍术藿香二苓陈。

人参木瓜泽砂仁，煎汤服之效力精。

方药：苍术 10 克，藿香 10 克，云苓 12 克，猪苓 8 克，陈皮 10 克，人参 10 克，木瓜 15 克，泽泻 10 克，砂仁 8 克。

用法：水煎服。

主治：霍乱上吐下泻。

加减：加蚕砂 15 克以和胃化湿；炒薏仁 30 克以利水渗湿，健脾除痹。

方解：方用苍术、藿香燥湿健脾，化浊和中；茯苓、猪苓、泽泻渗利脾经之湿邪；陈皮、砂仁燥湿和胃，理气温中；木瓜温胃祛湿，舒经活络；人参辅助正气。此方旨在补脾的基础上，伍以燥利湿邪之品，并合以化浊去寒利气之味，使脾胃得到补益，困脾之湿邪无以羁留，则脾胃安和而转运复常，则霍乱上吐下泻之证自然消除。

参考文献：

1.《景岳全书》，（明）张景岳。

2.《太平惠民和剂局方》，（宋）陈师文。

3.《三因极一病证方论》，（宋）陈言。

三十五、臌　胀

论述见水肿门。

1. 柴胡疏肝汤加减

歌曰： 柴胡疏肝陈皮芍，香附枳壳川芎草。

郁金川楝与青皮，苔腻口苦丹栀和。

郁热首乌女贞杞，血瘀莪术延胡丹。

方药： 柴胡 10 克，陈皮 8 克，赤芍 15 克，香附子 15 克，枳壳 10 克，川芎 12 克，甘草 5 克，郁金 15 克，川楝子 15 克，青皮 10 克，丹皮 12 克，栀子（炒）8 克。

用法： 水煎服。

主治： 腹胀按之不坚，肋下胀满或疼痛，饮食减少，食后作胀，嗳气不适，小便短少，舌苔白腻，脉弦。气滞湿阻之臌胀。

加减： 苔腻微黄，口干而苦，脉弦数，气郁化热者，加丹皮 10 克、栀子 8 克。头晕失眠，舌质红，脉弦细数，气郁化热伤阴者，加制首乌 15 克、枸杞 12 克、女贞子 10 克、白芍等滋阴之品。肋下刺痛不移，面青舌紫，脉弦涩，气滞血瘀者，加元胡、莪术 12 克、丹参 10 克。小便短少者，加茯苓 12 克、泽泻 8 克。

方解： 方中陈皮、香附子理气；柴胡疏肝解毒；白芍、川芎养肝柔肝；青皮破滞气；郁金活血解郁；川楝子行气止痛；枳壳宽中下气；甘草益气解毒。丹皮清热凉血，活血散瘀，栀子泻火除烦，清热利湿，凉血解毒。本方以活血祛瘀、行气止痛、消积破滞、疏肝解郁为主，对于腹胀疼痛、小便短少、气滞湿阻之臌胀证，加减用之效果显著。

2. 加减实脾饮

歌曰： 实脾苓术与炙草，大腹厚朴姜草果。

　　　　木香木瓜制附子，温阳健脾祛水疴。

方药： 茯苓 15 克，白术 15 克，木瓜 15 克，木香 10 克，大腹皮 15 克，草豆蔻 10 克，附子 10 克，炮姜 10 克，厚朴 10 克，炙甘草 5 克。

用法： 水煎服，生姜 3 片，大枣 1 枚。

主治： 脾阳不振，寒湿停聚，水蓄不行，故腹大胀满，按之如囊裹水，寒湿困脾之臌胀。

加减： 水湿过重者，加肉桂 6 克、猪苓 10 克、泽泻 10 克。气虚息短者，加党参 20 克、黄芪 20 克。胁腹胀痛者，加郁金 12 克、青皮 6 克、砂仁 10 克。

方解： 白术、茯苓、炙甘草补脾去湿。草蔻、干姜、附子温脾寒，大腹皮、木瓜利脾湿。木香、厚朴，行气散满，增强大腹皮、茯苓、木瓜去湿行水的作用，互相配合就能达到温脾化湿，利水消肿的目的。所以对脾虚有寒不能行水而造成的身体四肢浮肿，腰以下尤其肿得厉害，饮食不香，脘腹胀满，口不渴，大小便都不通利的虚寒性阴水疗效很好。

3. **中满分消丸合茵陈蒿汤加减**（《兰室秘藏》《伤寒论》）

歌曰： 中满分消苓连知，枳朴陈夏二苓术。

　　　　茵陈山栀与大黄，王不留与滑石执。

方药： 黄芩 10 克，黄连 8 克，知母 12 克，枳实 10 克，厚朴 10 克，陈皮 10 克，半夏 12 克，茯苓 15 克，猪苓 15 克，白术 15 克，茵陈 30 克，山栀（后下）10 克，大黄（后下）5 克，王不留行 20 克，滑石 15 克。

用法： 水煎服。

主治： 烦热口苦，腹大坚满，脘腹撑急，渴不欲饮，小便赤涩，大便秘结或溏垢，舌边尖红，苔黄腻或兼黑，脉象弦数或面目皮肤发黄。适用于湿热蕴结之臌胀。

加减： 此方由中满分消丸与茵陈蒿汤二方加减化裁，不再赘述。

方解： 方用芩、连清利湿热以消痞满；厚朴、枳实行气散满而除胀；猪苓、茯苓渗利湿浊；干姜健脾燥湿，陈皮理气和中；白术健脾益气；茵陈利湿清热；半夏燥湿健脾；山栀清解热毒；大黄利湿清热通便；王不留行活血化瘀以利水；滑石清热利窍。全方旨在清热利湿、活血化瘀、解毒通便、益气健脾，对于臌胀由于湿热蕴结者，用之效显。

4. **调营饮加减**（《证治准绳》）

歌曰：调营芎归赤芍莪，延胡瞿麦大黄着。

　　　　槟陈腹皮赤苓桑，辛芷桂草葶苈全。

方药：川芎15克，当归15克，赤芍20克，莪术10克，元胡12克，瞿麦10克，大黄（后下）5克，槟榔6克，陈皮10克，大腹皮15克，赤苓15克，桑皮10克，细辛6克，白芷10克，肉桂5克，甘草5克，葶苈10克。

用法：水煎服。

主治：腹大坚满，脉络怒张，面色黯黑，面颈胸臂有血痣，呈丝纹状，手掌赤痕，唇色紫褐，口渴饮不能下，大便色黑，舌质紫红或有紫斑，脉细涩或芤。

加减：大便色黑者，加三七5克以化瘀止血，活血定痛；侧柏叶10克以凉血止血。

方解：方用当归、川芎、赤芍补营血而化瘀；莪术化瘀和血行气，元胡理气以止痛；瞿麦利湿清热；大黄清热解毒通便；大腹皮利水消胀；赤苓渗湿邪；桑皮泻肺平肝；细辛温化水饮；白芷解痉止痛；肉桂温阳化水；甘草益脾补气解毒；葶苈能祛胸腹积水，并利小便；陈皮理气燥湿健脾；槟榔行气利水消积。本方以和血化瘀、理气解郁、清热解毒、利湿除满、利水消胀为旨，治疗臌胀腹大坚满的病证显效。

5. **一贯煎加减**（《柳州医话》[①]）

歌曰：加减一贯煎枸杞，沙参麦冬生地归。

　　　　川楝灵脂芎桃丹，元胡草枳红花会。

---

① 《柳州医话》，（清）魏玉横，号柳州，浙江杭州人。

更入香附赤芍药，肝肾阴虚臌胀疾。

方药：沙参15克，麦冬15克，生地20克，当归12克，枸杞12克，川楝子10克，五灵脂10克，川芎12克，桃仁10克，丹皮10克，元胡12克，甘草5克，枳壳10克，红花10克，香附子12克，赤芍15克。

用法：水煎服。

主治：肝肾阴虚，或见青筋暴露，面色晦暗，唇紫口燥，心烦失眠，牙宣出血，鼻时衄血，小便短少，舌质红绛少津，脉弦细数。

加减：内热口干、舌绛少津者，加玄参15克、石斛10克。腹胀甚者，加莱菔子15克、大腹皮15克。潮热、烦躁、失眠者，加银柴胡10克、地骨皮10克、炒栀子10克、夜交藤20克。小便少者，加猪苓10克、滑石15克、白茅根30克。齿鼻衄血者，加仙鹤草15克、白茅根30克。阴虚阳浮，症见耳鸣、面赤颧红者，加龟版30克、鳖甲15克、牡蛎20克。

方解：方中生地、沙参、麦冬滋阴清热，生津润燥；当归、赤芍、川芎、红花、桃仁、香附子理血中之气；枸杞补肝；川楝子行气止痛；元胡理气止痛；五灵脂活血化瘀；丹皮消瘀凉血；枳壳理气宽中；甘草益气和中。本方容滋阴润燥、清热生津、理气止痛、合血化瘀、益气和中于一炉，对于臌胀由于肝肾阴虚导致者疗效良好。

参考文献：

1.《景岳全书》，（明）张景岳。

2.《兰室秘藏》，（金）李杲。

3.《伤寒论》，（汉）张仲景。

4.《证治准绳》，（明）王肯堂。

5.《柳州医话》，（清）魏之琇。

三十六、妇 科

女人以血为主，血旺则经调，而子嗣、身体之盛衰，无不肇端于此，故治妇人之病，当以经血为先。而血之所主，在古方书皆言心主血、肝藏血、脾统血，故凡伤心、伤脾、伤肝者，均能为经脉之病。又曰：肾为阴中之阴，肾主闭藏；肝为阴中之阳，肝主疏泄，二脏俱有相火，其系上属于心，故心火一动，则相火翕然从之，多致血不静而妄行，此固一说。然相火动而妄行者有之，由火盛也，若中气脱陷及门户不固而妄行者亦有之，此由脾肾之虚，不得尽言为火也。再如气道逆而不行者有之，由肝之滞也，若精血虚则不行者亦有之，此由真阴之枯竭，其证极多，不得误以为滞也。是固心、脾、肝、肾四脏之病，而独于肺脏多不言及，不知血之行与不行，无不由气。如《经脉别论》曰：饮入于胃，游溢精气，下输于脾，脾气散精，上归于肺，通调水道，下输膀胱，水精四布，五经并行，合于四时五脏阴阳，揆度以为常也。此言由胃达脾，由脾达肺，而后传布诸经。故血脱者当益气，气滞者当调气，气主于肺，其义可知也。

血热经早

凡血热者多有先期而至，然必察其阴气之虚实。若形色多赤，或紫而浓，或去多，其脉洪滑，其脏气、饮食喜冷畏热，皆火之类也。治血热有火者，宜清宜凉，但不可以假火作真火，以虚火作实火也。大都热则善流而愆期不止，然勿以素多不调，偶见先期者为早；勿以脉证无火，而单以经早者为热。若脉证无火，而经早不及期者，乃其心脾气虚，不能固摄而然，此辈极多，若作火治，必误之矣。若一月二三至，或半月或旬日而至者，此血气败乱之证，当因其寒热而调治之，不得以经早者并论。

1. **保阴煎**（《景岳全书》）

歌曰： 保阴二地芩柏芍，山药续断生甘草。

　　　　阴虚内热经早者，煎汤服之经期调。

方药： 生地15克，熟地15克，芍药10克，山药15克，川断15克，黄芩6克，黄柏6克，生草5克。

用法： 水煎，食远温服。

主治： 男妇带浊遗淋，微火阴虚而经多早者，色赤带血，脉滑多热，便血不止，及血崩血淋，或经期太早，凡一切阴虚内热动血等证。

加减： 如小水多热或兼火动血者，加焦栀子6克。如夜热、身热者，加地骨皮10克。如肺热多汗者，加麦冬12克、枣仁15克。如血热甚者，加黄连5克。如血虚血滞、筋骨肿痛者，加当归10克。如气滞而痛者，去熟地，加陈皮10克、青皮6克、丹皮10克、香附12克。如血脱血滑及便血久不止者，加炒地榆10克，或乌梅1～2枚，或百药煎6克，或文蛤6克亦可。如少年或血气正盛者，不必用熟地、山药。如肢节筋骨疼痛或肿者，加秦艽10克、丹皮8克。

方解： 方用生熟二地及白芍以养阴清血，和营补血；甘草益气；山药益诸脏之阴；续断补肝肾，行血脉，且补而不滞；黄芩、黄柏清热泻火，且黄芩有止血之功。此方乃四物去温燥行血之川芎，加黄芩、黄柏、山药、川断、甘草而成，实以补血凉血、滋阴清热为旨，对于阴虚血热经早者用之甚效。

2. **大营煎**（《景岳全书》）

歌曰： 大营地归枸杞草，杜仲牛膝肉桂和。

　　　　精血亏损经迟少，腰膝筋骨疼痛疗。

方药： 熟地20克，枸杞9克、炙甘草6克，杜仲10克，牛膝10克，肉桂6克，当归10克。

用法： 水二盅，煎七分。食远温服。

主治： 真阴精血亏损，及妇人经早血少。腰膝筋骨疼痛，或气血虚寒，心腹疼痛等证。

加减：如寒滞在经，气血不能流通，筋骨疼痛之甚者，必加制附子6克方效。如滞浊腹痛者，加补骨脂（炒）10克。如气虚者，加人参10克、白术12克。中气虚寒呕吐者，加炒焦干姜6克。

方解：方用熟地，当归滋补精血，牛膝、杜仲、枸杞补肝肾，强筋骨兼活血化瘀，甘草益气缓急，肉桂温经散寒。本方重在滋补精血，补益肝肾，使精血充盈，肝肾强健，则经血自能按期而止。

3. **五福饮加减**（《景岳全书》）

歌曰：五福四君去茯苓，熟地当归五物齐。

更加杜仲五味子，心脾气虚摄不力。

方药：人参随宜，熟地随宜，当归9克，白术12克，炙甘草6克，杜仲10克，五味子6克。

用法：水煎温服。

主治：脉证无火，而经早不及期者，及其心脾气虚，不能固摄。

加减：宜温者，加姜、附；宜散者，加升麻、柴胡、葛根，左右逢源，无不可也。

方解：方用人参、白术、炙草以补元气，使心脾之气得充；熟地、当归滋阴而温补精血；杜仲补肝肾，强筋骨；五味子补气而兼收敛固摄精气。全方气血阴阳同补同调，使元气充足，统摄得权，则气血不足之经早证者，服之得愈。

血热经迟

血热者经期常早，此营血流利及未甚亏者多有之。其有阴火内烁，血本热而亦每过期者，此水亏血少，燥涩而然，治宜清火滋阴。

1. **加味四物汤**

歌曰：加味四物熟地归，白芍川芎山栀随。

柴胡丹皮共七味，血热经迟服之宜。

方药：熟地15克，当归16克，川芎10克，白芍10克，炒山栀10克，柴胡10克，丹皮10克。

用法：水煎服。

主治：血热经迟。

加减：加益母草 20 克以活血祛瘀，利水消肿。

方解：方用四物汤以补血；柴胡退虚热；丹皮、山栀凉血去瘀活血。本方使不足之营血得以充足，兼以清热凉血之品，则由血虚而燥所导致经少、过期不止的症状即得解除。

2. 加减一阴煎（《景岳全书》）

歌曰：加减一阴二地冬，芍草知母地骨同。

　　　　阴火内烁血热涩，经迟服之阴火清。

方药：生地 20 克，白芍 12 克，麦冬 15 克，熟地 15 克，炙甘草 6 克，知母 12 克，地骨皮 10 克。

用法：水煎服。

主治：水亏血少，燥涩经迟。

加减：便结者，加生石膏 15 克。小水热涩者，加栀子 6 克。血燥血少者，加当归 6 克。

方解：生地入心、肝、肾，清热凉血，养阴生津。熟地入肝肾，养血滋阴，补精益髓，为补血之要药。白芍入肝脾，养血敛阴，柔肝止痛、平抑肝阳。麦冬入肺、心、胃，润肺养阴，益胃生津，清心除烦。甘草入心、肺、脾胃，补脾益气，缓急止痛。知母入肺、胃、肾，清热泻火，滋阴润燥。地骨皮入肺、肾，凉血退蒸，清泄肺热，诸药相伍，对于经迟而由阴虚血燥所致者服之有良好的疗效。

3. 滋阴八味丸（《景岳全书》）

歌曰：滋阴八味熟地怀，茯苓山萸泽丹皮。

　　　　知母黄柏盐水炒，血热阴虚经迟疗。

方药：山药 120 克，丹皮 90 克，白茯苓 90 克，山萸 120 克，泽泻 90 克，黄柏（盐水炒）90 克，熟地 240 克，知母（盐水炒）90 克。

用法：煎丸俱可。

主治：经迟由于阴虚火旺者。

加减：加沙参 60 克以清肺养阴，益胃生津；麦冬 50 克以润肺养阴，益胃生津，清心除烦；黄精 10 克以润肺滋阴，补脾益气。

方解：方以六味地黄汤滋补真水而涵肝木，加知柏坚阴秘阳，使阳有所贮，而自归藏矣。由阴虚水少之经少、经早证者服之，能使经水如期而至。然须审证详第，不可盲目使用。

血寒经迟

凡血寒者，经必后期而至。然血何以寒？亦惟阳气不足，则寒从中生，而生化失期，是即所谓寒也，至若阴寒由外而入，生冷由内而伤，或至血逆，或至疼痛，是又寒滞之证，非血寒经迟之谓也，当详辨之。

凡阳气不足，血寒经迟者，色多不鲜，或色见沉黑，或涩滞而少，其脉或微或细，或沉迟弦涩，其脏色形气必恶寒喜暖。凡此者，皆无火之证，治宜温养血气。

1. 大营煎加减（《景岳全书》）

歌曰：大营地归枸杞草，杜仲牛膝肉桂和。

　　　　精血亏损经迟少，腰膝筋骨疼痛疗。

方药：当归 10 克，熟地 20 克，枸杞 10 克，炙甘草 6 克，杜仲 10 克，牛膝 10 克，肉桂 5 克。

用法：水煎温服。

主治：真阴精血亏损，经迟血少，腰膝筋骨疼痛，气血虚寒，心腹疼痛。

加减：如寒滞在经，气血不能流通，筋骨疼痛之甚者，加附子 6 克。如带浊腹痛者，加补骨脂（炒）10 克。如气虚者，加人参、白术。中气虚寒呕恶者，加炒焦干姜 6 克。

方解：熟地养血滋阴，补精益髓，为补血之要药，常用于血虚诸证。当归补血，活血，止痛，即为补血良药，又为妇科调经要药。枸杞为滋补肝肾，明目之良药，凡肝肾阴虚诸证，均可应用。甘草补脾益气，缓急止痛。杜仲补益肝肾，强健筋骨，是治肝肾不足，腰膝痠痛或痿软无力之要药。牛膝补肝肾，强筋骨，活血祛瘀。肉桂散寒止痛，温通经脉，气衰血少之证，常以少量肉桂配入补气养血药中，有温运阳气，鼓舞气血生长的功效。本方重在滋补肝肾，填精补髓，使精血之源充盈，则经迟血少之证即得治疗。

2. 理阴煎（《景岳全书》）

歌曰：理阴熟地归草姜，更加肉桂五样祥。

随证加减用心调，血寒经迟腹痛疗。

方药：熟地 20 克，当归 10 克，炙甘草 6 克，炮姜 10 克，或加肉桂 6 克。

用法：水煎热服。

主治：血寒经迟腹痛。

加减：血寒经迟腹痛者，加荜茇 10 克、吴茱萸 5 克。寒甚者，加附子 15 克。

方解：熟地养血滋阴，补精益髓，常用于血虚诸证及妇女月经不调。为补血要药。又多用于肾阴不足，本品又为滋阴的主药。当归补血，活血，止痛，多用于血虚诸证，为良好的补血药。适用于血虚引起的各种证候，月经不调、经闭、痛经，本品既能补血活血，又善止痛，又为妇科调经要药。甘草补脾益气，缓急止痛。炮姜性苦、涩，温。归脾、肝经。功效与干姜相似，但温里作用弱于干姜，而长于温经止血。肉桂补火助阳，散寒止痛，温通经脉，无论寒凝气滞，或寒凝血瘀所致的痛证均可应用。本方旨在补养气血，温经散寒，对于经迟腹痛由于寒邪引起者有良好的疗效。

血虚经乱

凡女人血虚者，或迟或早，经多不调，此当察脏气，审阴阳，详参形证脉色，辨而治之，庶无误也。盖血虚之候，或色淡，或涩少，或过期不至，或行后反痛，痛则喜暖喜按，或经后则困惫难支，腰膝如折，或脉息则微弱弦涩，或饮食素少，或形色薄弱。

凡经有不调，而值此不足之证，皆不可妄行克削及寒凉等剂，再伤脾肾以伐生气，则惟有日甚矣。经行腹痛，证有虚实。实者或因寒滞，或因血滞，或因气滞，或因热滞。虚者有因血虚，有因气虚。然实痛者，多痛于未行之前，经通而痛自减；虚痛者，于既行之后，血去而痛未止，或血去而痛益甚。大都可按可揉者为虚，拒按拒揉者为实，有滞无滞，于此可察。但实中有虚，虚中亦有实，此当于形气禀质，兼而辨之，当以意察，言不能悉也。盖治之者，经期气逆作痛，全滞而不虚者，须顺其气；若血瘀不行，全滞无虚者，但破其血；若寒滞于经，或因外寒所逆，或素日不慎寒凉，以致凝结不行，则留聚为痛而无虚者，须去其寒；若血热血燥，以致滞涩不行而作痛者。

凡妇人经行作痛，挟虚者多，全实者少，即如以可按拒按及经前经后辨虚实，固其大法也。然有气血本虚而血未得行者，亦每拒按，故于经前亦常有此证，此以气虚血滞，无力流通而然。凡此种种，临证之际，须详辨而用之。

1．调经饮（《景岳全书》）

歌曰：调经饮里归膝楂，香附青皮云苓拿。

寒者肉桂或吴萸，胀闷厚朴或缩砂。

气滞加入台乌药，小腹痛入小茴香。

方药：当归 12 克，牛膝 12 克，山楂 12 克，香附子 15 克，青皮 10 克，茯苓 12 克。

用法：水煎，食远服。

主治：经期气逆作痛，全滞而不虚者。

加减：因不避生冷而寒滞其血者，加肉桂 6 克、吴茱萸 3 克。如兼胀闷者，加厚朴 3 克，或砂仁 10 克亦可。如气滞者，加乌药 6 克。如痛在小腹者，加小茴香 10 克。

方解：方中当归补血活血止痛；香附子以理血中之气而止痛；青皮破滞气；云苓宁心安神以渗利邪湿。全方主在调理血气，使之调和，不致滞涩。牛膝活血祛瘀，引血下行，补肝肾，强筋骨，用于瘀血阻滞的月经不调、痛经、闭经、产后瘀阻腹痛等证。山查取其活血散瘀之功，能入血分而活血散瘀消肿。

2．通瘀煎（《景岳全书》）

歌曰：通瘀煎里归尾红，山楂香附青皮乌。

木香泽泻八味全，气滞血积痛拒按。

方药：归尾 15 克，山楂 12 克，香附子 15 克，红花 6 克，乌药 6 克，青皮 6 克，木香 8 克，泽泻 6 克。

用法：水煎加酒一两小盅，食前服。

主治：经瘀不利，腹痛拒按及产后瘀血实痛。

加减：寒者，加肉桂 6 克或吴茱萸 3 克。火盛内热、血燥不行者，加炒栀子 3～6 克。微热血虚者，加芍药 6 克。血虚涩滞者，加牛膝 12 克。血瘀不行者，加桃仁（去皮尖）30 粒，或加苏木 10 克，元胡索 12 克。瘀急而大便结燥者，加大黄 3～9 克，或加芒硝、蓬术亦可。

方解：方中当归尾活血祛瘀；香附子、红花理血气以活血化瘀止痛；木香、乌药理气止痛且去寒滞；泽泻去浊阴；青皮破滞气；山楂去瘀。本方以理气活血化瘀为主。

带浊

凡妇人淋带，虽分微甚，而实为同类，盖带其微而淋其甚者也，总由命门不固，而不固之病，其因有六：盖一以心旌之摇之也。心旌摇则命门应，命门应则失其所守，此由于不遂者也。一以多欲之滑者也，情欲无度，纵肆不节，则精道滑而命门不禁，此由于太遂者也。一以房室之逆之也，凡男女相临，迟速有异，此际权由男子，而妇人情兴多致中道而止，止则逆，逆则为浊为淋，此由于遂而不遂，乃女子之最多最不肯言者也。以上三证，凡带浊之由乎此者，十居八九，而三者之治，必得各清其源，庶可取效。然源未必清，而且旋触旋发，故药饵之功，必不能与情窦争胜，此带浊之所以不易治也。此三者之外，则尚有湿热下流者，有虚寒不固者，有脾肾亏陷而不能收摄者，当各因其证而治之。

1. **清心莲子饮**（《太平惠民和剂局方》）

歌曰：清心莲子石莲参，地骨柴胡赤茯苓。

芪草麦冬车前子，躁烦消渴及崩淋。

方药：莲子 10 克，人参 6 克，地骨皮 10 克，柴胡 6 克，赤苓 15 克，黄芪 15 克，炙甘草 6 克，麦冬 12 克，车前子 12 克，黄芩 8 克。

用法：水煎服。

主治：心火偏旺，气阴两虚，湿热下注。症见遗精淋浊，血崩带下，遇劳则发；或肾阴不足，口舌干燥，烦躁发热。

加减：见淋证。

方解：人参、黄芪、甘草，补益阳气而清虚火，地骨皮清肝肾虚热，柴胡散肝胆相火，黄芩、麦冬，清心肺之火，赤茯苓、车前子，利下焦湿热，再加石莲子清心火而通肾水，于是因火热引起的诸证都可以清除。

2．**秘元煎**（《景岳全书》）

　　歌曰：秘元远志山药芡，四君枣仁五味全。

　　　　　更加黄芪金樱子，遗精带浊服之安。

　　方药：远志（炙）10克，山药（炒）20克，芡实15克，党参15克，云苓10克，白术12克，炙甘草6克，五味子6克，炒枣仁12克，金樱子15克（去核）黄芪30克。

　　用法：水煎，食远服。

　　主治：心虚带下而无火邪，以及欲事过度之滑泄不固。

　　加减：如尚有火觉热者，加苦参6克。如气大虚者，加黄芪30克。

　　方解：方用四君子以补脾益气；黄芪入脾肺升阳益气；山药补五脏之气阴，且兼有固涩作用；芡实补脾而兼可祛湿，又可益肾固精；五味子敛肺滋肾，生津敛汗，涩精止泻，宁心安神；远志、枣仁共有宁心安神之功；金樱子固精缩尿，涩肠止泻。此方以健脾为主，辅以固精、涩遗之味，对于心虚带下，及欲事过度滑泄不固的症状有很好的治疗效果。

3．**茯菟丸**（《太平惠民和剂局方》）

　　歌曰：茯菟丸里用茯苓，菟丝莲肉五味停。

　　　　　酒糊为丸桐子大，带下心肾虚损疗。

　　方药：菟丝子（制）150克，白茯苓90克，石莲肉60克，五味子20克。

　　用法：酒糊丸，梧桐子大。每服30～50丸，空腹盐汤或米汤下。

　　主治：思虑太过，心肾虚损，真阳不固之带证。

加减： 可加金樱子 15 克，芡实 20 克，以涩精止带。

方解： 方中菟丝子既补肾阳，又补肾阴，且有治疗腰膝酸痛、阳痿、滑精、小便频数、白带过多之功；茯苓利水渗湿，健脾安神；莲肉补脾止泻，益肾固精、养心安神。

4. 寿脾煎（《景岳全书》）

歌曰： 寿脾白术淮山药，归草远志人参枣。

　　　　炮姜莲肉同煎服，脾虚崩漏带浊疗。

方药： 白术 12 克，当归 6 克，山药 6 克，炙甘草 6 克，枣仁 12 克，炙远志 6 克，炮姜 6 克，莲肉（去心，炒）20 粒，人参 6 克，急者用 30 克。

用法： 水煎服。

主治： 欲事过度，滑泄不固而带下，以及脾气下陷而多带者。

加减： 元阳衰弱者，加附子 12 克。气虚甚者，加黄芪 30 克。气陷者，加炙升麻 10 克。

方解： 方中用人参、白术、炙草补脾益气；山药益气养阴，补肺肾，即补脾气，又益肺阴，且兼涩性，能止泻及治肾虚遗精尿频。妇女白带过多等证。当归补血；枣仁、远志补心血，安心神；莲子养心安神，益肾固经，补脾止泻；炮姜温散寒邪，并可止血。

5. 秘精丸（《严氏济生方》）

歌曰： 济生秘精菟丝子，韭子龙牡北五味。

　　　　茯苓桑蛸白石脂，滑泄不固带下疗。

方药： 牡蛎（煅）15 克，菟丝子（酒浸，蒸，炒）15 克，韭子（炒）10 克，龙骨（煅）15 克，北五味（炒）8 克，白茯苓 12 克，桑螵蛸（酒炙）10 克，白石脂（煅）15 克。

用法： 水煎服。

主治： 欲事过度，下元虚损，腰重少力，带下如脂。

加减： 加巴戟天 15 克以补肾助阳，祛风除湿；鹿角霜 15 克以补肾暖脾；杜仲 10 克以补肝骨，强筋骨。

方解： 方用龙骨、牡蛎共具收敛固涩功效；菟丝子补肝肾，固精缩尿，明目止泻；韭子补肝肾，暖腰膝，壮阳，固精；茯苓宁心；五味子收敛固精；桑蛸补益肝肾，收敛固涩；白石脂涩肠止泻。众药合用可滋补肝肾，固精止带。

6. 固阴煎（《虚损启微》[①]）

歌曰： 固阴煎里人参草，熟地山药山萸调。

远志菟丝五味子，肝肾虚衰而带浊。

方药： 人参随宜，熟地15克，山药（炒）6克，山茱萸10克，炙甘草6克，五味子，菟丝子（炒香）6克，远志3克。

用法： 水煎，食远服。

主治： 人事不畅，精道逆而带下不止，以及元气虚弱而带下。

加减： 带下甚者，加金樱肉6～9克，或醋炒文蛤3克，或乌梅两枚。如下焦阳气不足而兼腹痛溏泄者，加补骨脂、吴茱萸之类，随宜用之。如脾虚多湿，或兼呕恶者，加白术12克。如气陷不固者，加炒升麻8克。如兼心虚不眠，或多汗者，加炒枣仁12克。

方解： 人参入脾肺二经，大补元气，适用于一切疾病因元气虚极而出现体虚欲脱，脉微欲绝之症。熟地入肝、肾，养血滋阴，补精益髓，为补血之要药，常用于血虚诸证及妇女月经不调及崩漏等证，本品又为滋阴的主药，用治肾阴不足引起的各种证候。山药入脾、肺、肾三经，益气养阴，补脾肺肾，既补脾气，又益脾阴，且兼涩性，对于脾气弱，食少便溏，肾虚遗精，尿频，妇人白带过多均可应用。山萸补益肝肾，收敛固涩，既能补精，又可助阳，用于肝肾亏虚引起的头晕目眩，腰膝疲软，阳痿等证。因有良好的收敛固涩功效，对于遗精，滑精，小便不禁，虚汗不止证候均可应用。远志宁心安神，祛痰开窍。菟丝子入肝肾二经，既补肾阳，又补肾阴，并有固精缩尿，补脾止泻功效，多用于腰膝疲痛、阳痿、滑精、小便频数、白带过多、便溏泄泻及胎元不固，阴亏消渴等证。五味子敛肺滋肾，生津敛汗，涩精止泻，宁心安神。本方旨在气血阴阳同补，使元气旺盛，气机调畅，收摄正常，则带下不止之证，即可治疗。

[①] 《虚损启微》，洪缉庵（？），字炜，又字霞城，浙江余姚人。清代名医，著有《虚损启微》、《盘珠胎产证治》。

7. **克应丸**（《古今医统大全》[①]）

歌曰： 克应地芍茯归芎，赤石丹皮艾牡龙。

　　　　汤散醋糊丸服之，妇人赤白带下灵。

方药： 熟地 60 克，赤芍 60 克，当归 60 克，赤石脂（煅，醋淬），龙骨、牡蛎（煅，酒淬）30 克，茯苓 30 克，丹皮 30 克，艾叶 30 克，川芎 30 克。

用法： 水煎、研末为丸，均可。煎服剂量通为 10 克。丸剂每粒重九克，每次一粒。

主治： 虚滑赤白带下。

加减： 守原方不作加减。

方解： 方用四物汤变白芍为赤芍，补血止血；赤石脂固涩止泻止血，与芍药同用可治妇人赤白带下日久不愈；丹皮化瘀凉血；龙骨、牡蛎收敛固涩，摄精止带；茯苓宁心安神；艾叶温经止血，散寒止痛。本方主旨在于补养气血、宁心安神、收敛固涩。

8. **苓术菟丝丸**（《景岳全书》）

歌曰： 茯苓白术菟丝丸，莲肉五味山药全。

　　　　杜仲炙草菟丝子，脾肾虚损带下瘥。

方药： 茯苓 120 克，白术（炒）120 克，莲肉（去心）120 克，五味子（酒蒸）60 克，山药（炒）60 克，杜仲（酒炒）90 克，炙甘草 15 克，菟丝子（用水淘净，入陈酒浸一宿，文火煮极烂，捣为饼，焙干为末）300 克。

用法： 上药同为末，以陈酒煮米为丸，梧桐子大，空腹滚白汤或酒下百余丸。

主治： 脾肾虚损，不能收摄及欲事过度，滑泄不固而带下者。

加减： 如气虚神倦、不能收摄者，加人参 50 克尤妙。

方解： 方中茯苓利湿邪而健脾安神；白术健脾燥湿；菟丝子入肝肾而补阳益阴，固精缩尿；莲肉入脾、肾、心经以补脾止泻，益肾固精，养心安

---

① 《古今医统大全》，徐春甫（？），字汝元（或作汝源），号思鹤，又号东皋，祁门（今属安徽）人。明代医学家，编著有《内经要旨》、《妇科心镜》、《幼幼汇集》、《痘疹泄秘》等。

神；五味子入肺、肾、心经而敛肺滋肾，生津敛汗，涩精止泻，宁心安神；山药入肺、脾、肾经，益气养阴；杜仲补肝肾，强筋骨；炙草益气。

9. 加味逍遥散（方见郁证门）

主治：湿热下流而为带浊，脉滑数，色红赤，烦渴多热，入夜口干。

10. 家韭子丸（《三因极一病证方论》）

歌曰：韭子鹿茸与大云，牛膝地归菟丝寻。

　　　　巴戟杜仲斛桂心，炮姜加之寒滞宁。

方药：家韭子（炒）180克，鹿茸酥（炙）120克，大云（酒浸）60克，牛膝（酒浸）60克，熟地60克，当归60克，菟丝子（酒蒸）45克，巴戟45克，杜仲（炒）30克，石斛30克，桂心30克，炮姜30克。

用法：汤末均可，食煎服，若是丸剂，食前温酒，盐汤任下。每次一粒，每日两次，每粒重9克。

主治：阳气虚寒，脉见微涩，色白清冷，腹痛多寒，及带下清稀量多。

加减：此方当除石斛，倍用菟丝，其效尤佳。

方解：韭子、鹿茸、菟丝子、巴戟、杜仲补肝肾，暖腰膝，壮阳固精；大云温肾阳；桂心温经通阳；炮姜温经散寒；石斛明目而强腰膝。全方旨在滋补精血，温暖下元，固摄精气。牛膝入肝肾，活血祛瘀，补肝肾，强筋骨，引血下行，多用于瘀血阻滞的月经不调，痛经，闭经，产后瘀阻，腹痛，腰膝痠痛，下肢无力等证。熟地养血滋阴，补精益髓，常用于血虚诸证及妇女月经不调，崩漏等证。当归补血，活血，止痛，为良好的补血药，又为妇科调经要药，适用于血虚引起的各种证候。

11. 金樱膏（《古今医统大全》）

歌曰：金樱膏里桑螵蛸，人参山药杜仲和。

　　　　山萸益智芡实杞，专主虚劳带下奇。

方药：金樱子（去核）60克，人参60克，桑螵蛸60克，山药60克，杜仲（姜汁炒）30克，益智子30克，山茱萸120克，芡实120克，枸杞120克。

用法：水煎食前服。此方为丸剂份量，若用汤剂，各按 10 克计量。

主治：虚劳带浊。

加减：加菟丝子 30 克以补阳益阴，固精缩尿，明目止泻。

方解：金樱子固精缩尿；桑螵蛸入肝肾而补肾助阳，固精缩尿；人参大补元气；山药滋阴益气；杜仲补肝肾而强筋骨；山萸补益肝肾而收敛固涩；益智子、芡实同入脾、肾二经，温补脾肾，摄唾固精；枸杞滋补肝肾。

安 胎

凡妊娠胎气不安者，证本非一，治亦不同。盖胎气不安，必有所因，或虚或实，或寒或热，皆能为胎气之病，去其所病，便是安胎之法。故安胎之方不可执，亦不可泥其月数，但当随证随经，因其病而药之，及为至善。若谓白术、黄芩乃安胎之圣药，执而用之，鲜不误矣。

胎气有寒而不安者，其证或吞酸吐酸，或呕恶胀满，或喜热畏凉，或下寒泄泻，或脉多沉细，或绝无火证，而胎有不安者，皆属阳虚寒证，但温其中而胎自安矣。

胎气有热而不安者，其证必多烦热，或渴或躁，或上下不清，或漏血尿赤，或六脉滑数等证，宜以清热或滋阴之法择而用之，清其火而胎自安矣。

胎气有虚而不安者，最费调停。然有先天虚者，有后天虚者，胎元攸系，尽在于此，先天虚者，由于禀赋，当随其阴阳之偏，渐加培朴，万毋欲速，以期保全；后天虚者，由于人事，凡色欲、劳倦、饮食、七情之类，皆能伤及胎气，治此者，当察其所致之由，因病而调，仍加戒慎可也。然总之不离于血气之虚。

1. 三味白术汤（出处不详）

歌曰：三味白术汤赤芍，更入黄芩莫可少。

　　　　煎服应忌桃李雀，妊娠内热心痛疗。

方药：白术 12 克，赤芍 9 克，黄芩（炒）6 克。

用法：水煎服，忌桃、李、雀肉。

主治：妊娠内热心痛，以致胎气不安。

加减：守原方不作加减。

方解：白术有补脾健脾，燥湿利水，止汗安胎之功；黄芩有清热燥湿，泻火解毒，止血安胎之效；赤芍有清热凉血之功，虽有祛瘀功效，然用之得当，不伤胎元也。三药同用，有补脾、清热、凉血之作用。

2. **泰山磐石汤**（《景岳全书》）

歌曰： 泰山磐石八珍全，去茯加芪芩断连。

更兼砂仁及糯米，妇人胎动可安痊。

方药： 人参 3 克，黄芪 3 克，当归 3 克，川断 3 克，黄芩 3 克，川芎 3 克，白芍 5 克，白术 6 克，炙甘草 3 克，砂仁 5 克，糯米一撮，熟地 15 克。

用法： 水煎服。

主治： 妇人血气两虚，或肥而不实，或瘦而血热，或脾肝素虚，倦怠少食，屡有堕胎之患。

加减： 觉有热者，倍黄芩，少用砂仁。觉胃弱者，多用砂仁，少加黄芩。

方解： 方用八珍汤气血双补，去茯苓、川芎者，兼其有渗利与活血祛瘀之功；川断补肝肾，其补而不滞，有安胎止漏之功；黄芩可止血安胎；砂仁有化湿行气，温中安胎之效；糯米补脾而黄芪补气，故而对于妇女气血两虚、倦怠少食、屡有堕胎者，用之甚效。

3. **安奠二天汤**（《辨证录》）

歌曰： 安奠二天参术草，熟地山药山萸调。

杜仲枸杞扁豆和，腹痛胎动瞬间消。

方药： 人参 15 克，白术 15 克，熟地 30 克，山萸 15 克，炙甘草 3 克，杜仲 9 克，枸杞 12 克，扁豆 15 克，山药 15 克。

用法： 水煎服。

主治： 妇人小腹作痛，胎动不安，如下坠之状。

加减： 纳呆者，加砂仁 10 克、木香 6 克以理气健脾安胎。

方解： 方中人参、白术、炙草以补元气；熟地、山药、山萸、杜仲、枸杞滋补肝肾，填补精血；扁豆健脾化湿。此方治疗妇人胎动不安以及漏红下坠，由于气血、肝肾不足而致者，用之甚效。

4. **钩藤汤**（《妇人良方大全》）

歌曰： 钩藤汤里有当归，茯神人参与寄生。

更入一味苦桔梗，面青冷汗胎动宁。

方药： 钩藤3克，当归3克，茯神3克，桑寄生3克，人参3克，苦桔梗4.5克。

用法： 水煎服。

主治： 妊娠胎动腹痛，面青冷汗，气欲绝。

加减： 加砂仁8克以化湿行气，温中安胎。如有烦热者，加石膏20克。

方解： 钩藤入肝与心包二经，息风止痉，清热平肝；当归补血；人参益气；茯神安神宁心；桑寄生有补肝肾，强筋骨而安胎之功效；桔梗为舟楫，载药上行，不致直趋下焦。

5. **安胎饮**（《素案医要》）

歌曰： 安胎异功去茯苓，四物紫苏炙黄芩。

妊娠五七个月煎，服之数剂保全产。

方药： 人参3克，白术3克，炙甘草3克，陈皮3克，熟地3克，当归3克，白芍3克，川芎3克，苏叶3克，黄芩（炙）3克。

用法： 姜为引，水煎服。可加砂仁。

主治： 习惯性早产。

加减： 加续断10克以补肝肾，行血脉，续筋骨；黄芪20克以补气升阳。

方解： 方中用异功散补脾益气，理气化痰；四物汤补血滋阴；苏叶止呕安胎；黄芩清热安胎并可止血。

6. **安胎散**（《太平惠民和剂局方》）

歌曰： 安胎散里四物全，艾草阿胶芪榆联

妊娠腰痛偶下血，姜枣煎服保平安。

方药： 熟地3克，艾叶3克，白芍（炒）3克，川芎3克，黄芪（炒）3克，阿胶（炒）3克，当归3克，炙甘草3克，地榆（炒）3克。

用法： 姜枣引，水煎服。

主治：由于气血虚弱而致妊娠出血，胎动不安者。

加减：方中可加桑寄生 12 克以补肝肾，养血安胎；砂仁 6 克以行气和中而止呕安胎。

方解：方中四物以补血；艾叶温经止血，散寒止痛；阿胶补血止血，滋阴润肺，与艾叶及四物汤相合则治崩漏、月经过多、妊娠下血、小产后下血不止等；地榆凉血止血，尤适宜于下焦出血；黄芪、炙草补益正气以统血。

7. 益母地黄丸（出处不详）

歌曰：益母地黄熟地归，姜水益母草黄芪。

妊娠跌坠腹痛血，煎服血止胎安宁。

方药：熟地 3 克，益母草 6 克，当归 3 克，黄芪（炒）3 克。

用法：姜水煎服。

主治：妊娠跌坠，腹痛下血。

加减：加桑寄生 12 克以补肝肾，强筋骨，养血安胎；炒续断 10 克以补肝肾，行血脉，续筋骨。

方解：熟地养血滋阴，补精益髓；当归补血活血止痛；黄芪补脾肺之气以摄血；益母草活血祛瘀止痛。

恶阻

妊娠之妇，每多恶心呕吐，胀满不食，《诸病源候论①》谓之恶阻。此证惟胃弱而兼滞者多有之，或嗜酸择食，或肢体困倦，或烦闷胀满，皆是候也。然亦有虚实不同，所当辨而治之。

凡恶阻多由胃虚气滞，然亦有素本不虚，而忽受胎妊，则冲任上壅，气不下行，故为呕逆等证。亦有因肝肾阳虚致呕者。

1. 半夏茯苓汤（《千金要方》）

歌曰：半夏茯苓陈砂仁，甘草姜枣乌梅寻。

妊娠脾胃虚弱者，呕吐不止食难行。

---

① 《诸病源候论》，巢元方（？），隋代医学家，大业中（605 年—616 年）任太医博士、太医令，大业六年（610 年）奉诏主持编撰。

方药：半夏（炒）3克，陈皮3克，砂仁（炒）3克，茯苓6克，甘草（炒）1.5克。

用法：加姜、枣、乌梅，水煎服。

主治：妊娠脾胃虚弱，饮食不化，呕吐不止。

加减：加谷芽20克以健脾和中消食。畏酸者，去乌梅。

方解：半夏燥湿化痰，降逆止呕；陈皮理气调中，燥湿化痰；茯苓利水渗湿，健脾安神；甘草益气补脾；砂仁化湿行气，温中安胎。

2. **茯苓丸**（《妇人良方大全》）

歌曰：茯苓汤本六君子，桂心炮姜与枳壳。

方中茯苓需用赤，妊娠烦闷闻食吐。

方药：赤苓30克，人参30克，桂心30克，炮姜30克，半夏（炒）30克，白术（炒）60克，甘草（炒）60克，枳壳（炒）60克，陈皮10克。

用法：煎丸俱可。若用丸剂，以米饮下。本方为散剂用量。

主治：妊娠烦闷头晕，闻食吐逆，或胸腹痞闷。

加减：加炒谷芽20克以健脾消食；砂仁10克以化湿行气，温中安胎。

方解：方用六君子以健脾益气，理气化痰；桂心温化湿邪；炮姜温经散寒止痛；枳壳行气宽中除胀。

3. **人参橘皮汤**（一名参橘散）

歌曰：人参橘皮苓术草，麦门冬兮制厚朴。

竹茹姜引水煎服，妊娠恶逆呕吐疗。

方药：人参3克，陈皮3克，麦冬3克，白术3克，厚朴5克，茯苓10克，炙甘草6克。

用法：竹茹、生姜引，水煎温服。

主治：妊娠脾胃虚弱，气滞恶阻，呕吐清水，饮食少进。

加减：加砂仁10克以化湿行气，温中安胎；谷芽20克以健脾和中，消食开胃。

方解：方用异功散以健脾益气，理气燥湿化痰；麦冬除烦生津润燥；厚朴燥湿除满；竹茹止呕。

4. **四味白术汤**（《妇人良方大全》）

歌曰：《良方》四味白术汤，四君去苓丁香和。

生姜为引水煎服，妊娠恶阻服之消。

方药：白术（炒）3克，人参6克，甘草（炒）6克，丁香2克。

用法：生姜引，水煎服。

主治：妊娠胃虚，恶阻吐水，甚至十余日浆粥不入。

加减：加陈皮10克以理气调中，燥湿化痰；砂仁10克以温中化湿，行气安胎。

方解：人参入脾肺，大补元气，常用于脾气不足，肺气亏虚及一切疾病因元气不足出现的体虚证。白术入脾胃，补气健脾，燥湿利水，止汗安胎。甘草入心、肺、脾、胃，补脾益气，缓急止痛，缓和药性。丁香入脾、胃、肾，温中降逆，温肾助阳，多用于胃寒呕吐，呕逆，以及少食、腹泻等证，为治胃寒呕吐之要药。诸药合用共凑补脾益气，温胃散寒，降逆止呕之功。

5. **保生汤**（《医宗金鉴》）

歌曰：保生砂术香乌陈，甘草干姜亦共斟。

胎间恶阻无兼证，即服此汤莫稍停。

方药：砂仁10克，白术12克，木香10克，台乌6克，陈皮10克，甘草5克，干姜5克。

用法：水煎温服。

主治：妊娠恶阻，呕吐不止。

加减：守原方不作加减。

方解：砂仁归脾、胃经，化湿，行气，温中，安胎，为醒脾和胃之良药，能行气和中而达止呕、安胎之效，妊娠恶阻，胎动不安常多应用。白术归脾、胃经，补气健脾，燥湿利水，止汗安胎，对于脾气虚弱，运化失常所致食少便溏、脘腹胀满、倦怠无力，水湿停留而泻痰饮水肿以及胎气不安之证均可治疗。木香归脾、胃、大肠，胆经，有行气、调中、止痛之功，气芳香而辛散温通，擅长于调中宣滞，行气止痛，对于脾胃气滞所致食欲不振，食积不化，脘腹胀痛，肠鸣泄泻，下痢腹痛，等证均能治疗。台乌归肺、脾、肾，膀胱经，善于疏通气机，能顺气畅中，散寒止痛。陈皮归脾、肺经，有理气，调中，燥湿，化痰之效，多用于脾胃气滞所致的脘腹胀满、嗳气、恶心呕吐及湿浊中阻所致的胸闷腹胀、纳呆倦怠等证。甘草健脾利气。干姜归脾、胃、心、肺经，有温中回阳，温肺化饮之效，脾胃寒证，症见脘腹冷痛、呕吐泄泻等证多应用本品。诸药同用共具健脾利气、和胃化浊，温中止呕的功效，因而对于妊娠恶阻、呕吐不止，有良好的治疗效果。

乳痈乳岩

妇人乳痈，胃胆二腑热毒，气血壅滞，故初起肿痛发于肌表，肉色焮赤，其人表里发热，或发寒热，或憎寒头痛，烦渴引冷。若至数日之间，脓或溃窍，稠脓涌出，脓尽自愈。若气血虚弱，或误用败毒，久不收敛，脓清脉大则难治。乳岩属肝脾二脏郁怒，气血亏损，故初起小核结于乳内，肉色如故，其人内热夜热，五心发热，肢体倦瘦，月经不调。若积久渐大，巉岩色赤出水，内溃深洞为难疗，最宜补养，若误用攻伐，危殆迫矣。大凡乳证，若因恚怒，宜疏肝清热；焮痛寒热，宜发表散邪；焮肿痛甚，宜清肝消毒。不作脓或脓不溃，补气血为主；不收敛或脓稀，补脾胃为主；脓出反痛，或发寒热，补气血为主；或晡热内热，补血为主；若饮食少思，或作呕吐，补胃为主；饮食难化，或作泄泻，补脾为主；劳碌肿痛，补气血为主；怒气肿痛，养肝血为主。

1. 神效瓜蒌散（《妇人良方大全》）

歌曰： 神效瓜蒌散当归，生草乳香没药齐。

乳痈初起肿胀痛，酒水煎服效力奇。

方药： 瓜蒌（研烂）15克，当归（酒炒）15克，生甘草15克，乳香3克，没药3克。

用法： 以酒或酒水煎服。

主治： 乳痈及一切痈疽，服之初起肿痛即消，脓成即溃，脓出即愈。

加减： 如数剂不效，宜以补气血之药兼服之。若肝经血虚、结核不消者，佐以四物汤加柴胡10克、升麻8克、白术12克、茯苓12克。若肝脾气血虚弱者，佐以四君子加当归12克、柴胡8克、升麻8克。若忧郁伤脾、气血亏损者，佐以归脾汤。

　　方解： 方中瓜蒌利气散结，宽胸化痰；当归补血和血；甘草益气解毒；乳香、没药活血止痛，消肿生肌。

　　2.　**加减逍遥散**

　　歌曰： 逍遥散里当归芍，柴苓术草加姜薄。

　　　　　　丹栀郁金怀牛膝，白蒺二花与公英。

　　方药： 当归 12 克，白芍 12 克，柴胡 10 克，云苓 12 克，白术 12 克，甘草 6 克，薄荷 6 克，丹皮 10 克，栀子（炒）10 克，郁金 12 克，怀牛膝 12 克，白蒺藜 8 克，金银花 15 克，蒲公英 15 克。

　　用法： 生姜引，水煎服。

　　主治： 肝脾血虚，及郁怒伤肝，两胁及乳房胀痛。

　　加减： 加路路通 10 克以通经利水，山慈菇 6 克以清热解毒，消痈散结。

　　方解： 参照郁证。

　　3.　**连翘金贝煎**（《景岳全书》）

　　歌曰： 连翘金贝蒲公英，夏枯红藤六味灵。

　　　　　　阳分痈毒胸乳间，酒水益服治之力。

　　方药： 金银花 20 克，贝母（土者更佳）15 克，蒲公英 15 克，夏枯草 20 克，连翘 15 克，红藤　　克。

　　用法： 加酒水煎服。服后暖卧片时。

　　主治： 阳分痈毒，或在脏腑肺膈胸乳之间。

　　加减： 火盛烦渴乳肿者，加天花粉 20 克。

　　方解： 方中连翘、蒲公英、金银花清热解毒，利湿止痛；贝母化痰散结；红藤清热活血，消肿止痛；夏枯草清肝火而散郁结。诸药合用，对于乳痈用之甚效。

　　4.　**清肝解郁汤**（《外科正宗》）

　　歌曰： 清肝解郁汤四物，青陈夏桔苏栀草。

　　　　　　远志茯神通香附，贝母生草乳核疗。

方药： 当归 12 克，生地 20 克，白芍（酒炒）10 克，川芎 12 克，陈皮 10 克，半夏制 12 克，贝母 10 克，茯神 15 克，青皮 6 克，远志（炙）6 克，桔梗 12 克，苏叶 6 克，栀子（炒）10 克，木通 5 克，生甘草 6 克，香附子（醋炒）15 克。

用法： 水煎，食远服。

主治： 乳房结核，时时隐痛，皮色如常，由肝脾经气结滞而成者。

加减： 加贝母 12 克以化痰止咳，清热散结；路路通 10 克以通利利水，消痈解毒；郁金 15 克以活血行气，解郁止痛。

方解： 方中四物汤补血凉血；陈皮、半夏理气化痰；茯神、远志宁心安心，兼有化痰之功；青皮破滞；香附子理血气；甘草益气解表；桔梗排脓；山栀清热泻火；木通清热利湿。初起气实者，宜服此汤。贝母化痰、散结，乳痈用此，取其清热散结之效，苏叶有行气宽中之效。

5. **香贝养荣汤**（《医宗金鉴》）

歌曰： 香贝养荣汤八珍，贝母香附与桔梗。

姜枣为引水煎服，乳核乳痈有奇功。

方药： 白术（炒）6 克，人参 3 克，云苓 3 克，陈皮 3 克，熟地 3 克，川芎 3 克，当归 3 克，贝母 3 克，香附子（醋炒）3 克，白芍（酒炒）3 克，桔梗 1.5 克，甘草 1.5 克。

用法： 姜、枣引，水煎食远服。

主治： 乳中结核气虚者。

加减： 胸膈痞闷者，加枳壳 10 克、木香 10 克。寒热往来者，加柴胡 10 克、地骨皮 10 克。胁下痛或痞者，加青皮 6 克、木香 10 克。痰多者，加半夏 12 克、橘红 8 克。口干者，加麦冬 15 克、五味子 6 克。虚烦不眠者，加远志 6 克、枣仁 15 克。

方解： 本方以八珍汤为基础，补养气血，使正气旺盛；陈皮理气化痰；贝母化痰散结；香附子理气；桔梗排脓祛痰。

6. **瓜蒌牛蒡汤**（《医宗金鉴》）

歌曰： 瓜蒌牛蒡胃火郁，憎寒壮热乳痈疽。

青柴花粉芩翘刺，银花栀子草陈皮。

方药： 瓜蒌仁 15 克，牛蒡子（炒）10 克，花粉 15 克，黄芩 10 克，生栀子 10 克，连翘（去心）10 克，皂刺 10 克，金银花 20 克，甘草 6 克，陈皮 8 克，青皮 6 克，柴胡 8 克。

用法： 煎时入酒一杯，食远服。

主治： 肝气郁结、胃热壅滞而致成乳疽乳痈，寒热往来，宜先服此汤。

加减： 若两胁疼痛者，加绿萼梅 6 克以疏肝悦脾。

方解： 方中瓜蒌宽胸开膈，理气化痰；牛蒡子解热毒；青皮破滞气；花粉生津止渴；黄芩、金银花、山栀、连翘清热解毒；甘草益气解毒；陈皮理气化痰；皂刺消肿排脓；柴胡清热疏肝。诸药配伍，共奏清热解毒、疏肝解郁、化痰散结、生津止渴之功。

7. 逍遥散加减

歌曰： 逍遥散里当归芍，柴苓术草加姜薄。

　　　　黄芪白芷与连翘，内吹乳毒乳肿痛。

方药： 当归 12 克，白芍 12 克，柴胡 10 克，茯苓 12 克，白术 12 克，甘草 8 克，生姜 2 片，薄荷 6 克，黄芪 20 克，白芷 12 克，连翘 10 克。

用法： 水煎服。

主治： 怀胎六七月，胸满气上，乳房结肿疼痛，或初肿失于调治，或复伤气怒，以致大肿大痛，欲成脓者。

加减： 加金银花 20 克以清热解毒；白花蛇舌草 15 克以清热利湿，解毒消痈；蒲公英 20 克以清热解毒，消痈散结。

方解： 当归补血活血止痛，多用于血虚证，为良好的补血药，既能补血，又善止痛。白芍养血柔肝，缓急止痛，多用于肝气不和，胁肋脘腹疼痛。柴胡能条达肝气而疏肝解郁，常与白芍、当归同用，具有疏肝、养肝、柔肝之效。茯苓利水渗湿，健脾安神，利水而不伤气，为利水渗湿要药。白术健脾补气，燥湿利水。甘草补脾益气，缓急止痛。薄荷能疏解肝郁，肝气郁滞，胸闷胁肋胀痛之证可以应用。生姜作为引子起和胃之效果。黄芪补气升阳，托毒生肌，用于气血不足所致痈疽不溃或溃久不敛，有良好的托毒生肌功效。白芷消肿排脓以止痛，用于疮疡肿痛，未溃者能消散，已溃者能排脓，为外科常用之品。连翘清热解毒，消痈散结，古人称其为疮家圣药。本方在疏肝健脾的同时配伍益气解毒之品，使肝郁、脾弱、气虚所致的乳房结肿疼痛，均可治疗。

参考文献：

1.《景岳全书》，（明）张景岳。

2.《局方》全名为《太平惠明和剂局方》，又名《和剂局方》，宋代官修方剂书籍。

3.《严氏济生方》，（宋）严用和。

4.《虚损启微》，（清）洪缉庵。

5.《古今医统大全》，（明）徐春甫。

6.《三因极一病证方论》，（宋）陈言。

7.《辩证录》，（清）陈士铎。

8.《妇人良方大全》，（宋）陈自明。

9.《局方》全名为《太平惠明和剂局方》，又名《和剂局方》，宋代官修方剂书籍。

10.《诸病源候论》，（隋）巢元方。

三十七、儿　科

　　小儿之病，古人谓之哑科，以其言语不能通，病情不易测。故曰：宁治十男子，莫治一妇人，宁治十妇人，莫治一小儿。此甚言小儿之难治也。三者相较，实小儿为最易。何以见之？盖小儿之病，其非外感风寒，则内伤饮食，以至惊风吐泻，及寒热疳痫之类，不过数种，且其脏气清灵，随拨随应，但能确得其本而撮取之，则一药可愈，非若男妇损伤，积痼痴顽者之比，故谓其易也。第人谓其难，谓其难辨也；余谓其易，谓其易治也。设或辨之不真，则诚然难矣。然辨之之法，亦不过辨其表里寒热虚实，六者洞然，又何难治之有？故凡外感者，必有表证而无里证，如发热头痛、拘急无汗，或因风搐搦之类是也；内伤者，止有里证而无表证，如吐泻腹痛、胀满惊疳、积聚之类是也；热者必有热证，如热渴躁烦、秘结疼痛之类是也；寒者必有寒证，如清冷吐泻、无热无烦、恶心喜热者是也。凡此四者，即表里寒热之证，极易辨也。然于四者之中，尤惟虚实二字最为紧要。盖有形色之虚实，有声音之虚实，有脉息之虚实，如体质强盛与柔弱者有异也，形色红赤与青白者有异也，声音雄壮与短怯者有异也，脉息滑实与虚细者有异也，故必内察其脉候，外观其形气，中审其病情，参此数者而精察之，又何虚实之难辨哉？必其果有实邪？果有火证，则不得不为治标。然治标之法，宜精简轻锐，适当其可，及病则已，毫毋犯其正气，斯为高手。但见虚象，便不可妄行攻击，任意消耗。若见之不真，不可谓姑去其邪，谅亦无害，不知小儿以柔嫩之体，气血未坚，脏腑甚脆，略受伤残，萎谢极易，一剂之谬尚不能堪，而况其甚乎？矧以方生之气，不思培植而但知剥削，近则为目下之害，远则遗终身之羸，良可叹也！凡此者，实求本之道，诚幼科最要之肯綮，虽言之若无奇异，而何知者之茫然也？

　　小儿气血未充，而一生盛衰之基，全在幼时。此饮食之宜调，而药饵尤当慎也。若不知此大本，又无的确明见，而惟苟完目前。故凡遇一病，则无论虚实寒热，但用海底兜法，而悉以散风、消食、清痰、降火、行滞、利水之剂，总不下二十余味，一套混用，谬称稳当，何其诞也！夫有是病而用是药，则病受之矣，无是病而用是药，则元气受之矣，小儿元气几何，能无阴受其损而变生不测耶？此当今幼科之大病，而医之不可轻任者，正以此也。又见有爱子者，因其清黄瘦弱，每以为虑，而询之庸流，则不云痰火，必云食积，动以肥儿丸、保和丸之类使之常服，不知肥儿丸以苦寒之品，最败元阳，保和丸以消耗之物，极损胃气。谓其肥儿也，而适足以瘦儿，谓其保和也，而适足以违和耳。即如抱龙丸之类，亦不宜轻易屡用。故必有真正火证疳热，乃宜肥儿丸及消导等剂；即用此者，亦不过中病即止，非可过也。若无此实邪可据，而诸见出入之病，则多由亏损元气，悉当加意培补，方为保赤之主。倘不知此，而徒以肥儿、保和等名，乃欲藉为保障，不知小儿之元气无多，病已伤之，而医复伐之，其有不萎败者鲜矣。此外，如大黄、芒硝、黑丑、芫花、大戟、三棱、蓬术之类。若非必不得已，皆不可轻易投也。

1. 五君子煎 （《景岳全书》）

歌曰：五君子煎参术苓，炙草干姜五样寻。

小儿中焦虚寒者，呕吐泄泻兼湿调。

方药：人参9克，白术6克，茯苓6克，炙甘草3克，干姜（炒黄）6克。

用法：水煎服。

主治：脾胃虚寒，呕吐泄泻而兼湿者。

加减：加炒车前子10克以利湿止泻，炒用者可去其清热之凉性。

方解：方用四君子加干姜而成，四君子补脾益气，干姜温中祛寒止呕，使中焦寒邪得除，脾胃强健，则饮食正常，而吐泻即止。

2. 六味异功散 （《景岳全书》）

歌曰：六味异功参术草，茯苓干姜陈皮和。

小儿脾胃虚寒证，吐泻兼湿一并疗。

方药：人参6克，白术6克，茯苓6克，炙甘草3克，干姜（炒黄）6克，陈皮3克。

用法： 水煎服。

主治： 脾胃虚寒，呕吐泄泻而兼湿者。

加减： 加炒薏仁 15 克，炒车前子 10 克，两药均有利水渗湿之功，又均具寒性，故炒用去其寒性，只留其利湿之效，使湿邪得除，脾运如常，则二便自然恢复正常。

方解： 与上方参照。

3. **五味异功散**（《小儿药证直诀》）

歌曰： 五味异功人参草，白术茯苓陈皮和。

小儿脾胃虚寒者，姜枣煎服功效好。

方药： 人参、白术（炒）、茯苓、炙甘草、陈皮各 3 克。

用法： 姜、枣引，水煎服。

主治： 小儿脾胃虚寒，饮食少思，呕吐，或久患咳嗽，面浮气逆腹满等证。

加减： 加炮姜 6 克以温脾胃虚寒；肉桂 3 克以补火助阳，散寒止痛。

方解： 方中党参归脾肺经，补中益气适用于中气不足产生的食少便溏、四肢倦怠等证。白术补气健脾以燥湿。为补气健脾之要药。茯苓利水渗湿而不伤正，炙草益气补脾，陈皮理气调中，燥湿化痰，多用于脾胃气滞所致脘腹胀满、嗳气、恶心呕吐及湿浊中阻所致的纳呆倦怠、大便溏薄、痰湿壅滞、咳嗽痰多气逆等证，姜枣为引，生姜温胃和中，降逆止呕，与大枣合用则能调补脾胃，增加食欲，促进药力吸收，可提高滋补效能。此方以四君子加理气燥湿健脾药味组合而成，对于小儿脾虚引起的消化不良病证均可引用治疗。

4. **养中煎**（《景岳全书》）

歌曰： 养中人参炒山药，白扁豆分炙甘草。

茯苓干姜六味齐，中气虚寒呕泄疗。

方药： 人参 6 克，炒山药 6 克，炒扁豆 9 克，炙甘草 3 克，茯苓 6 克，炒干姜 6 克。

用法： 水煎，食远温服。

三十七、儿科

223

主治：中气虚寒，为呕为泄。

加减：如嗳腐气滞者，加陈皮3克，或砂仁6克。如胃中空虚觉馁者，加熟地9克。

方解：人参补脾益肺，取其益脾气之功，对于脾气不足，生化无力出现的倦怠无力、食欲不振、脘腹痞满、呕吐、泄泻等证，均被应用。炙草补脾益气。茯苓利水渗湿以健脾。山药，益气养阴，既补脾气，又益脾阴，且兼涩性，能止泻。扁豆健脾化湿，多用于脾虚有湿所致的体倦乏力、食少便溏或泄泻及暑湿吐泻等证。干姜温中散寒，多用于脾胃寒证，症见脘腹冷痛，呕吐泄泻，凡脾胃寒证，无论是外寒内侵之实证，或阳气不足之虚证均适用。本方以补脾为主，参以燥湿健脾、温中散寒之品，使脾胃强健，寒邪得除，由此而引起的呕泄均可治疗。

5. **柴陈煎**（《景岳全书》）

歌曰：柴陈煎里苓夏草，生姜几片六味酌。

　　　　小儿伤风兼受寒，咳嗽发热痰痞满。

方药：柴胡6克，陈皮6克，半夏6克，茯苓6克，甘草3克，生姜三片。

用法：水煎，食远温服。

主治：伤风兼寒，咳嗽发热，痞满多痰。

加减：寒胜者，加细辛2克。风胜气滞者，加苏叶6克。如冬月寒胜，加麻黄5克。气逆多嗽者，加杏仁3克。痞满气滞者，加白芥子3克。

方解：陈皮理气，调中，燥湿，化痰，气香性温，能行能降，具有理气运脾、调中快膈之功，并且对于痰湿壅滞、肺失宣降、咳嗽痰多气逆之证均可应用。半夏燥湿化痰，降逆止呕，本品具温燥之性，能燥湿而化痰，并具止咳作用，为治湿痰之要药，常与陈皮、茯苓配伍，以增强燥湿、化痰的功效。茯苓淡渗利湿健脾而不伤正气。甘草补气健脾；生姜有温肺除痰止咳之效，用治风寒客肺的咳嗽；柴胡疏解少阳之寒邪，为治少阳证之要药。本方在祛痰止咳的同时伍以解表之柴胡，使表邪解而寒热除，咳嗽自止。

6. **观音散**（《太平惠民和剂局方》）

歌曰： 观音散内用四君，神曲扁豆石莲肉。

少　黄芪木香姜枣引，少许藿香水煎服。

方药： 人参5克，神曲（炒）、茯苓、炙甘草、绵黄芪、白术（炒）、炒扁豆、木香各3克，石莲肉（去心）5克。

用法： 藿香、姜、枣引，水煎服。

主治： 治内伤呕逆吐泻，不进饮食，渐至羸瘦。

加减： 加砂仁6克以化湿行气，醒脾和胃；炒薏仁15克以利湿健脾。

方解： 方以四君子为基础，补脾益气；黄芪补脾肺之气；神曲消积；扁豆燥湿；莲肉补脾止泻，益肾固精，木香理气；藿香化浊利湿健脾。

7. **大芜荑汤**（《兰室秘藏》）

歌曰： 大芜荑汤苓术草，山栀当归麻柴羌。

少　防风连柏水煎服，小儿脾疳服之良。

方药： 芜荑、山栀、柴胡、麻黄、羌活、防风、黄连、黄柏、炙甘草各6克，当归、白术、茯苓各10克。

用法： 水煎服。

主治： 小儿脾疳，发热作渴，少食，大便不调，发黄脱落，面黑，鼻下生疮，能乳嗜土等证。

加减： 守原方不作加减。

方解： 方中白术、茯苓、炙草益气健脾；当归活血润肠；羌活、防风、麻黄、柴胡祛风寒而解热止痉；黄连、黄柏、山栀清热燥湿。芜荑有杀虫消疳的功效，常用于小儿虫积腹痛及小儿疳积泄泻等证。

8. **人参羌活散**（《太平惠民和剂局方》）

歌曰： 人参羌活散茯苓，枳桔柴胡独草芎。

少　地骨天麻薄荷引，小儿伤风惊热灵。

方药： 人参10克，羌活10克，川芎12克，茯苓12克，柴胡10克，独活6克，桔梗12克，枳壳10克，地骨皮10克，天麻12克，炙甘草

6克。

用法：生姜薄荷水煎，治惊热加蝉衣。

主治：伤风惊热。

加减：加木香6克以芊散温通，调中宣滞；葛根10克以发表解肌，解热生津。

方解：此方乃人参败毒汤之变方，去前胡加地骨皮、天麻而成。败毒汤在于治疗四时伤风而气虚者，而本方加地骨皮清肺热，天麻柔肝止痉，对于伤风而致的惊热，用之效果甚佳。

惊风

急惊之候，壮热痰壅，窜视反张，搐搦颤动，牙关紧急，口中气热，颊赤唇红，饮冷便结，脉浮洪数。此肝邪风热，阳盛阴虚证也。治此之法，当察缓急，凡邪盛者，不得不先治其标。若外感风寒，身热为惊者，当解其表。急则治标之后，得痰火稍退，即当调补血气，或参用慢惊诸治，以防虚败，此幼科最要之法。

惊风之要领有二：一曰实证，一曰虚证，而尽之矣。盖急惊者，阳证也，实证也。乃肝邪有余而风生热，热生痰，痰热客于心膈间，则风火相搏，故其形证急暴而痰火壮热者，是为急惊，此当先治其标，后治其本。慢惊者，阴证也，虚证也。此脾肺俱虚，肝邪无制，因而侮脾生风，无阳之证也，故其形气病气俱不足者，是为慢惊。此当专顾脾肾，以救元气。虽两者俱名惊风，而虚实之有不同，所以急慢之名亦异。

前哲言之：小儿易为虚实，攻伐之药，中病即止，不可过剂，诚至言也。大抵此证多属肝胆脾肾阴虚血燥，风火相搏而然。若不顾真阴，过用祛风化痰之药，则脾益虚，血益燥，邪气绵延，必成慢惊矣。

慢惊之候，多由吐泻，因致气微神缓，昏睡露睛，痰鸣气促，惊跳搐搦，或乍发乍静，或身凉身热，或肢体逆冷，或眉唇青赤，面色淡白，但其脉迟缓，或见细数，此脾虚生风，无阳证也。小儿慢惊之病，多因病后，或以吐泻，或因误用药饵，损伤脾胃所致。然亦有小儿脾胃素弱，或受风寒，则不必病后及误药者亦有之，总属脾肾虚寒之证。治慢惊之法，但当速培元气，即有风痰之类，皆非实邪，不得妄行消散，再伤阳气，则必致不救。

然邪实者易制，主败者必危。盖阳虚则阴邪不散而元气不复，阴虚则营气不行而精血何来？所以惊风之重，重在虚证，不虚不重，不竭不危，此元精元气相为并立，有不容偏置者也。故治虚之法，当辨阴阳，阳虚者宜燥宜刚，阴虚者宜温宜润。然善用阳者，气中自有水，善用阴者，水中自有气。造化相须之妙，即有不可混，又有不可离者如此。设有谓此非小儿之药，此非惊风之药者，岂惊风之病不属阴阳，而小儿之体不由血气乎？若夫人者，开口便可见心，又乌足与论乾坤合一之道？

1. **调气散**（《仁斋直指方论》）

歌曰： 调气散里用人参，陈皮木香藿香附。

　　　　炙甘草分共六味，不乳多啼欲慢惊。

方药： 人参3克，陈皮3克，木香3克，香附子3克，炙甘草3克，藿香6克。

用法： 姜、枣引，水煎服。

主治： 不乳多啼，吐泻，欲发慢惊。

加减： 加白术3克以补气健脾，燥湿利水。

方解： 方用人参、炙草入脾、肺以补正气。陈皮理气调中，燥湿化痰，木香行气、调中、止痛，常用于脾胃气滞所致的食欲不振，食积不化，脘腹胀痛，肠鸣泄泻及下痢腹痛等证；香附子疏肝理气，本品味辛能散，微苦能降，微甘能和，性平而不寒不热，善于疏肝解郁，调理气机，具有行气止痛之功；藿香化湿止呕，凡湿阻中焦，中气不运，见脘腹胀满、食欲不振，恶心呕吐及脾胃湿浊引起的呕吐最为适宜。

2. **朱君散**（出处不详）

歌曰： 朱君散里四君子，钩藤朱砂灯麝香。

　　　　吐泻之后为惊者，研散冲服诸证平。

方药： 人参、白术、茯苓、炙甘草、钩藤、朱砂各3克，麝香1克，灯心2克。

用法： 上为末，每服3克，白汤调下。

主治： 吐泻后而为惊为泻及粪青者。

加减：守原方不作加减。

方解：方中用四君子补脾益气；钩藤息风止痉；朱砂宁心安神；灯心清心火；麝香止痉通关。

3. 六神散 (《三因极一病症方论》)

歌曰：六神散里有四君，山药扁豆六味成。

脾胃气虚湿浊困，泄泻不乳啼不宁。

方药：人参、白术（炒）、炒山药各15克，炙甘草6克，白茯苓30克，炒扁豆30克。

用法：上为末，姜、枣引，每服6~9克。

主治：面青啼哭，口出气冷，或泄泻不乳，腹疼曲腰，四肢厥冷。

加减：加肉桂3克以温中回阳。

方解：方用人参、白术、茯苓、甘草，补气健脾，燥湿和胃，山药燥湿补脾，收涩止泻，扁豆健脾化湿，本品补脾不腻，除湿不燥，为健脾化湿之良药，常用于脾虚有湿，体倦乏力，食少便溏或泄泻。本品旨在补气健脾，燥湿化浊，使湿邪一去，中焦和畅，则主治中所言症状均可解除。

4. 钩藤散 (《太平圣惠方》)

歌曰：钩藤散里人参草，天麻蝎尾蝉蜕和。

防风麻黄僵芎麝，脾胃气虚慢惊疗。

方药：钩藤、人参、天麻、蝎尾、防风、蝉蜕各15克，麻黄、僵蚕（炒）、炙甘草、川芎各7.5克，麝香1.5克。

用法：为散，每服6~9克，水煎服。

主治：吐利，脾胃气虚，慢惊生风。

加减：虚寒者，加附子3克。

方解：方中人参、炙草补脾益气；钩藤、蝉蜕、天麻、僵蚕息风止惊以清热；麝香开窍醒神，为醒神回苏的要药。全蝎息风止痉；防风祛风胜湿止痉；麻黄解表；川芎散邪。诸药共奏补脾益气、祛风解表、息风止痉于一体。对于吐利、脾胃气虚、慢惊生风的症状，用之即可解除，但只可暂用而不能常服。

5. **薛氏抑肝散**（《保婴撮要》）[1]

歌曰： 薛氏抑肝柴胡草，芎归苓术钩藤酌。

肝虚发热而搐者，咬牙惊悸吐痰涎。

方药： 软柴胡、甘草、川芎、当归、白术（炒）、茯苓、钩藤各3克。

用法： 水煎，子母同服。

主治： 肝以虚热发搐，或发热咬牙，或惊悸寒热，或木乘土而呕吐痰涎，腹胀少食，睡不安。

加减： 守原方不作加减。

方解： 方用茯苓、白术、甘草健脾益气，燥利湿邪；川芎、当归补血活血并散肝邪；柴胡疏肝清热；钩藤息风止惊。

6. **钱氏养心汤**（《小儿药证直诀》）

歌曰： 钱氏养心参芪草，远志柏子枣仁调。

归芎桂味半夏曲，茯苓茯神姜水熬。

方药： 人参、黄芪、远志、当归、川芎、枣仁、五味子、柏子仁、肉桂、茯苓、茯神、半夏曲各9克，炙甘草6克。

用法： 每服6克，姜水煎。

主治： 心血虚怯，惊痫，或惊悸怔忡，盗汗无寐，发热烦躁。

加减： 加浮小麦15克以益气除热止汗；麻黄根6克以止汗；龙齿15克以镇惊安神。

方解： 方用人参、黄芪、甘草补益正气；远志、茯神、枣仁、柏子仁养心安神，补养心血，清热除烦；川芎、当归补血养营；半夏燥湿化痰；肉桂温阳而引火归源；五味子敛神明而补五脏。茯苓利水渗湿，健脾安神。

7. **钱氏钩藤饮**（《小儿药证直诀》）

歌曰： 钱氏钩藤饮二茯，归芎木香甘草成。小儿脏寒夜啼者，阴极发躁

---

① 《保婴撮要》，薛铠（？），字良武，江苏吴县人。明代医家，曾以名医入征于太医院医士，后赠院使。并注名医医著《钱氏小儿直诀校注》、滑寿之《十四经发挥》等行于世。

服之宁。

方药： 钩藤、茯神、茯苓、当归、川芎、木香各 3 克，甘草 1.5 克。

用法： 姜、枣引，水煎服。

主治： 小儿脏寒夜啼，阴极发躁。

加减： 气虚者，加党参 10 克、白术 10 克；脾虚有痰者，加菖蒲 10 克。

方解： 钩藤入肝、心包经，息风止痉、清热平肝；茯神入心、脾、肾，健脾安神；茯苓、甘草补气健脾，利湿安神；当归入肝、心、脾经，补血，活血，止痛且具散寒功效；川芎活血行气，祛风止痛。木香性温微苦，入脾、胃、大肠、胆经，有行气，调中，止痛之功，诸药相合，共凑定惊祛风，健脾安神，温散寒邪之效。

参考文献：

1.《景岳全书》，（明）张景岳。

2.《局方》全名为《太平惠明和剂局方》，又名《和剂局方》，宋代官修方剂书籍。

3.《小儿药证直诀》，（宋）钱乙。

4.《保婴撮要》，（明）薛铠。

5.《兰室秘藏》，（金）李杲。

6.《仁斋直指方》，（清）杨士瀛。

7.《三因及一病证方论》，（宋）陈言。

8.《太平圣惠方》，（宋）王怀隐，陈昭遇。

三十八、外　科

　　凡疮疡之患，所因虽多，其要惟内外二字，证候虽多，其要惟阴阳二字。知此四者，则尽之矣。然内有由脏者，有由腑者；外有在皮肤者，有在筋骨者，此又其浅深之辨也。至其为病，则无非血气壅滞、营卫稽留之所致。盖凡以郁怒忧思，或淫欲丹毒之逆者，其逆在肝脾肺肾也，此出于脏而为内病之最甚者也。凡以饮食厚味，醇酒炙煿之壅者，其壅在胃，此出于腑而为内病之稍次者也。又如以六气之外袭，寒暑之不调，侵人经络，伤人营卫，则凡寒滞之毒其来徐，来徐者，其入深，多犯于筋骨之间，此表病之深者也；风热之毒其来暴，来暴者，其入浅，多犯于皮肉之间，此表病之浅者也。何也？盖在脏在骨者多阴毒，阴毒其甚也；在腑在肤者多阳毒，阳毒其浅也。所以凡察疮疡者，当识痈疽之辨。痈者热壅于外，阳毒之气也，其肿高、其色赤、其痛甚、其皮薄而泽、其脓易化、其口易敛、其来速者其愈亦速，此与脏腑无涉，故易治而易愈也；疽者结陷于内，阴毒之气也，其肿不高、其痛不甚、其色沉黑或如牛颈之皮、其来不骤、其愈最难，或全不知痛痒，甚有疮毒未形而精神先困，七恶迭见者，此其毒将发而内先败，大危之候也。知此阴阳内外，则痈痒之概可类见矣。然此以外见者言之，但痈疡之发原无定所，或在经络，或在脏腑，无不有阴阳之辨。若元气强则正胜邪，正胜邪则毒在腑，在腑者便是阳毒，故易发易收而易治；元气弱则邪胜正，邪胜正则毒在脏，在脏者便是阴毒，故难起难收而难治。此治之难易，全在虚实，实者易而虚者难也，速者易而迟者难也。所以凡察痈疽者，当先察元气以辨吉凶，故无论肿疡溃疡，但觉元气不足，必当先虑其何以收局，而不得不预为之地，万勿见病治病，且顾目前，则鲜不致害也。其有元气本亏而邪盛不能容补者，是必败逆之证。其有邪毒炽盛而脉证俱实者，但当直攻其毒。则不得误补助邪，所当详辨也。

疮疡之治，有宜泻者，有宜补者，有宜发散者，有宜调营解毒者，因证用药，各有所主。经曰：形气有余，病气有余，当泻不当补；形气不足，病气不足，当补不当泻，此其大纲也。故凡察病之法，若其脉见滑实洪数，而焮肿痛甚，烦热痞结，内外俱壅者，方是大实之证，此其毒在脏腑，非用硝黄猛峻等剂荡而逐之，则毒终不解，故不得不下。然非有真实真滞者，不可下，此下之不可轻用也。其有脉见微细，血气素弱，或肿而不溃，溃而不敛，或饮食不加，精神疲倦，或呕吐泄泻，手足常冷，脓水清稀，是皆大虚之候，此当全用温补，固无疑矣。然不独此也，即凡见脉无洪数，外无烦热，内无壅滞而毒有可虑者，此虽非大虚之证，然察其但无实邪，便当托里养营，预顾元气。何也？盖恐困苦日久，或脓溃之后，不待损而自虚矣。及其危败，临期能及哉？故丹溪云：痈疽因积毒在脏腑，宜先助胃壮气，以固其本。夫然，则气血凝结者自散，脓瘀已成者自溃，肌肉欲死者自生，肌肉已死者自腐，肌肉已溃者自敛。若独攻其疮，则脾胃一虚，七恶蜂起，其不死者幸矣，即此谓也。其有脉见紧数，发热憎寒，或头痛，或身痛，或四肢拘急无汗，是必时气之不正，外闭皮毛，风热壅盛而为痈肿，此表邪之宜散者也。如无表证，则不宜妄用发散，以致亡阳损卫。故仲景曰：疮家不可汗。此之谓也。其有营卫失调，气血留滞而偶生痈肿，但元气无损，饮食如常，脉无凶候，证无七恶，此其在腑不在脏，在表不在里，有热者清其热，有毒者解其毒，有滞者行其气，所当调营和卫而从平治者也。大都疮疡一证，得阳证而病气形气俱有余者轻，得阴证而形气病气俱不足者重。若正气不足而邪毒有余，补之不可，攻之又不可者危。若毒虽尽去而脾肾已败，血气难复者，总皆不治之证。故临证者，当详察虚实，审邪正，辨表里，明权衡，倘举措略乖，必遗人大害。斯任非轻，不可苟也。

1. 仙方活命饮（《妇人良方大全》）

歌曰： 仙方活命金银花，防芷归陈草节加。

贝母天花兼乳没，穿山角刺酒煎嘉。

一切痈疽能溃散，溃后忌服用毋差。

大黄便实可加使，铁器酸物勿沾牙。

方药： 穿山甲、花粉(炒黄)、白芷、防风、天花粉、赤芍、归尾、乳香、没药、贝母、皂刺、甘草各 6 克，金银花、陈皮各 9 克。

用法： 水煎，加酒一杯，温服。

主治： 一切疮疡，不成脓者内消，已成脓者即溃。

加减： 便实者，加大黄 6 克。体虚者，加黄芪 30 克。

方解： 方中金银花清热解毒；赤芍、当归活血祛瘀；乳香、没药活血止痛，消肿生肌；白芷、防风祛风止痛以排脓；陈皮理气化痰；贝母化痰散结；甘草益气解毒；皂刺托毒排脓，活血消痈；天花粉清热生津，消肿排脓。此方以清热解毒、活血祛瘀、祛风止痛、活血消肿、化痰散结为一体，实乃良方。穿山甲贯穿经络，溃壅破坚，又能引药到病处。

2. **托里消毒散**（《外科正宗》[①]）

歌曰： 托里消毒翘金银，参苓术草芍归芎。

更加白芷与黄芪，疮疽体虚服之宜。

方药： 人参、黄芪（盐水炒）、当归、川芎、白芍（炒）、白术（炒）、茯苓、甘草、连翘各 3 克，金银花、白芷各 2 克。

用法： 水煎服。

主治： 疮疽元气虚弱，或行攻伐不能溃散。

未成即消，已成即溃，腐肉即去，新肉即生。

加减： 若腐既溃而新肉不能收敛，属气虚者，四君子汤为主；属血虚者，四物汤为主；气血俱虚者，十全大补汤为主，并忌寒凉消毒之剂。

方解： 方用四君子以补元气；黄芪益气补虚而排疮脓；当归、川芎、白芍补血活血止痛；金银花、连翘清热解毒；白芷排脓止痛。

3. **托里养营汤**（《外科正宗》）

歌曰： 托里养营参术草，四物炙芪麦味调。

痈疽营虚溃弗溃，发热恶寒肌肉消。

方药： 人参、炙黄芪、当归（酒拌）、川芎、芍药、白术（炒）、五味子（炒，研）、麦冬、甘草各 3 克，熟地 6 克。

---

① 《外科正宗》，（明）陈实功（1555—1636）。字毓仁，号若虚，南通（今江苏）人。

用法：姜、枣引，水煎，食远服。

主治：瘰疬流注，及一切痈疽不足之证，不作脓，或不溃，或溃后发热，或恶寒，肌肉消瘦，饮食不思，睡卧不宁，盗汗不止。

加减：若恶寒重者，加巴戟天 15 克、肉桂 5 克，补阳气以祛寒。

方解：参照上方。

4. **内补黄芪汤**（《外科发挥》）

歌曰：内补黄芪汤麦冬，人参茯苓甘草成。

四物远志与官桂，痈毒内虚服之宁。

方药：炙黄芪 30 克，麦冬 30 克，人参 10 克，熟地 20 克，茯苓、炙甘草各 6 克，白芍、当归、川芎各 10 克，远志、官桂各 6 克。

用法：姜、枣引，水煎服。

主治：痈毒内虚，毒不起化及溃后诸虚迭见。

加减：加巴戟天 10 克以补肾助阳，使阴毒消散，阳气得充。

方解：方中黄芪甘温，归脾肺经，有补气升阳，托毒生肌之效。常用于气血不足所致痈疽不溃或溃久不敛；人参甘温，归脾肺经，大补元气，补脾益肺，生津止渴；甘草甘平，归心、肺、脾、胃经，补脾益气，缓急止痛并可解毒；麦冬甘微寒，归肺、心、胃经，润肺养阴，益胃生津；熟地甘温，归肝、肾经，养血滋阴，补精益髓；茯苓利水渗湿，与人参、甘草配伍，则有补脾益气之功；当归、白芍、川芎、熟地乃为补血药剂，远志宁心安神，祛痰开窍，消痈肿，多用于痈疽疔毒及乳房肿痛；肉桂温通经脉，散寒止痛，用于阴疽及气血虚寒、痈肿脓成不溃，或溃后久不收敛等证，可以散寒温阳，通畅气血。

5. **托里建中汤**（《医宗金鉴》）

歌曰：托里建中汤人参，茯苓白术炙草停。

半夏炮姜肉桂芪，素虚疮疡服之灵。

方药：人参、白术、茯苓各 6 克，半夏、炮姜、炙甘草、肉桂各 3 克，黄芪 10 克。

用法：姜、枣引，水煎服。

主治：疮疡元气素虚，或因凉药伤胃，饮食少思，或作呕泻等证。

加减：加炒谷芽 20 克以消食和中，健脾开胃。

方解：方用四君子汤以补元气；黄芪补气而排疮脓；半夏和中燥湿化痰；肉桂、炮姜温阳祛寒以止呕。

6. 托里当归汤（出处不详）

歌曰：托里当归汤人参，地芎芍芪柴甘寻。

             溃疡气血俱虚服，晡热内热饮之宁。

方药：当归、人参、熟地、川芎、白芍、甘草各 3 克，柴胡 5 克，黄芪 15 克。

用法：水煎服。

主治：溃疡气血俱虚，或晡热内热，寒热往来，或妇人诸疮，经候不停，小便频数，大便不实等证，疮疡气血虚而发热。

加减：可配合鸡血藤膏服用以增强补血作用。

方解：方中以四物汤补血滋阴；人参、黄芪补益元气；甘草解毒益气；柴胡清热，疏理少阳。

7. 托里温中汤（《卫生宝鉴》）

歌曰：托里温中炮附姜，远志丁香羌沉香。

             木香茴香陈皮草，疮疡元气虚寒良。

方药：炮附子 6 克，炒干姜 9 克，远志、丁香、羌活、沉香、木香、茴香、陈皮各 3 克，炙甘草 6 克。

用法：姜水煎服。

主治：疮疡脓溃，元气虚寒，或因克伐，胃气脱陷，肠鸣腹痛，大便溏泄，神思昏愦，此寒多内陷，缓则不治。

加减：加黄芪 30 克以补气升阳，益卫固表，托毒生肌，利水消肿。

方解：方中附子、炮姜温补元阳；丁香温中降逆，温肾助阳；茴香祛寒止痛，理气和胃；木香行气调中止痛；沉香行气止痛，降逆调中，温肾纳气；陈皮利气化痰；甘草益气缓急；羌活祛风胜湿，散寒之痛；远志宁心安神，祛痰开窍，消痈肿。本方对于疮疡脓溃、元气虚寒者，用之甚效。

8. **托里温经汤**（《卫生宝鉴》）

歌曰： 托里温经麻黄葛，升防白芷人参草。

当归白芍苍术和，疮疡寒覆皮毛消。

方药： 麻黄、升麻、防风、干葛、白芷、人参、当归、芍药、甘草、苍术各3克。

用法： 水煎服，得汗乃愈。

主治： 疮疡寒覆皮毛，郁遏经络，不得伸越，热伏营中，聚结赤肿作痛，恶寒发热，或痛引肢体。

加减： 守原方不作加减。

方解： 方中麻黄解表寒；防风祛风解表胜湿；葛根发表解肌；白芷祛风排脓；升麻解毒；当归、白芍补血活血；人参、甘草益气；苍术燥湿健脾。

9. **内托羌活汤**（《杂病源流犀烛》）

歌曰： 内托羌活汤黄柏，防风归尾藁本桂。

连翘苍术陈皮芪，臂痈坚硬肿痛祛。

方药： 羌活、黄柏、防风、当归尾、肉桂各3克，藁本10克，连翘、陈皮各6克，苍术（米泔浸炒）、黄芪（盐水炒）各10克。

用法： 水酒煎，饭前服。

主治： 治臂痈坚硬肿痛，两手尺脉紧无力。

加减： 加金银花20克清热解毒；秦艽10克以祛风湿，舒筋络，清虚热。

方解： 羌活、防风祛风散寒，胜湿止痛；当归补血活血；藁本祛湿止痛；肉桂温阳祛寒；苍术燥湿；陈皮理气化痰；黄芪益气固表；黄柏清热解毒燥湿。

10. **白芷胃风汤**（《外科枢要》）

歌曰： 白芷胃风祛风热，面目麻木牙关急。

羌芷升葛麻柴柏，苍术当归藁蔓荆。

草蔻僵蚕水煎服，阳明气虚风热愈。

方药：白芷、升麻、葛根、苍术各 10 克，炙甘草 6 克，当归 10 克，草豆蔻 8 克，黄柏（炒）5 克，柴胡 6 克，藁本 8 克，羌活 10 克，麻黄 8 克，蔓荆子 8 克，僵蚕 8 克。

用法：水煎服。

主治：手足阳明经气虚风热，面目麻木，或牙关紧急，眼目眴动。

加减：守原方不作加减。

方解：方中柴胡、升麻清热解毒；葛根升清而生津；白芷祛风止痛；麻黄解表散寒；苍术燥湿健脾；草蔻温中化浊；黄柏燥湿坚阴清热；羌活发散风寒，疏经活络；当归活血；藁本胜湿止痛；蔓荆子清热疏风；僵蚕祛风止痉。

11. **加味解毒汤**（《寿世保元》）

歌曰：加味解毒汤黄芪，黄连黄芩及黄柏。

连翘归芍栀子草，痈疽大痛用之良。

方药：黄芪（盐水炒）、黄连（炒）、黄芩（炒）、连翘、当归（酒拌）各 2.1 克，炙甘草、白芍、栀子（炒）各 3 克，黄柏 3 克。

用法：水煎服。

主治：痈疽实热，大痛不止。

加减：加金银花 30 克以清热解毒；玄参 15 克以清热解毒养阴。

方解：方中黄芪补气扶正排脓；黄芩、黄连、黄柏、连翘、山栀清热解毒；当归、白芍补血活血敛营；甘草益气解毒。

12. **升麻消毒饮**（《医宗金鉴》）

歌曰：升麻消毒饮归尾，银翘赤芍牛蒡子。

栀子羌活白芷防，红花甘草桔升麻。

方药：升麻 10 克，当归尾 10 克，金银花 10 克，连翘 10 克，赤芍 10 克，牛蒡子 10 克，栀子 10 克，羌活 10 克，白芷 12 克，防风 10 克，红花 6 克，甘草 6 克，桔梗 12 克。

用法：水煎服。

主治：由于脾胃湿热，外受风邪，相搏而成黄水疮者，痒而兼痛，破流黄水，浸淫成片，随处可生。

加减： 守原方不作加减。

方解： 方中金银花、连翘、栀子、升麻清热解毒；当归、赤芍补血活血凉血；羌活、白芷、防风解热胜湿止痛；红花活血；桔梗排脓并可载药上行；牛蒡子疏散风热，解毒透疹。

13. 陈氏苦参丸（《麻科活人》）

歌曰： 陈氏苦参玄三黄，独活防风枳栀菊。

　　　　蜜丸茶调食后服，煎汤亦妙痒疥祛。

方药： 苦参120克，玄参、黄连、大黄、独活、枳壳、防风各60克，黄芩、栀子、菊花各30克。

用法： 煎丸俱可，食后服。若用丸剂，以茶酒任下。

主治： 遍身瘙痒，疥癣疮疡。

加减： 加地肤子15克以清热利水止痒。

方解： 方中苦参燥湿解毒；玄参养阴清热解毒；独活、防风祛风胜湿；枳壳宽中下气；栀子，黄芩、黄连清热解毒以燥湿；大黄泻下而解毒；菊花祛风平肝而清热。

参考文献：

1.《景岳全书》，（明）张景岳。

2.《伤寒论》，（汉）张仲景。

3.《丹溪心法》，（元）朱震亨。

4.《妇人良方大全》，（宋）陈自明。

5.《外科正宗》，（明）陈实功。

6.《外科发挥》，（明）薛己。

7.《医宗金鉴》，（清）吴谦。

8.《卫生宝鉴》，（元）罗天益。

9.《杂病源流犀烛》，（清）沈金鳌。

10.《外科枢要》，（明）薛己。

11.《寿世保元》，（明）龚廷贤。

12.《麻科活人》，（清）谢玉琼。

三十九、临证医案

左某，男，18 岁。因患紫癜疾病，高中一年级休学医治，前后治疗达 2 年时间，四处求医，未有好转。因患病时间长，治疗花费大，使家庭经济窘迫，家人及患者都丧失治疗信心。前来就诊时，面色泛红，带有浮疹，舌尖炎红，两腿膝关节以下内外两侧均布有褐斑，颜色不鲜，夹带青色，不肿不痒。初诊其脉，三部皆大而数，当候至二十至以上，尺脉沉且迟弱，惟寸关脉大数不减。

初用犀角地黄汤加减，白虎汤加减，清胃散加减治之。服药后面色稍改，易饥之证减。

二诊时，尺脉更显沉迟无力，寸关十一二至如初。辨为真阳衰微，浮游虚火，炎蒸中上二焦，致使火不归位，久烁心肺，形成水火不济。况 2 年来均服性味苦寒之剂，使下焦寒积凝顽，上焦阴津重耗，故显一副热象。医家又多以表象下药，不详察于脉，致使屡治屡败。初诊吾亦如此，虽有疑似，但未能详辨，二诊之后，服药略顾元阳则见微效。

三诊时，方以大扶元气为旨，但又碍上焦热壅，恐其热不甚受，因而嘱其隔夜以观变化。施以附子泻心汤加人参治之，嘱其服后注意大便次数及颜色。次日午间前来就诊，曰：一切正常。方才理会此实为真寒假热之证，即前有过便秘，实乃寒秘耳。诊脉，寸关脉近和而尺脉沉迟不改。随施以十四味建中汤及景岳六味回阳饮，共五剂，让其带回服用。附子泻心汤以三黄清上焦之热下行，以附子和人参补真阳，暖下元，使浮游之势归其正位。更继以大建中及六味回阳饮，以扶危竭之阳，致阳气强盛，阴霾消退，气血合和，斑痕消退。

第四诊时，腿上斑痕已退，精神清爽，饮食、休息及二便均正常，再施六味回阳饮五剂，并有大补元煎制成丸药一料善后。治愈至今已近 14 年，一切正常。

白某，男，38岁，农民。2001年6月份突然腹痛，小腹右侧出现条状硬物，下起耻骨上沿，上至右肋弓部，疼痛难忍。经县地医院检查，不能定其性质及病名，医院建议切片化验或直接手术去掉硬物。由于患者父亲曾患此病，手术后未出1月便命赴黄泉，有恐于此，不愿手术治疗，故由其兄陪伴前来求医。起初吾对其症状也觉含糊不清，不能确定为何病。随问其生活起居，叙话之中得知发病前2天同房后因口渴，赤脚下地饮水，饮水后休息时足心贴着墙壁，加之牧羊时卧于山间，总前所诉，参以沉迟而涩之脉象，将其定为寒中厥阴之证。

一诊施以暖肝煎加减：肉桂8克，茴香10克，云苓15克，台乌10克，枸杞10克，木香10克，当归12克，炮姜3克，吴茱萸5克，橘核30克，荔核12克，山甲10克。服上药后疼痛减轻，硬物如初。

二诊继服上方，加入香附子15克，川楝子15克，青皮10克，山茱萸12克，服药同时配合针灸。

三诊复查，硬物已由肋弓向下退缩至肚脐平行线以下，所剩部分已变柔软，疼痛基本消失。服原方诊得硬物只剩同身寸三寸一段，施方：当归15克，白芍10克，附子15克，肉桂10克，元胡6克，小茴香10克，川楝子15克，泽泻10克，吴茱萸8克，云苓12克，青皮10克，陈皮10克，橘核30克，薏仁15克，蒲公英15克。由于患者住在我家治疗，一诊只施一剂，共服四剂，以其行动自如，疼痛消失，一切正常，然后以丸药善后。

马某，男，50岁，企业家。阴囊肿大并右睾肿坠疼痛不堪，先经医院治疗1周无效，而前来就医。行走困难，面容痛苦，呻吟不住，脉沉弦而涩，苔厚白腻。辨为寒湿客于肝经，经络闭塞，而失畅通，运化失司，寒性收引，故胀坠疼痛。

一诊以仙方活命饮，活血化瘀，祛湿通络。服药半小时后，如厕，所下物皆为肥皂沫样。患者自述由头至足通畅舒服，疼痛已减大半。再配针灸3次，1周痊愈。

按常理此证应以疝证法治疗，之所以用仙方活命饮而取捷效者，在于仙方活命饮虽为痈疡之剂，然其药味实具解毒、祛湿、通经、活血于一体，故不宜局限于疡科治疗，所以一剂此病即愈。

段某，男，31岁，农民。小腹不适，小便有分泌物且时有余沥，性功能减退，经北京某医院检查为前列腺囊肿。曾在北京用药治疗无效，由于药费太高，经济负担重，因而从北京返回老家治疗。脉沉而迟，苔嫩，面黯黄。施以五苓散加减：白术15克，泽泻10克，猪苓15克，云苓15克，官桂8克，茵陈20克，滑石12克，甘草6克，苍术12克，三剂，水煎服，日一剂。二诊时，自诉小便和小腹不适感消失，面部颜色显亮净，性功能未见效。原方加秦艽10克，继服三剂，后继以毓麟丸加减丸药一副，以扶元气。

张某，女，58岁，农民。饭后摘花椒时从树上坠下，当时感到腰痛，其他反应不明显，3天未排大便，心腹壅实，并有疼痛感。入县医院检查，定为肠梗阻，需做手术治疗。在此2年前，患者因患胃病，食饮不入，卧床不起，经用中药治愈，因而此次患者不愿手术，想继续以中药治疗。其来我处就诊时已5天没有大便，辨为外伤导致脏腑气机失常，又加之医院嘱其不可饮食，遂致体内津液耗伤，肠道得不到滋润，所以出现大便不行，痞满胀疼。应以通便为先，方用调胃承气汤加减：大黄10克，芒硝（冲匀）10克，炙甘草6克，桃仁10克，红花8克，穿山甲8克，冬葵子15克，刘寄奴15克。上药服一顿，大便通畅，内有燥屎，腹壅烦躁顿失，精神爽快。第二顿不用服，继而治疗腰痛，以大补元煎一剂，次日早晨腰疼减轻，行走自如，因几日未食，冲气受伤，时有腹胀症状。服排气饮一剂，症状减轻，继以枳实消痞汤加莱菔子，胀气全消，饮食正常。

史某，男，66岁。因大汗淋漓在医院治疗无效，已发病危通知，前来就诊。面部汗出如豆，通身出汗，心里慌乱，气喘吁吁。诊其脉六部隐伏而微，是危险证候，下药顾虑重重。合芪附、术附、参附几方为一，一剂而愈，病者欣喜万分。古人曰："先天之气在肾，是父母之所赋；后天之气在脾，是水谷之所化。先天之气为气之体，体主静，故子在月胞中，赖母息以养生气，则神藏而机静，且后天之气为气之用，用主动，故育形之后，资水谷以奉生身，则神发而运动，天人合德，二气互用，故后天之气得先天之气，则生生而不息；先天之气得后天之气，始化化而不穷也。补后天之气无如人参，补先天之气无如附子，二药相须，用之得当，则能瞬息化气于乌有之乡，顷刻生阳于命门之内。"对于此例患者，予以参、芪、术、附合用，在于患者元阳近竭，诸脏均累，所以几脏同调，以奏捷效。

赵某，男，23岁，农民，因阳痿病各处治疗无效，前来就诊。诊其脉沉迟，以尺为甚，舌嫩苔白。先以六君子汤加减以培中焦，使周身机运流通，水谷精微敷布，更使药气四达。继服以毓麟汤加减，配合以针灸，5天治愈，以毓麟丸善后，随访一切正常。

王某，男，52岁。因感冒经西医治疗2月余不见效，且持续高热，扁桃体发炎，西医认为是扁桃体发炎引起高热不退，建议手术。术后体温仍然不降，患者自感发热并且烦躁，关节疼痛，有夜热早凉感觉，但为数很少。遂前来就诊治疗，问诊时知其感冒之初用热水浸泡全身。余辨为初感风寒，外寒而热郁，继之以水浸体泡澡，使湿气由外而入，与热相炽，不能循化，加之大剂量输液，加重了肝肾的负担，代谢失司，堆积体内，与湿热之邪共同贼害肌体，以致体温高热不降，实乃湿热熏蒸而然。又拖延两月有余，时至惊蛰之后，春温已显，与旧疾相感，缠绵不愈。遂施以银翘汤加藿香10克，玄参15克，生薏仁20克以解表祛湿排毒。服二剂后，患者体温趋于正常，关节疼痛未能消失。继以原方加通草5克，服完一剂即大便为黑水，病家惊慌，询问原因，给其解释道："此乃体内湿毒，正常排泄，继续服用前药，随后自当停止。"服第二剂时，晚间果然一切正常。次日检查体温正常，关节疼痛消失，精神状况较好。惟感喉咙右下部稍疼痛。守原方加射干，两剂服完，疼痛消失。再于前方加青蒿，服两剂，自感身体一切正常。

王某，女，42岁，农民。因尿崩症而各处求医，诊治1年余，负债累累，病情逐渐加重，以致不能下床。就诊时，患者面部干枯，两眼塌陷，牙齿脱落，头发干脆、分叉、花白，自述病情，泪流满面。诊其脉细而数，数至十二三至，自诉一昼夜饮水多达十多暖瓶，小便数十次，晚间舌燥。施以麦味地黄汤加减：生地20克，生山药12克，山茱萸10克，丹皮10克，云苓10克，泽泻8克，五味子15克，人参10克，麦冬15克，沙参30克，桑叶10克。考虑其路途甚远，来去不便，先服7剂，如有效，患者可以不亲自前来复诊。服完7剂之后，由其丈夫前来叙述病情，小便次数减少，口渴减轻，精神有所好转。守原方再服15剂，随后服丸药2剂，随访知病愈。嘱其注意休息，不可过于劳累。

此证乃肺肾虚损，金水不生，以致虚火上炎，热伤元气，气伤则不能生津，故口渴，相辅失司，六部无序，精津之府枯竭，多饮而不及渴者，肺失通调之功也。况饮者外水也，肺失其职，司化不行，则水自来自去，于渴何及。况肺所通调者水谷之精，而单非所饮之水也。

王某，男，62岁，农民。因小便不通，胀闷之急，入当地卫生站治疗，经小腹用针管抽出尿液，随之转入市中医院治疗，确诊为前列腺肥大。由于不愿手术治疗，遂前来就诊，早晨9点用药，及中午小便畅通。随访正常。

张某，男，50岁，农民。因突然腰疼入当地医院检查为双肾并膀胱结石多枚，结石体积0.8cm×0.6cm。前来就诊，方以启闭汤加减治疗，服药一剂，疼痛消失，饮食恢复正常。服药三剂，经仪器检查显示唯右肾剩有一粒结石。让其带药回家服用，15天后复查示体内无结石存在。多年来以此方治疗结石患者数百例，排石过程基本在1周以内，石头排出时疼痛很小。

张某，女，48岁。40岁时患小便淋沥，治疗多年未效。就诊时精神尚好，自诉小便淋涩疼痛，偶尔尿内有血，于月经后、同房后症状加重，由于此病折磨，多年来凡遇到治疗小便方面的药都尝试服用过，去过的医院也不少，终是无效。经人介绍前来就诊，由于得病时间长，服药很多，患者初来时也只是抱着试一试的态度。经检查后，念其为此病甚是苦恼，加之路途遥远，来去不便，决定服药与针灸同用，以便能够祛除病根。当天下午服药一剂，晚间配合针灸治疗。至次日早晨，问及感觉时，患者自诉症状减轻，继续服药一剂并针灸一次，带药回家休息。20天之后复诊，自诉之所以等了这么长时间，原因是每月月经过后小便淋涩，小腹如刀剜一样，不能下床，这次治疗后不知月经过后感觉如何，所以等到月经过后才动身前来。通过治疗，此次月经过后一切都好，以前的不适症状已基本消失。

此例患者的病因在于节育手术时天气阴雨，寒气积于体内导致而成，虽长期服药，药病相符者少，而不相符者多。医者一见小便不适立即消炎，中药皆以苦寒之品为主，不但于病无补，反而更伤生气，寒性之药遇体内之寒，可谓冰上加霜，寒邪互结，致使病情缠绵不已，经久难愈。先以六味回阳饮一剂服用，配合针灸中极。次日，患者由于感冒而头痛，服人参排毒汤，表证既解，继服第二剂回阳饮，小便无不适感。二次复诊时，患者言及多年来两脚心发热严重，施当归补血汤 5 剂，嘱其回家休息。随访，现一切正常。

包某，男，28 岁。出差时被狗咬伤，伤口较大，起初亦觉甚无大碍，回家后一天重似一天，小腿腓骨部位咬伤之皮肤逐渐溃烂，深至于骨，疮孔增大，可探及腓骨。前来就诊时，患者已发热，面焦红，烦躁，目带凶光。因其平素习武，身体素质强壮，先用火罐拔去其毒，内服仙方活命饮加黄芪，并局部贴以拔毒膏，内外同治。次日，患者即体温正常，神志清醒，面部颜色白净。两周以内，疮平痊愈。

参考书目

《保婴撮要》，（明）薛铠（？）

《本草备要》，（清）汪昂（1615—1694）

《本草纲目》，（明）李时针（1518—1593）

《本草经疏》，（明）缪希雍（1546—1627），又名《神农本草经疏》

《本草蒙筌》，（明）陈嘉谟（1486—1570）

《本草求真》，（清）黄宫绣（约公元 1736—1795）

《本草述钩元》，（清）杨时泰（？）

《本草衍义补遗》，朱丹溪（1281—1358）

《本草正义》，张山雷（1872—1934）

《辩证录》,（清）陈士铎（？）

《别录》，辑者佚名，又名《名医别录》，约成书于汉末

《成方便读》，（清）张秉成

《丹溪心法》，（元）朱震亨（1281—1358）

《古今名方》，杨蕴祥 . 河南科学技术出版社，1983

《古今医彻》，（清）怀远（？）

《古今医统大全》，（明）徐春甫（？）

《妇人良方大全》，（宋）陈自明（1190—1270）

《黄帝内经》

《简易》(《景岳全书》)，（明）张介宾（景岳）(1563—1640）

《金匮要略》，（汉）张仲景（约 150～154—215～219）

《景岳全书》，（明）张介宾（景岳）(1563—1640）

《景岳新方砭》，（清）陈修园（1753—1823），又名《新方八阵砭》

《兰室秘藏》，（金）李杲（1180—1251）

《刘渡舟临床证验案精选》，刘渡舟．学苑出版社，2007.4

《柳州医话》，（清）魏之琇（1722—1772）

《麻科活人》，（清）谢玉琼（？）

《名医名方录》，李宝顺．中医古籍出版社，1990.11

《脾胃论》，（金）李东垣（1180—1251）

《普济本事方》，（宋）许叔微（1079—1154）

《奇病论》，《黄帝内经·素问》

《奇效良方》，（明）董宿（？），方贤（？）

《千家妙方》，李文亮，齐强．解放军出版社，1982.7.1

《千金要方》，（唐）孙思邈（581—682）

《千金翼方》，（唐）孙思邈（581—682），又名《千金翼》

《庆堂随笔》，（清）王秉衡（？）

《仁斋直指方论》，（南宋）杨士瀛（？）

《三因极一病证方论》，（宋）陈言（1121—1190）

《伤寒百问》，（宋）朱肱（1050—1125）

《伤寒保命集》，（金）张璧（？）

《伤寒六书》，（明）陶华（1369—1463）

《伤寒论》，（汉）张仲景（约150～154—215～219）

《神农本草经》

《神农本草经疏》，（明）缪希雍（1546—1627），又名《本草经疏》

《世医得效方》，（元）危亦林（1277—1347）

《是斋百一选方》，（宋）王璆（？）

《首批国家级名老中医效验秘方精选》，张丰强，郑英．国际文化出版公司，1996

《寿世保元》，（明）龚廷贤（1522—1619）

《素案医要》，（宋）陈素庵（？）

《素问病机气宜保命集》，（金）刘完素（1118—1200）

《太平惠民和剂局方》，（宋）陈师文（？）

《太平圣惠方》，（宋）王怀隐（？），陈昭遇（？）

《汤头歌诀》，（清）汪昂（1615—1694）

《汤头歌诀白话解》，北京中医学院方剂教研组，人民卫生出版社，1972

《外科发挥》，（明）薛己（1487—1559）

《外科枢要》，（明）薛己（1368—1644）

《外科正宗》，（明）陈实功（1555—1636）

《卫生宝鉴》，（元）罗天益（1220—1290）

《温病条辨》，（清）吴瑭（1758—1836）

《温热经纬》，（明）王孟英（？）

《小儿方论》，（宋）阎孝忠（？）

《小儿药证直诀》，（宋）钱乙（1032—1113）

《虚损启微》，（清）洪缉庵（？）

《宣明论》，（金）刘完素（约 1110—1200）

《严氏济生方》，（宋）严用和（约 1200—1268）

《杨氏家藏方》，（宋）杨倓（1120—1185）

《药品化义》，（明）贾所学（？）

《药性论》，（唐）甄权（约 541—643）

《医方集解》，（清）汪昂（1615—1694）

《医方考》，（明）吴昆（1551—1620）

《医级宝鉴》，（清）董西园（？）

《医类元戎》，（元）王好古（约 1200—1264）

《医林改错》，（清）王清任（1768—1831）

《医学六要》，（明）张三锡（？）

《医学入门》，（明）李梴（？）

《医学心悟》，（清）程国彭（1662—1735）

《医学衷中参西录》，张锡纯（1860—1933）·山西科学技术出版社，2009

《医宗己任篇》，（清）杨乘六（？）

《医宗金鉴》，（清）吴谦（1689—1748）

《幼幼集成》，（清）陈复正（1736—1795）

《原机启微》，（元）倪维德（1303—1377）

《云岐子保命集论类要》，（金）张璧（？）

《杂病源流犀烛》，（清）沈金鳌（1717—？）

《张氏医通》，（清）张璐（1617—1699）

《珍珠囊》，（金）张元素（？）

《证治准绳》，（明）王肯堂（1549—1613）

《中藏经》，（汉）华佗（约145—208），又名《华氏中藏经》

《中医内科杂病证治新义》，胡光慈，四川人民出版社，1958

《重庆堂随笔》，（清）王秉衡（？）

《诸病源候论》，（隋）巢元方（？）